安徽省高职高专护理专业规划教材

组织胚胎学

（可供高职高专卫生职业教育各专业及五年制护理专业使用）

（第3版）

主　编　胡捍卫　姚玉芹

副主编　王建中　朱晓红　杨治河

编　者（以姓氏笔画为序）

王建中（安徽阜阳卫生学校）

朱晓红（安徽人口职业学院）

汪家龙（黄山职业技术学院）

杨治河（安徽城市管理职业学院）

姚玉芹（安徽医学高等专科学校）

杨宜辉（皖西卫生职业学院）

胡捍卫（安徽人口职业学院）

东南大学出版社

SOUTHEAST UNIVERSITY PRESS

·南京·

内 容 提 要

本书分组织学和胚胎学两部分。第一部分主要介绍基本知识(包括上皮组织、结缔组织、肌组织、神经组织)、消化系统、呼吸系统、泌尿系统、生殖系统、循环系统、免疫系统、内分泌系统、感觉器官的组织结构;第二部分人体胚胎发育概要,包括生殖细胞的发育与受精、人胚早期发育与胚胎外形特征、胎膜与胎盘、双胎、多胎和连体双胎、先天性畸形等。本书是第3版,更体现了思想性、科学性、先进性、启发性和实用性,更注意与护理3+2、高职高专人员的培养的创新模式相适应。本书可供高职高专卫生职业教育各专业及五年制护理专业使用。

图书在版编目(CIP)数据

组织胚胎学/胡捍卫,姚玉芹主编.—3 版.—南京:东
南大学出版社,2013.6(2019.9 重印)
安徽省高职高专护理专业规划教材
ISBN 978 - 7 - 5641 - 4288 - 9

Ⅰ.组… Ⅱ.①胡…②姚… Ⅲ.人体组织学 - 人体胚胎
学 - 高等职业教育 - 教材 Ⅳ.①R329.1

中国版本图书馆 CIP 数据核字(2013)第 125868 号

组织胚胎学(第 3 版)

出版发行	东南大学出版社
出 版 人	江建中
社　　址	南京市四牌楼 2 号
邮　　编	210096
印　　刷	江苏徐州新华印刷厂
开　　本	787mm×1092mm　1/16
印　　张	12.5　彩页 0.25
字　　数	309 千字
版　　次	2013 年 6 月第 3 版　2019 年 9 月第 4 次印刷
书　　号	ISBN 978 - 7 - 5641 - 4288 - 9
印　　数	9501—11000 册
定　　价	32.00 元

序

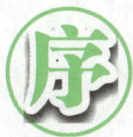

随着社会经济的发展和医疗卫生服务改革的不断深入,对护理人才的数量、质量和结构提出了新的更高的要求。为加强五年制高职护理教学改革,提高护理教育的质量,培养具有扎实基础知识和较强实践能力的高素质、技能型护理人才,建设一套适用于五年制高职护理专业教学实际的教材,是承担高职五年制护理专业教学任务的各个院校所关心和亟待解决的问题。

在安徽省教育厅和卫生厅的大力支持下,经过该省有关医学院校的共同努力,由安徽省医学会医学教育学分会组织的安徽省五年制护理专业高职规划教材编写工作,于2005年正式启动。全省共有10余所高校、医专、高职和中等卫生学校的多名骨干教师参加了教材的编写工作。本套教材着力反映当前护理专业最新进展的教育教学内容,优化护理专业教育的知识结构和体系,注重护理专业基础知识的学习和技能的训练,以保证为各级医疗卫生机构大量输送适应现代社会发展和健康需求的实用型护理专业人才。在编写过程中,每门课程均着力体现思想性、科学性、先进性、启发性、针对性、实用性,力求做到如下几点:一是以综合素质教育为基础,以能力培养为本位,培养学生对护理专业的爱岗敬业精神;二是适应护理专业的现状和发展趋势,在教学内容上体现先进性和前瞻性,充分反映护理领域的新知识、新技术、新方法;三是理论知识要求以"必需、够用"为原则,因而将更多的篇幅用于强化学生的护理专业技能上,围绕如何提高其实践操作能力来编写。

本套教材包括以下30门课程:《卫生法学》、《护理礼仪与形体训练》、《医用物理》、《医用化学》、《医用生物学》、《人体解剖学》、《组织胚胎学》、《生理学》、《病理学》、《生物化学》、《病原生物与免疫》、《药物学》、《护理心理学》、《护理学基础》、《营养与膳食》、《卫生保健》、《健康评估》、《内科护理技术》、《外科护理技术》、《妇产科护理技术》、《儿科护理技术》、《老年护理技术》、《精神科护理技术》、《急救护理技术》、《社区护理》、《康复护理技术》、《传染病护理技术》、《五官科护理技术》、《护理管理学》和《护理科研与医学文献检索》。本套教材主要供五年制高职护理专业使用，其中的部分职业基础课教材也可供其他相关医学专业选择使用。

　　成功地组织出版这套教材，是安徽省医学教育的一项重要成果，也是对安徽省长期从事护理专业教学的广大优秀教师的一次能力的展示。作为安徽省高职高专类医学教育规划教材编写的首次尝试，不足之处在所难免，希望使用这套教材的广大师生和读者能给予批评指正，也希望这套教材的编委会和编者们根据大家提出的宝贵意见，结合护理学科发展和教学的实际需要，及时组织修订，不断提高教材的质量。

卫生部科技教育司副司长　吴群

2006 年 2 月 6 日

修订前言

为深入落实国务院、教育部《关于大力发展职业教育的决定》，贯彻卫生职业教育"以服务为宗旨，以岗位需求为导向"的办学方针，作为安徽省五年制护理专业高职规划教材之一的《组织胚胎学》第2版，于2009年7月正式出版。三年多来，该教材因套色印刷的活泼版面、恰到好处的知识链接及丰富典型的练习试卷等，受到众多卫生职业院校学生和老师的一致好评。

随着社会经济的发展和医疗卫生服务改革的不断深入，对医药卫生人才的数量、质量和结构提出了新的更高的要求。依据《护士执业资格考试办法》，从2011年开始，护士执业资格考试采用新的考试大纲、考试内容和考试形式。新大纲适应了当今全球医学教育改革的趋势，充分反映了我国护理人才队伍的目标和发展方向，作为高职护理专业的核心课程的《组织胚胎学》，教材内容理应作出适当调整。为反映当前护理专业最新进展的教育教学内容，注重形态学基础知识的学习和技能的训练，以培养适应现代社会发展和健康需求的实用型高级护理专业人才，我们决定对第2版教材进行修订。

第3版教材更进一步体现了思想性、科学性、先进性、启发性、针对性、实用性，坚持以服务为宗旨、以就业为导向、以岗位需求为标准的指导思想。除保留第2版教材章节的基本框架和新颖活泼的版面外，对主题的内容、链接的知识及部分练习题都进行了微调，并力求做到如下几点：一是以综合素质教育为基础，以能力培养为本位，培养学生对护理专业的爱岗敬业精神；二是适应护理专业的现状和发展趋势，在教学内容上体现先进性和前瞻性；三是理论知识以"必需、够用"为原则，更注重与护理"3+2"、高职高专人才培养的创新模式相适应。

本教材在修订过程中，得到了安徽省示范性高等职业院校合作委员会（A联盟）医药卫生类专业协作组、安徽医学高等专科学校基础部、安徽省卫生职业教育集团解剖校际教研组及原编者学校的大力支持，在此深表谢意。最后，热诚欢迎使用本教材的广大教师、学生及读者不吝指教、批评指正。

胡捍卫 姚玉芹

2013年3月15日

第1版前言

　　《组织胚胎学》是省医学会医学教育分会组织编写的《安徽省五年制护理专业高职规划教材》之一,由全省4所卫生专业学校的5位多年在一线从事高职教学工作的高级讲师编写。

　　在本书的编写过程中,本着适应高职教育的特点,培养实用型高职护理人才的原则,主要突出了以下特点:一是在保证系统性的基础上特别强调内容上的简洁、实用和语言上的通顺、流畅,适应五年制高职护理专业的培养目标和学生的知识基础;二是以全国自然科学名词审定委员会公布的名词为准,规范使用组织胚胎学名词,更新了部分传统内容,充实了学科新进展;三是在组织学部分的编写顺序上作了必要改动,将内脏各系统的内容提前,保障了与专业基础课程及专业课程的呼应和衔接。另外,按编写要求,本教材专业名词后一律未加注英文,仅保留部分专业名词的英文缩写。

　　本教材安排了54学时的内容,每学时按4 500字编写。插图共205幅,其中有28幅彩图。适当增加了消化、呼吸、泌尿及生殖系统的篇幅;压缩了感觉器官的内容;删除了神经系统和胚胎学各论。绪论、基本组织的每节及各章以适量的复习思考题结束,旨在帮助学生掌握重点和提高学习兴趣。另外,教材后附有组织学与胚胎学实验指导。

　　本书在编写过程中先后在安徽省计划生育学校、黄山卫校和六安卫校召开了三次编委会会议,会议期间得到了各校领导和同仁们的热情接待和大力支持,在此深表谢意。由于编写五年制护理专业高职的教材还是第一次,缺乏编写经验,加之时间仓促无法斟酌推敲,书中难免存在疏漏甚至错误之处,热诚欢迎使用本教材的广大教师、学生及读者不吝指教、批评指正。

胡捍卫　王建中

2005年10月于六安

目 录

目　录

目 录

目 录

目 录

绪 论

一、组织学与胚胎学的研究内容

组织学是研究人体微细结构及其相关功能的科学,故又称显微解剖学。胚胎学是研究人体发生、生长发育机制的科学。组织学与胚胎学是两门密切关联而研究内容不同的学科,我国医学教育中习惯地将它们列为一门基础课程。

(一)组织学的研究内容

包括细胞、基本组织和器官系统三部分。

1. **细胞** 细胞是机体结构、功能和生长发育的基本单位。高等动物和人体的细胞有成百上千种类型,各种细胞具有一定的形态结构特点,合成与功能相关的特殊蛋白质,表达某种代谢特点和功能活动,即为细胞的表现型。人体细胞尽管千差万别,但仍有共同的基本结构。在光镜下,细胞均可分为细胞膜、细胞质和细胞核三部分(图绪-1);而在电镜下研究细胞结构是按细胞组成成分,把细胞分为膜相结构和非膜相结构两部分(图绪-2)。细胞之间存在的液体、胶状和纤维物质,称细胞间质或细胞外基质。它们主要是由细胞产生并参与构成细胞生存的微环境,对细胞起支持、联系、营养和保护等作用,同时对细胞的增殖、分化、迁移、信息沟通和功能表达有重要影响。

细胞增殖与生命活动

细胞增殖是生命延续的基本保证,也是生命的基本特征之一。细胞增殖是通过细胞分裂方式实现的。人类细胞增殖异常性疾病大致可分为两类:一是细胞增殖受抑制,二是细胞增殖失控。前者可引起细胞功能障碍性疾病,如再生障碍性贫血(血细胞)、不育症(生殖细胞);后者,如肿瘤。细胞增殖,是理解人体生命活动奥秘、诠释临床医学现象的重要前提,尤其是对于探索肿瘤的病因、病理、诊断和治疗等都具有重要意义。

2. **基本组织** 基本组织是由形态结构相似,功能密切相关的细胞与细胞间质组合而成的细胞群体。每种组织具有一定的形态结构特征和相关功能,根据组织的来源、功能和结构特点,将人体的组织分为上皮组织、结缔组织、肌组织和神经组织,即四种基本组织。

3. **器官系统** 四种基本组织以不同的种类、数量和方式组合成具有特定的形态结构,完成特定的生理功能的器官,功能相关的若干器官构成共同完成连续的生理功能的系统。

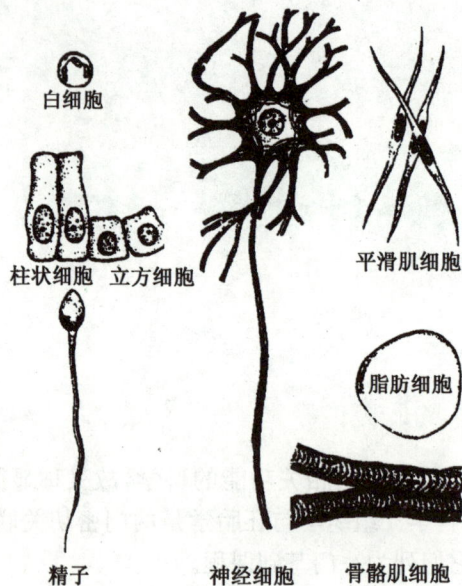

白细胞

柱状细胞 立方细胞

平滑肌细胞

脂肪细胞

精子 神经细胞 骨骼肌细胞

图绪-1 各种细胞形态模式图

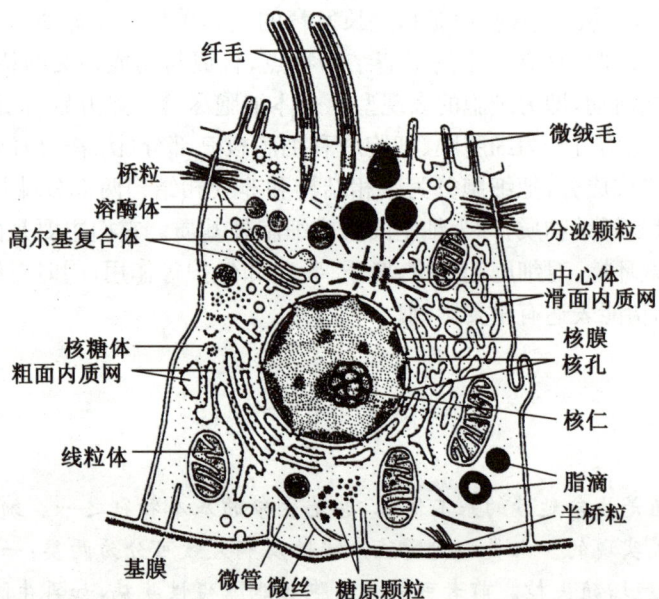

纤毛

桥粒
溶酶体
高尔基复合体

微绒毛

分泌颗粒

中心体
滑面内质网

核糖体
粗面内质网

核膜
核孔

核仁

线粒体

脂滴
半桥粒

基膜 微管 微丝 糖原颗粒

图绪-2 细胞超微结构模式图

(二)胚胎学的研究内容

胚胎学主要研究从受精卵发育为新生个体的过程及其机制。其内容包括生殖细胞的成熟、受精、卵裂、胚泡形成与植入,胚层形成和分化,胚体外形的建立,胎膜与胎盘的形成,胚器官系统的发生及常见先天畸形等。

人胚胎在母体子宫中发育经历38周(约266天),可分为两个时期:①从受精到第8周末为胚期,于此期末,胚的各器官、系统与外形发育初具雏形;②从第9周至出生为胎期,此期内的胎儿逐渐长大,各器官、系统继续发育成形,部分器官出现一定的功能活动。胚期质变剧烈,胎期量变显著,因此,胚期是研究和学习重点。

机体出生后,许多器官的结构和功能远未发育完善,还要历经相当长时期的生长发育方能成熟,然后逐渐老化衰退。这一过程可分为婴儿期、儿童期、少年期、青年期、成年期和老年期。研究出生前和出生后生命全进程的科学则称为人体发育学。

二、组织学与胚胎学的研究技术

(一)光学显微镜术

人体的微细结构必须借助于显微镜进行观察,故显微镜是组织学与胚胎学研究的重要的基本工具。光学显微镜(光镜,LM)的最高分辨率为 0.2 μm(微米),放大倍数约为 1 500 倍,借助光镜能观察到细胞组织的微细结构称光镜结构(图绪-3)。在应用光镜技术时,需把组织制成薄片,以便光线透过,才能看到组织结构。最常用的薄片是石蜡切片,其制备程序大致如下:

1. 取材和固定　取新鲜材料切成小块,放入固定液中,使蛋白质等成分迅速凝固,防止细胞自溶、组织腐败,保持生活状态时组织细胞的原有结构。用于固定的化学试剂称固定剂,常用的有甲醛、乙醇、醋酸及苦味酸等。

2. 脱水和包埋　固定后的组织块仍含水分,在包埋前需要脱水,常用的脱水剂为乙醇。组织块经乙醇脱水、二甲苯透明后,包埋在石蜡中,使柔软组织变成具有一定硬度的组织蜡块。

3. 切片　用切片机将埋有组织的蜡块切成 5～7 μm 的薄片,贴于载玻片上。这样的切片很薄,约为多数细胞厚度的一半,观察比较清楚。

4. 染色　组织切片的染色是使无色的组织结构呈现颜色,增加对比度,便于镜下分辨。在组织学中,染色方法很多,但没有一种方法能使细胞全部结构同时呈现不同颜色。最常用的染色方法是苏木精和伊红染色法(HE 染色)。苏木精是具有阳离子的碱性染料,可以与具有阴离子基团的组织成分耦合成盐,将细胞核内染色质及胞质内核糖体等酸性物质染为蓝色,这种易于被碱性染料着色的性质称为嗜碱性。而伊红是具有阴离子的酸性染料,可以与具有阳离子基团的组织成分耦合成盐,将细胞质和细胞间质(或细胞外基质)的碱性物质染为红色,这种易于被酸性染料着色的性质称为嗜酸性。对碱性或酸性染料亲和力均不强者,则称为中性。此外,有些组织结构经硝酸银处理(称银染)后而呈现棕黑色,此现象称为嗜银性。有些结构染色后其呈现的颜色与所用染料的颜色不同,例如用蓝色颜料(甲苯胺蓝)染肥大细胞,其颗粒呈现紫红色,这种现象称为异染性。

5. 封固　染色后再经乙醇脱水,二甲苯透明,用树胶并加盖玻片封片,以便长期保存。

除以上制片方法外还有其他制片法,如将血细胞和分离培养的细胞直接涂在玻片上,制成涂片;骨和牙坚硬,可制成磨片;肠系膜等软的组织可制成铺片。

(二)电子显微镜术

电子显微镜(电镜,EM)的基本原理与光镜相似。电镜是以电子发射(电子枪)代替光源,以电子束代替光线,以电磁透镜代替光学透镜,最后将放大的物像投射到荧光屏上进行观察。由于电子束波长甚短,可极大地提高电镜的分辨率。目前电镜的分辨率达 0.2 nm(纳米),能将物体放大几千至 100 万倍。借助电镜可观察到细胞更微细的结构,称超微结构或亚微结构。当前常用的电镜有透射电镜和扫描电镜(图绪-3)。

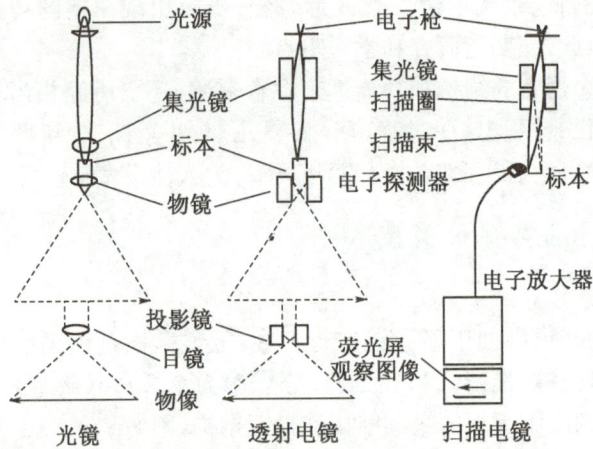

图绪-3 光镜与电镜结构原理示意图

1. **透射电镜** 由于电子易散射或被物体吸收,所以进行透射电镜观察时,必须制备比光镜切片更薄的超薄切片(常为50～100 nm)。超薄切片的制备过程与光镜切片相似,也要经过固定、包埋(环氧树脂)、切片(超薄切片机)和染色(重金属盐)等步骤。染色的目的也是增加细胞结构的对比度,以利于观察。细胞被重金属盐所染色部分,在荧光屏上图像显示较暗,称电子密度高,反之,则为电子密度低。透射电镜用于观察细胞内部超微结构。

2. **扫描电镜** 扫描电镜标本不需要制成薄切片。标本经固定、脱水、干燥和喷镀金属后即可观察,故其分辨率比透射电镜低,一般为5～7 nm。扫描电镜主要用于观察组织、细胞和器官表面和立体结构。

(三)组织化学和细胞化学技术

组织化学和细胞化学技术是应用物理、化学、生物化学、免疫学及分子生物学的原理和技术,研究细胞组织内某种化学物质的分布和数量,从而探讨与其有关的机能活动。可概括分为以下三类。

1. **一般组织化学** 用特定的化学试剂与组织和细胞内的化学成分发生特异性的化学反应,在组织原位形成有色的沉淀,在显微镜下对组织和细胞内的化学成分进行定性、定位和定量观察,以便了解结构和功能的密切关系。例如高碘酸希夫(PAS)反应,可用于显示组织细胞中的多糖。该反应是利用过碘酸的氧化作用,使多糖释放出醛基,而后醛基与无色碱性品红结合,形成紫红色反应产物,沉淀在多糖存在的原位。

2. **荧光组织化学** 用荧光色素染色标本后,以荧光显微镜观察。荧光显微镜以短光波紫外线作光源,紫外线可激发标本内的荧光物质,使其呈现荧光图像,以了解细胞组织中不同化学成分的分布。如用荧光色素吖啶橙染色后,细胞核中的DNA呈黄至黄绿色荧光,细胞质及核仁中的RNA呈橘黄至橘红色荧光,对比明显,极易鉴别。

3. **免疫组织化学** 用抗原抗体特异性结合的特点,检测组织和细胞中具有抗原性大分子物质的存在与分布的方法,如多肽、蛋白质、膜表面抗原和受体等。如检测神经细胞内是否含有脑啡肽,可用已知的脑啡肽标记抗体处理组织切片,使标记抗体同神经细胞内的脑啡肽发生特异结合,并产生沉淀物,然后染色,再镜下观察,从而可知该神经细胞内含有这种肽类物质(图绪-4)。

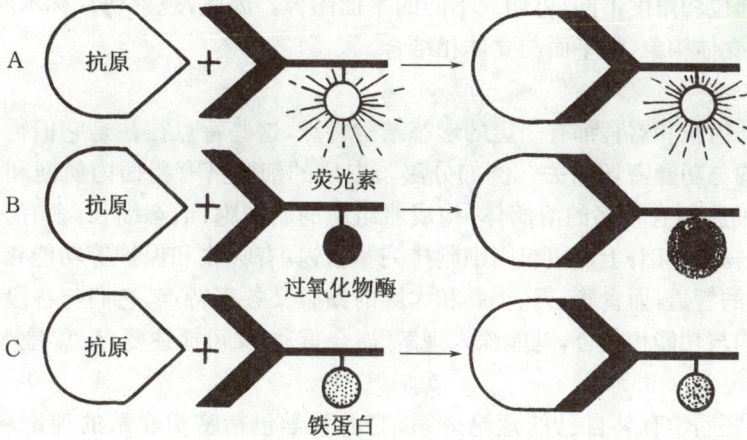

图绪-4 免疫组织化学反应示意图

体外培养技术

细胞培养、组织培养和器官培养均可用于胚胎学研究,但全胚胎培养最具特色。全胚胎培养包括植入前胚胎培养和植入后胚胎培养。植入前胚胎培养使用在体外受精形成的受精卵或从输卵管中取出的2~8卵裂球卵,目前已能将其培养至胚泡期胚胎。将体外受精形成的人受精卵培养至8~16卵裂球胚卵、再植入子宫的技术,为试管婴儿的成功奠定了基础。植入后胚胎培养是培养处于器官形成期的胚胎,常用于研究致畸因子及其致畸机制。

三、组织学与胚胎学的学习方法

组织学与胚胎学从微观水平阐明机体的结构与相关功能,它为生理学、生物化学、免疫学及病理学等基础医学的学习提供了必要的基础知识,也为临床医学、护理学等奠定了坚实基础。只有系统掌握人体微细结构的基本知识,才能更好地学习、分析和理解其生理过程和病理现象,才能进一步学好其他医学基础和临床课程。组织学通过显微镜观察组织切片的一个切面研究人体微细结构,具有很大的局限性;胚胎学研究人体发生、发育的形态变化规律,难于建立时空、动态变化的立体思维。因此,在学习组织学与胚胎学时应注意以下几点:

(一)静态与动态相结合

生活的组织细胞总是处于动态变化之中,如细胞的分化、增殖、死亡、损伤、修复等。但我们观察组织切片的结构,都是某一时刻的静态结构形象,学习中要将静态与动态结合。特别是胚胎学的学习,胚胎在发生过程中,每时每刻都在发生变化,而且这种变化还是一个连续不断的过程,所以在学习时要了解每一发生过程的时间、空间结构变化的相互关系,建立动态变化的概念。

(二)平面与立体相结合

镜下看到的切片标本是组织细胞的二维平面结构。一个三维结构图像被切成平面图像时,因切面的部位和角度不同,可切成不同的平面图像。因此,观察切片标本时,要注意建立所观察结构的立体构象,将平面与立体相结合。

(三)结构与功能相结合

每种细胞、组织和器官都有一定的形态结构特点,这些特点往往是它们行使一定功能的结构基础,结构与功能密切相关。例如分泌蛋白质的细胞富有粗面内质网和发达的高尔基复合体;巨噬细胞则有较多的溶酶体;构成肌组织的肌细胞,形态细长,含有大量纵行肌丝,是细胞收缩的物质基础;上皮组织则细胞排列紧密,具有吸收和保护等功能相关结构。又如消化管是连续的管道,而食管、胃、小肠和大肠的黏膜又各有特点,它们与各段的相应功能相关。因此,结构与功能相结合,既能深入理解、融会贯通,又可抓住要点、掌握规律。

(四)理论与实践相结合

组织学与胚胎学有其自己的理论体系,它的教学包括密切联系的理论和实验两部分。学习理论内容不要死记硬背,应在理解的基础上进行记忆。同时还要结合实习切片标本的观察、分析、比较,找出相似结构的异同点,这样将理论与实践结合起来学习,才不会感到枯燥无味,而又能理解深刻、学以致用。

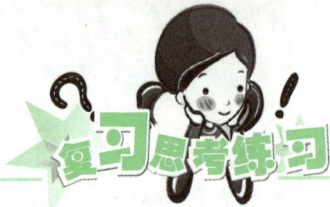

复习思考练习

一、名词解释

1.光镜结构 2.超微结构 3.嗜碱性 4.嗜酸性 5.嗜银性 6.异染性

二、问答题

1.简述组织学与胚胎学的定义和研究内容。
2.简述常用组织切片制备的主要程序。

三、选择题

1.关于细胞间质,下列哪项错误　　　　　　　　　　　　　　　（　　）
    A. 血浆、淋巴液、组织液等体液不属于细胞间质
    B. 不同组织的细胞间质成分不同
    C. 细胞间质具有支持、联系、保护和营养细胞的作用
    D. 参与构成细胞的微环境
2.人体胚胎在母体内发育的时间是　　　　　　　　　　　　　（　　）
    A. 266天　　　　　　B. 280天　　　　　C. 300天　　　　　D. 40周
3.胚期是　　　　　　　　　　　　　　　　　　　　　　　　（　　）
    A. 从受精后到第38周末　　　　　B. 从受精后到第8周末
    C. 从受精后到第10个月末　　　　D. 从受精后第2周到第8周末
4.PAS反应显示　　　　　　　　　　　　　　　　　　　　　（　　）
    A. 核糖核酸　　　　　　　　　　B. 脱氧核糖核酸
    C. 多糖　　　　　　　　　　　　D. 蛋白质

5. 对苏木精亲和力强的结构是 　　　　　　　　　　　　　　　　（　　）
   A. 细胞膜　　　　　　　　　　　　B. 细胞质
   C. 细胞核膜　　　　　　　　　　　D. 细胞核

6. 对伊红亲和力强的结构是 　　　　　　　　　　　　　　　　　（　　）
   A. 细胞膜　　　　　　　　　　　　B. 细胞质
   C. 细胞核膜　　　　　　　　　　　D. 细胞核

7. 光学显微镜的最高分辨率是 　　　　　　　　　　　　　　　　（　　）
   A. 2 nm　　　　　　　　　　　　　B. 0.2 nm
   C. 0.2 μm　　　　　　　　　　　　D. 2 μm

（胡捍卫）

第一章　基本组织

　　基本组织是由形态结构相似，功能密切相关的细胞与细胞间质组合而成的细胞群体。人体的组织可分为上皮组织、结缔组织、肌组织和神经组织等四种基本组织。

第一节　上皮组织

　　上皮组织由大量排列紧密、形状较规则的细胞和少量细胞间质组成。上皮组织具有保护、吸收、分泌和排泄等功能。大部分上皮组织覆盖于身体表面和衬贴在有腔器官的腔面，称被覆上皮。有的上皮能感受物理或化学性刺激，称感觉上皮。有的上皮细胞特化为有收缩能力的细胞，称肌上皮细胞。有些上皮组织以分泌功能为主并组成腺体，称腺上皮。

　　上皮细胞呈现明显的极性，即上皮细胞两端在结构和功能上的明显差别。上皮细胞朝向体表或有腔器官腔面的一面，称游离面；与游离面相对的另一面，称基底面。上皮细胞基底面附着于基膜，借此膜与深部结缔组织相连。上皮组织一般没有血管和淋巴管，细胞所需的营养由结缔组织内的血管提供，营养物质透过基膜渗透到上皮细胞间。

一、被覆上皮

　　依据组成上皮的细胞层数和细胞形状，被覆上皮可分为下列类型（表1-1）。

表1-1　被覆上皮的分类及主要分布

上皮类型		主要分布
单层上皮	单层扁平上皮	内皮：心、血管和淋巴管的腔面 间皮：胸膜、心包膜和腹膜的表面 其他：肺泡和肾小囊壁层等处
	单层立方上皮	肾小管和甲状腺滤泡等处
	单层柱状上皮	胃、肠和子宫等腔面
	假复层纤毛柱状上皮	气管、支气管等
复层上皮	复层扁平上皮	角化复层扁平上皮：皮肤表皮 非角化复层扁平上皮：口腔、食管和阴道等腔面
	变移上皮	肾盏、肾盂、输尿管和膀胱等腔面

　　1. 单层扁平上皮　又名单层鳞状上皮，是由一层扁平状的细胞组成（图1-1）。上皮的表面观，细胞呈不规则形或多边形，边缘呈锯齿状，互相嵌合。核椭圆形，位于细胞中央；垂

直切面观,细胞扁薄细长,含核的部分略厚,其余胞质很薄,核呈扁圆,染色深。

衬贴在心血管和淋巴管腔面的单层扁平上皮称内皮。内皮很薄,游离面光滑,有利于物质透过和血液、淋巴的流动。分布在胸膜、心包膜和腹膜表面的单层扁平上皮称间皮,细胞游离面湿润光滑,利于内脏运动。

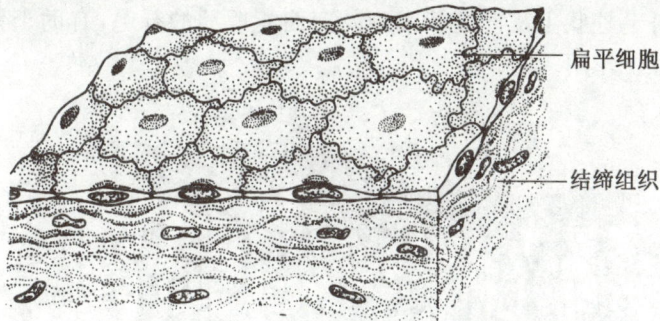

图1-1 单层扁平上皮模式图

2. 单层立方上皮 单层立方上皮由一层立方形细胞组成(图1-2)。从上皮表面看,每个细胞呈六角形或多角形;由上皮的垂直切面看,细胞呈立方形。细胞核呈圆形,位于细胞中央。

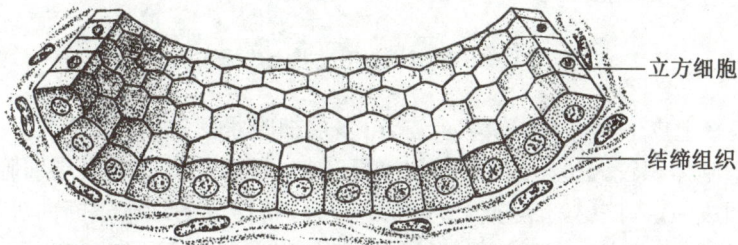

图1-2 单层立方上皮模式图

3. 单层柱状上皮 由一层柱状细胞组成(图1-3)。表面观,细胞呈六角形或多角形;垂直切面观,细胞呈柱状,细胞核椭圆形,多位于细胞近基底部。分布在肠壁的单层柱状上皮细胞之间,常夹有杯状细胞。杯状细胞形似高脚酒杯,细胞顶部膨大,充满黏原颗粒,基底部较细窄,胞核位于基底部,常为较小的三角或扁圆形,着色深。杯状细胞分泌黏液,有润滑和保护作用。单层柱状上皮具有吸收和分泌功能。

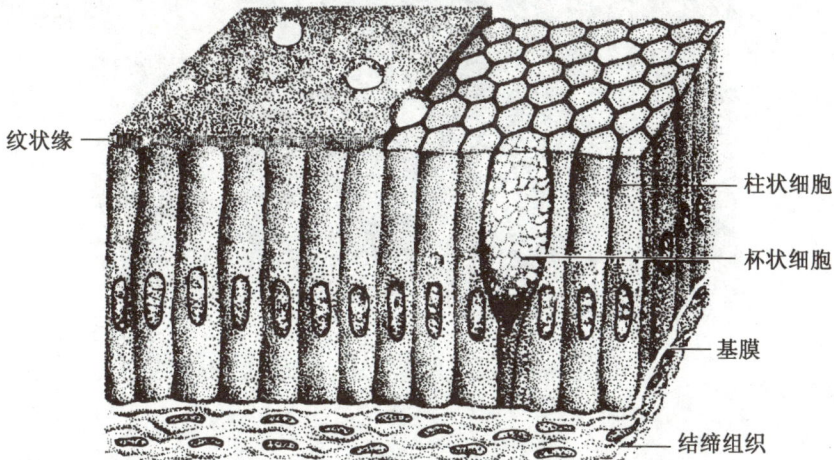

图1-3 单层柱状上皮模式图

4. 假复层纤毛柱状上皮 假复层纤毛柱状上皮由高矮不等的柱状细胞、梭形细胞和锥体细胞组成,常夹有杯状细胞(图1-4)。这些细胞的基底端均附于基膜上,其中只有柱状细胞和杯状细胞的顶端能达到上皮的游离面。由于细胞高矮不等,故胞核的位置也不在同一水平上,从垂直切面看很像复层上皮,其实是单层上皮;又由于柱状细胞游离面有纤毛,故称此上皮为假复层纤毛柱状上皮。柱状细胞游离面能摆动的纤毛,有助于异物的清除。这种上皮具有分泌和保护作用。

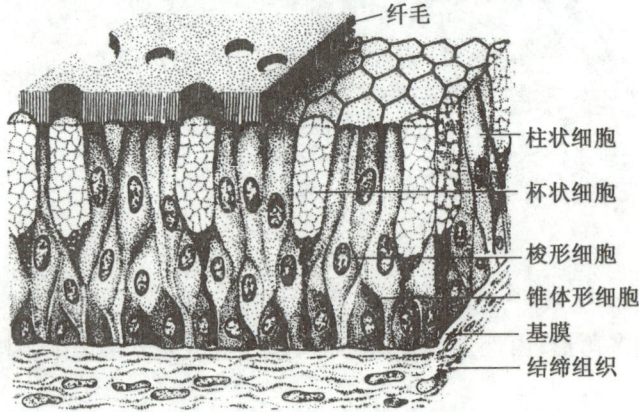

图1-4 假复层纤毛柱状上皮模式图

5. 复层扁平上皮 又称复层鳞状上皮,由多层细胞紧密排列而成(图1-5)。表层细胞扁平,中间层细胞体积较大呈多边形,细胞境界清楚,紧靠基膜的基底层细胞呈低柱状或立方形,紧密排列成一层,该层细胞分裂增殖能力较强,新形成的细胞不断向表层推移,补充衰老脱落的表层细胞。上皮基底部与深部结缔组织的连接凹凸不平,可增加两者的接触面积,既保证上皮组织的营养供应,又使连接更牢固。

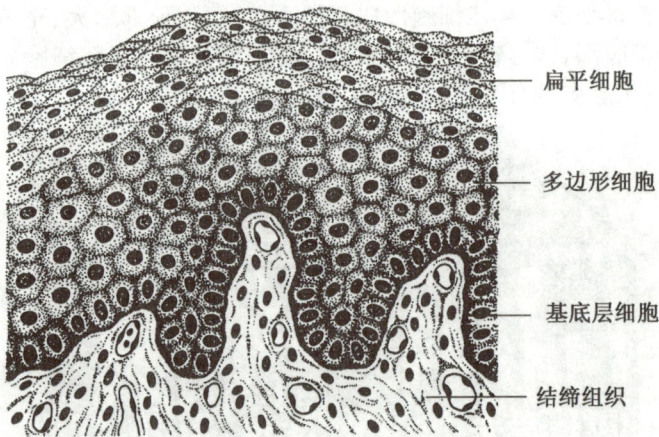

图1-5 复层扁平上皮模式图

角化与非角化复层扁平上皮

　　根据复层扁平上皮浅层细胞是否有角化,复层扁平上皮又可分为两种。①角化复层扁平上皮:分布在皮肤表皮,其表层扁平细胞胞质含有很多角质蛋白,胞核固缩变小甚至消失,胞质内没有细胞器(角化),这种上皮具有较强的抗磨损作用;②非角化复层扁平上皮:分布在口腔(硬腭除外)、食管等湿润腔面,其表层扁平细胞是有核的活细胞,胞质内有细胞器,角质蛋白很少(未角化)。

　　6. 变移上皮　又称移行上皮,由多层细胞构成,其特点是上皮细胞层数可随器官的缩胀而改变(图1-6)。当器官内腔空虚(收缩)时,上皮细胞层数可达6～7层,表层细胞呈大立方形,体积较大,有的细胞含有两个细胞核,一个细胞可盖住下层数个细胞,特称盖细胞,中间层为多边形细胞,切面上呈倒置梨形,基底层细胞呈低柱状;当器官内腔充盈(膨胀)时,上皮细胞层数变少,只有2～3层,表层细胞扁平。

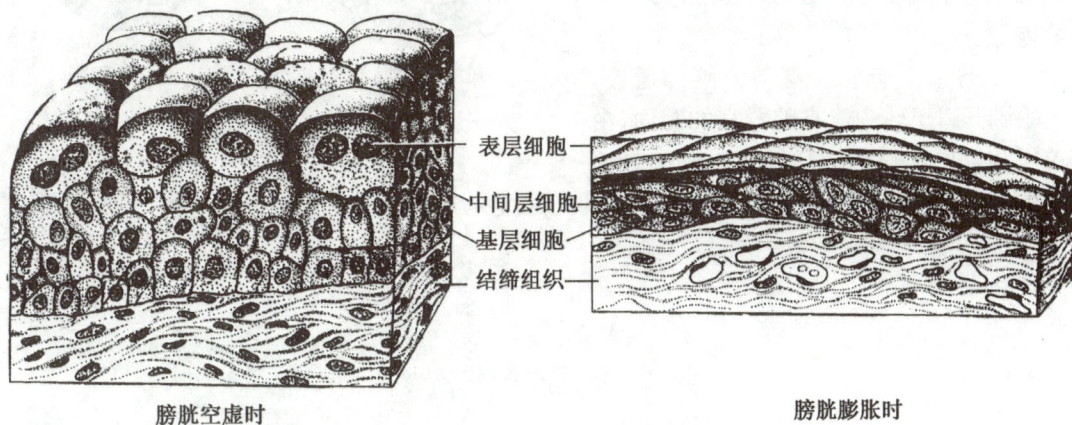

膀胱空虚时　　　　　　　　　　　　　　　　膀胱膨胀时

　　　　　　表层细胞
　　　　　　中间层细胞
　　　　　　基层细胞
　　　　　　结缔组织

图1-6　变移上皮模式图(膀胱)

二、腺上皮和腺

　　腺上皮是由腺细胞组成的以分泌功能为主的上皮。以腺上皮为主要成分组成的器官称腺。腺分为外分泌腺和内分泌腺(见第八章),本章只介绍外分泌腺。

(一)外分泌腺的分类

　　按组成外分泌腺的细胞数量,将其分为单细胞腺(如杯状细胞)和多细胞腺。多细胞腺,按分泌部的形状可分为管状腺、泡状腺和管泡状腺。

　　消化系统和呼吸系统的某些外分泌腺,按腺细胞分泌物的性质和结构,分为浆液性腺、黏液性腺和混合性腺。浆液性腺的分泌部由浆液性腺泡组成,黏液性腺的分泌部由黏液性腺泡组成,而混合性腺的分泌部由浆液性腺泡和黏液性腺泡共同组成,并常见浆液性腺细胞和黏液性腺细胞共同组成的混合性腺泡(图1-7)。

（二）外分泌腺的结构

多细胞腺一般由分泌部和导管组成。

1. 分泌部　又称腺泡，一般由单层腺细胞围成，中央有腔。腺细胞能产生液性分泌物。根据腺细胞结构及其分泌物的性质可分为以下几种。

（1）浆液性腺细胞：具有典型的蛋白质分泌细胞的超微结构特点，细胞多呈锥体形或柱状，核圆，位于细胞中央或基底部，顶部胞质内常见许多分泌颗粒，基部胞质嗜碱性较强，可分泌含酶的稀薄液体。

（2）黏液性腺细胞：细胞多呈柱状或锥体形，胞质内充满黏原颗粒，在 HE 染色切片上，因颗粒不易保存而使大部分胞质呈泡沫或空泡状，染色浅。核扁圆形，居细胞基底部，可分泌含糖蛋白的黏稠液体。

2. 导管　导管一端与分泌部通连，另一端开口于体表或有腔器官的腔面，由单层和复层上皮构成。导管为排出分泌物的管道，但有的导管上皮还有分泌或吸收水和电解质的功能。

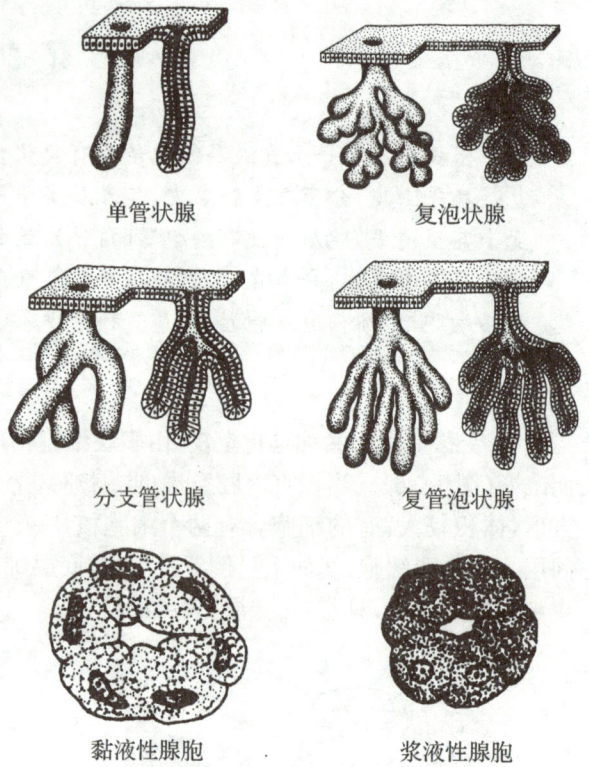

单管状腺　　　　复泡状腺

分支管状腺　　　　复管泡状腺

黏液性腺胞　　　　浆液性腺胞

图 1-7　外分泌腺

上皮组织的更新

多数上皮组织具有周期性的脱落和更新。通过同位素标记研究发现，在多数上皮组织内含有干细胞，它们是未分化细胞，分布在上皮组织的基底部。干细胞可以继续分化并迁移到上皮组织的表层，补充已经脱落的死亡细胞。上皮组织的细胞更新速度在各类上皮组织内是不同的，如小肠上皮组织细胞相隔数天就完全更新，而输精管上皮细胞要数月才能更新。当血管内皮、角膜上皮受到损伤后，在受损伤部分边缘的细胞会增生补充。

三、上皮组织的特殊结构

上皮组织与其功能相适应，在上皮细胞的各个面常形成不同的特殊结构，这些结构也常见于其他组织细胞（图 1-8，图 1-9）。

1. 上皮细胞的游离面

(1) 微绒毛：是上皮细胞游离面伸出的细小指状突起，在电镜下才能清楚辨认，直径约 0.1 μm。有些上皮细胞微绒毛少，长短不等，排列也不整齐。具有活跃吸收功能的上皮细胞有许多较长的微绒毛，且排列整齐，在高倍镜下可见细胞游离面显纵纹状的纹状缘或刷状缘。除上皮细胞外，其他组织的细胞表面也常有微绒毛。微绒毛显著地扩大了细胞游离面的表面积，有利于细胞的吸收功能(图 1-8，图 1-9)。

(2) 纤毛：是细胞游离面伸出的较长的突起，纤毛长 5~10 μm，直径约 0.2 μm，比微绒毛粗且长，光镜下清晰可见。纤毛具有向一定方向节律性摆动的能力。许多纤毛的协调摆动像风吹麦浪起伏，把黏附在上皮表面的分泌物和颗粒状物质向一定方向推送。呼吸道上皮的纤毛定向摆动，有助于将吸入的灰尘、细菌以及分泌的黏液排出(图 1-9)。

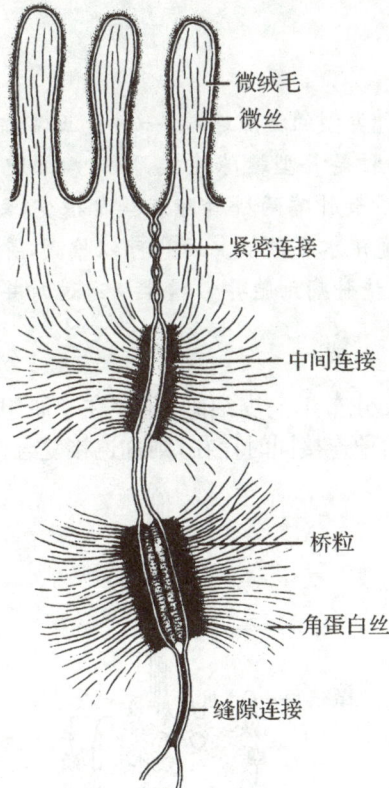

图 1-8　单层柱状上皮细胞间的连接

2. 上皮细胞的侧面　上皮细胞排列紧密，细胞间隙很窄，可形成细胞连接。根据其结构和功能特点，可分为紧密连接、中间连接、桥粒和缝隙连接四种(图 1-8，图 1-9)。

(1) 紧密连接：又称闭锁小带。连接呈点状、斑状或带状，位于相邻细胞间隙的顶端侧面，呈箍状环绕细胞。紧密连接将相邻上皮细胞顶部的细胞间隙封闭而形成一道屏障，可防止大分子物质通过细胞间隙进入深部组织，同时防止组织液外溢，并对上皮细胞有机械性连接作用。

(2) 中间连接：又称黏着小带。常位于紧密连接的下方，呈连续带状环绕着上皮细胞。电镜下可见相邻细胞间有 15~20 nm 宽的间隙，其内充满细丝状物质，连接相邻的细胞膜。在胞膜的胞质面，附着有薄层致密物质和细丝。此种连接除有黏着作用外，还有保持细胞形状和传递细胞收缩力的作用。

（3）桥粒：又称黏着斑，呈斑状，大小不等，位于中间连接的深部，连接区的细胞间隙宽20～30 nm，其中有低密度的丝状物，间隙中央有一条与细胞膜相平行而致密的中间线，此线由丝状物质交织而成。细胞膜的胞质面有较厚的致密物质构成的附着板，有张力丝附着。桥粒是一种很牢固的细胞连接，在易受机械性刺激和摩擦的复层扁平上皮中多见。

（4）缝隙连接：又称通讯连接，呈斑状，细胞间隙很窄，仅 2～3 nm，相邻细胞膜内，由内在蛋白形成连接小体，中央有小管。相邻细胞膜内的连接小体，在细胞间彼此连接，两侧小管相通，成为细胞间进行离子和小分子物质交换的通道，以传递化学信息，调节细胞的分裂和增殖。

缝隙连接与肿瘤

　　肿瘤组织中存在两种类型的缝隙连接，一种是正常细胞间的缝隙连接或者肿瘤细胞间的缝隙连接，另一种是异型缝隙连接，即肿瘤细胞与周围正常细胞间的缝隙连接。研究结果表明大多数肿瘤两种缝隙连接都很少，细胞通讯功能很弱，尤其是异型缝隙连接的细胞间通讯水平很低。由此可以推测，异型缝隙连接的减少使肿瘤细胞脱离正常的调控，促使肿瘤细胞异常增生。通过对异型缝隙连接的调控可以作为肿瘤治疗的一种途径。

　　上述几种细胞连接，不仅分布于上皮细胞，还存在于肌组织、神经组织及结缔组织的细胞间。四种连接中，如果有两种连接同时存在，则称连接复合体。

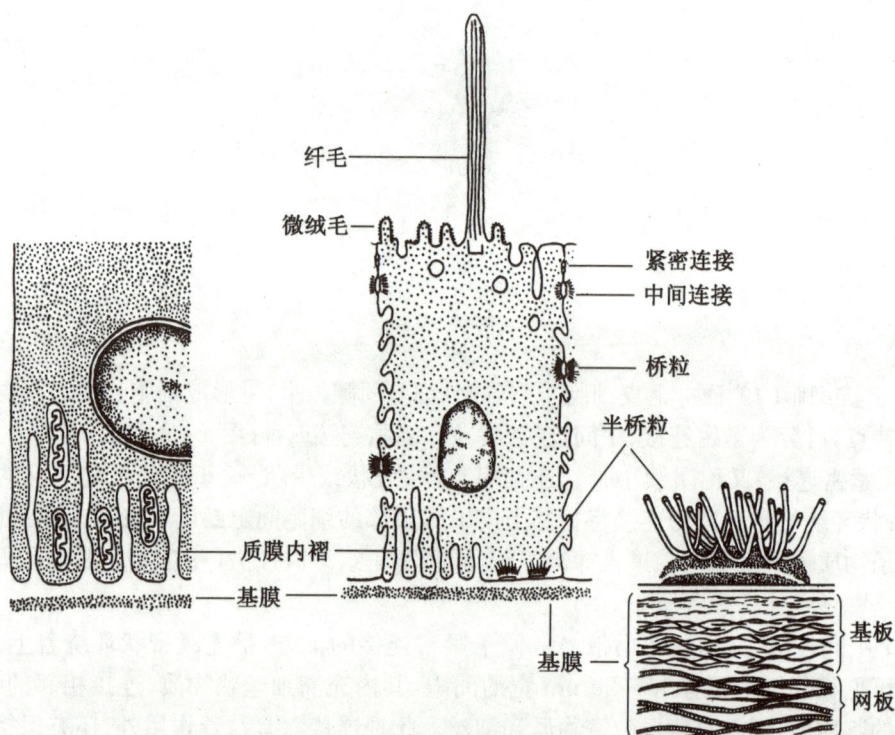

图 1-9　上皮组织的特殊结构模式图

3. 上皮细胞的基底面

（1）基膜：又称基底膜，是上皮基底面与深部结缔组织间的薄膜，厚薄不一。电镜下，基膜分两层，靠近上皮的部分为基板，与结缔组织相接的部分为网板。基板由均匀的基质和细丝构成；网板由网状纤维和基质构成（图1-9）。基膜除有支持和连接作用外，还是半透膜，有利于细胞与深部结缔组织进行物质交换。

（2）质膜内褶：是上皮细胞基底面的细胞膜折向胞质所形成的许多内褶（图1-9）。质膜内褶的主要作用是扩大细胞基底部的表面积，有利于水和电解质的迅速转运。由于转运过程中需要消耗能量，故在质膜内褶附近的胞质内，含有许多纵行排列的线粒体。

（3）半桥粒：在某些上皮细胞基底面的胞质内，形成桥粒的一半结构，称半桥粒（图1-9），主要作用是将上皮细胞固着在基膜上。

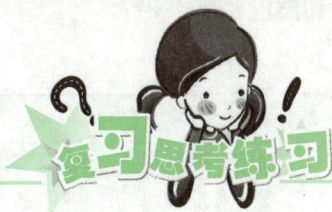

复习思考练习

一、名词解释

1. 内皮　2. 微绒毛　3. 缝隙连接　4. 基膜　5. 腺上皮

二、问答题

1. 试述被覆上皮的结构和功能特点。
2. 试述假复层纤毛柱状上皮的结构特点和主要功能。
3. 试述变移上皮的结构特点及功能意义。
4. 试述外分泌腺的结构特点。

三、选择题

1. 上皮组织的营养主要由 　　　　　　　　　　　　　　　　　　（　　）
   A. 血管直接供应　　　　　　　　　　B. 上皮游离面吸收
   C. 神经末梢营养　　　　　　　　　　D. 深层结缔组织血管供应
2. 下列哪项不是上皮细胞间的连接结构 　　　　　　　　　　　　（　　）
   A. 桥粒　　　　　B. 半桥粒　　　　　C. 缝管连接　　　　D. 中间连接
3. 单层扁平上皮分布在 　　　　　　　　　　　　　　　　　　　（　　）
   A. 小肠黏膜　　　B. 心血管内膜　　　C. 口腔黏膜　　　　D. 胃黏膜
4. 变移上皮属于 　　　　　　　　　　　　　　　　　　　　　　（　　）
   A. 腺上皮　　　　B. 感觉上皮　　　　C. 单层被覆上皮　　D. 复层上皮
5. 子宫黏膜的上皮是 　　　　　　　　　　　　　　　　　　　　（　　）
   A. 单层立方上皮　B. 复层扁平上皮　　C. 单层柱状上皮　　D. 变移上皮
6. 变移上皮分布在 　　　　　　　　　　　　　　　　　　　　　（　　）
   A. 膀胱黏膜　　　B. 肾小管　　　　　C. 食管黏膜　　　　D. 胃肠道黏膜
7. 假复层纤毛柱状上皮分布在 　　　　　　　　　　　　　　　　（　　）
   A. 输尿管　　　　B. 子宫　　　　　　C. 气管　　　　　　D. 胃

8. 间皮分布于 　　　　　　　　　　　　　　　　　　　　　（　　）
　　A. 胸膜和腹膜　　　　　　　　　　B. 血管的内表面
　　C. 小肠的内表面　　　　　　　　　D. 心的内表面

（胡捍卫）

第二节　结缔组织

结缔组织由细胞和大量细胞间质构成。其结构特点是：细胞数量少，种类多，散在间质中，无极性。细胞间质多，包括无定形均质状的基质、细丝状的纤维和不断循环更新的组织液。结缔组织主要具有连接、支持、营养、保护和修复等功能。结缔组织在人体内分布广泛，形态多样，可分为固有结缔组织、软骨组织、骨组织、血液和淋巴（表1-2）。

表1-2　结缔组织的分类及分布

类型	基质形态	分类	分布
固有结缔组织	胶状物	疏松结缔组织	细胞、组织、器官之间、器官内
		致密结缔组织	皮肤真皮、器官被膜、腱、韧带
		脂肪组织	皮下组织、器官之间、器官内
		网状组织	淋巴组织、淋巴器官、骨髓
软骨组织	固体状		气管、肋软骨、会厌
骨组织	固体状		骨骼
血液和淋巴	液体状		心脏、血管、组织液

一、疏松结缔组织

疏松结缔组织结构疏松，类似蜂窝，又称蜂窝组织。其结构特点是纤维排列松散，基质含量丰富（图1-10）。疏松结缔组织具有连接、防御、保护、营养和创伤修复等功能。

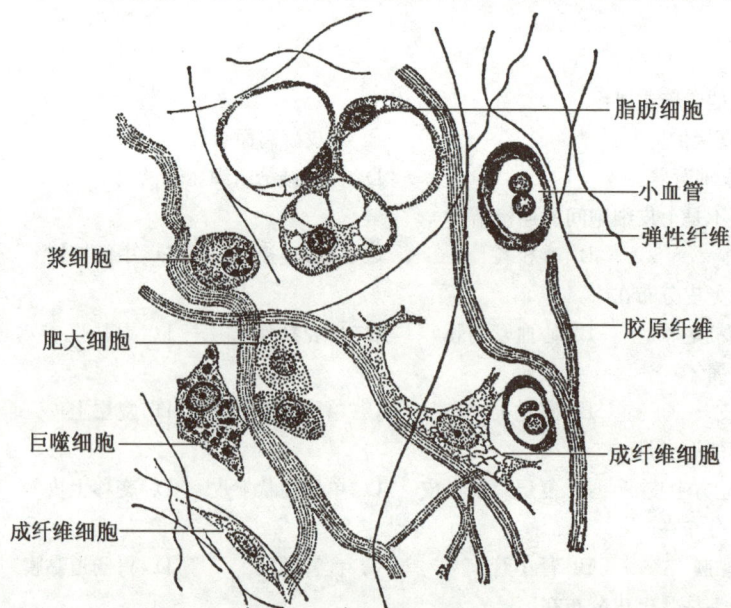

图1-10　疏松结缔组织模式图

（一）细胞间质

疏松结缔组织的细胞间质多，由纤维和基质组成。

1. 纤维

（1）胶原纤维：是结缔组织中的主要纤维。数量最多，新鲜时呈白色，故又称白纤维。HE 染色片上呈粉红色。纤维粗细不等，直径 1～12 μm，呈波浪形，有分支互相交织成网。电镜下，胶原纤维是由更细的胶原原纤维构成，而胶原原纤维又是由胶原蛋白分子聚合而成，有明暗相间的周期性横纹（图 1-10，图 1-11）。胶原纤维的韧性大，抗拉力强，胶原纤维是使结缔组织具有支持作用的物质基础。

（2）弹性纤维：比胶原纤维少而细，新鲜时呈黄色，故又称黄纤维。其折光性较强，HE 染色不易与胶原纤维区别，用特殊染色方法可以显示。弹性纤维较细，分支交织成网，粗细不等（图 1-10）。弹性纤维弹性强，易拉长，除去外力后立即恢复原状。

结缔组织中的胶原纤维和弹性纤维互相交织成网，故既有弹性又有韧性，使器官和组织的形态位置保持相对恒定。

（3）网状纤维：纤维细短而分支较多，常互相交织成网，HE 染色片上不易着色，故不能分辨，但用硝酸银镀染，则被染成黑色，因此这种纤维又称嗜银纤维（图 1-20）。在疏松结缔组织中网状纤维很少，主要分布在基膜的网板、淋巴器官和造血器官等处。

2. 基质　疏松结缔组织基质较多，呈胶体状，充满于纤维、细胞之间，其化学成分主要为蛋白多糖和水分。

光镜结构

横纹

超微结构

图 1-11　胶原纤维的光镜结构和超微结构

蛋白多糖是蛋白质和多糖结合而成的大分子复合物。多糖成分主要是透明质酸，其次是硫酸软骨素 A 和 C、硫酸角质素及肝素等，总称糖胺多糖。其中以透明质酸含量最多，它是一种曲折盘绕的长链大分子，通过蛋白质分子与其他多糖相连，共同形成许多微小孔隙的结构，称分子筛（图 1-12）。分子筛具有屏障作用，小于分子筛孔径的营养物质、水、气体分子可以通过分子筛微孔，便于血液与细胞之间进行物质交换。大于分子筛孔径的物质，如细菌、异物等则不能通过而被限制于局部，使其成为限制细菌扩散的屏障。但溶血性链球菌、癌细胞和蛇毒等能产生透明质酸酶，分解透明质酸，破坏分子筛的屏障作用，致使炎症、癌细胞和毒素扩散。

此外，基质中还有少量的组织液，它是从毛细血管动脉端渗出的液体。组织液不含血细胞和大分子物质，但含有氧气和营养成分，其与组织细胞进行物质交换后，经毛细血管静脉端或毛细淋巴管回流入血液或淋巴。组织液的循环更新，可使组织和细胞不断从中获得营养物质和氧气，并不断排出代谢产物和二氧化碳，为组织和细胞提供了生存的内环境。当病变引起组织液的含量增多或减少时，形成组织水肿或脱水。

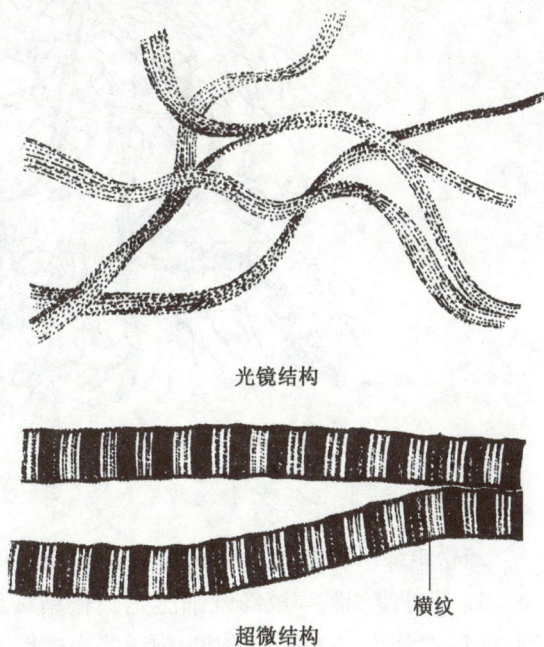

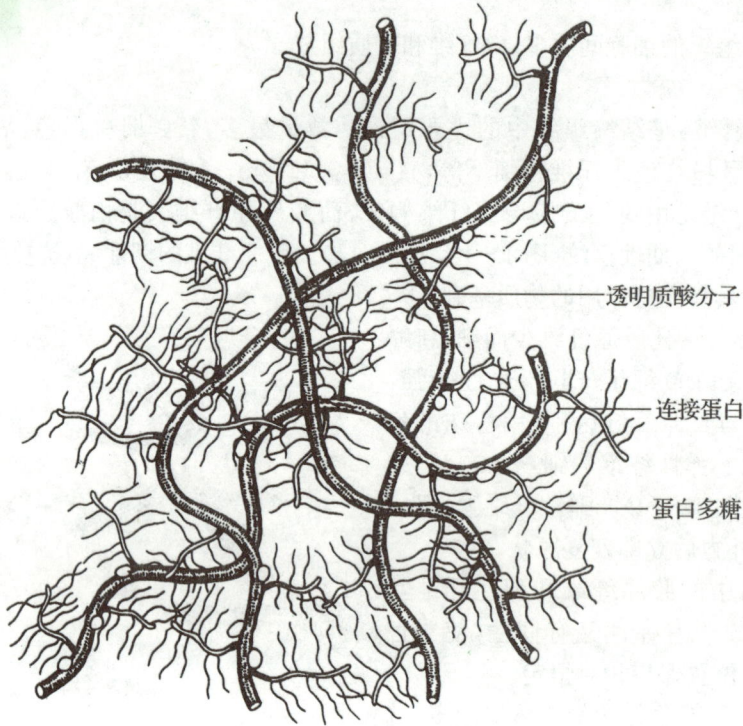

透明质酸分子

连接蛋白

蛋白多糖

图 1-12　分子筛模式图

（二）细胞

疏松结缔组织中含多种细胞成分,因而其功能也具有多样性。

1. **成纤维细胞**　成纤维细胞是疏松结缔组织中最主要的细胞。成纤维细胞形状不规则,体积较大,细胞扁平多突起,胞质弱嗜碱性,核大,卵圆形,着色浅,核仁明显。电镜下,成纤维细胞表面有粗短突起,胞质内有丰富的粗面内质网、游离的核糖体和发达的高尔基复合体,能合成和分泌蛋白质(图 1-13)。成纤维细胞是功能活跃的细胞,能形成三种纤维和基质。

创伤的修复与愈合

伤口或手术切口的修复首先由新生的毛细血管和增生的成纤维细胞构成的肉芽组织填平。然后成纤维细胞产生纤维和基质,使胶原纤维不断增多,而毛细血管减少,最后肉芽组织改建成纤维性结缔组织,伤口愈合。成纤维细胞产生胶原纤维过程中,需要维生素 C 等辅助因子参加,若维生素 C 缺乏会影响胶原纤维的形成,进而影响伤口的愈合,因此创伤病人应摄入足量的维生素 C。

2. **巨噬细胞**　巨噬细胞又称组织细胞,广泛分布在结缔组织内,细胞形态多样,常呈圆形或椭圆形,并有短小突起,功能活跃时常伸出伪足,使细胞呈不规则形。细胞核小,着色深。胞质丰富,呈嗜酸性,常含有空泡和异物颗粒。电镜下,细胞表面有许多皱褶、小泡和微绒毛。胞质中含有大量溶酶体、吞饮小泡、吞噬体、微丝和微管等结构(图1-10,图1-14)。巨噬细胞是血液单核细胞进入结缔组织后形成的,具有重要的防御功能,主要表现在:

(1)吞噬作用:组织损伤后,病变组织及细菌产生的一些化学物质(趋化因子),能刺激巨噬细胞产生活跃的变形运动,聚集于病变部位。巨噬细胞向趋化因子移动的这种特性,称之趋化性。当巨噬细胞到达病变部位时,即伸出伪足黏附和包围细菌、异物或衰老死亡的细胞,并吞噬到细胞内,由溶酶体的酶进行分解和消化。

(2)参与和调节免疫应答:巨噬细胞摄取抗原物质后进行加工处理和贮存,并把已经处理的抗原物质传递给淋巴细胞,引起淋巴细胞的免疫应答。巨噬细胞还能产生白细胞介素Ⅰ等生物活性物质,影响免疫活性细胞的功能,调节其免疫应答,对机体起保护作用。

(3)分泌功能:巨噬细胞有活跃的分泌功能,能合成和分泌溶菌酶、干扰素、白细胞介素Ⅰ、补体等生物活性物质。溶菌酶能分解细菌的细胞壁,以杀灭细菌;干扰素是一种抗病毒因子;补体参与炎症反应、对病原微生物的溶解等过程。

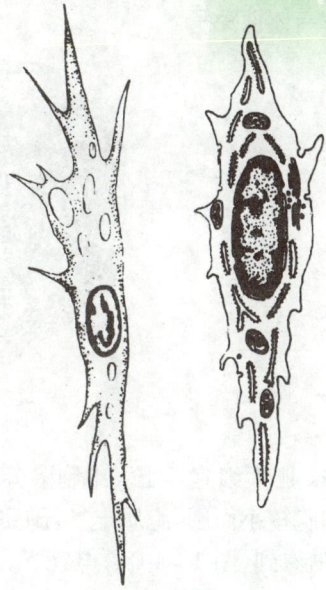

a. 光镜结构　　b. 超微结构

图1-13　成纤维细胞的光镜结构和超微结构

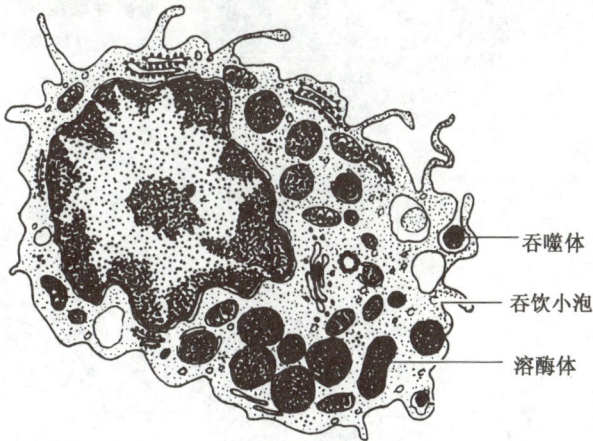

——吞噬体
——吞饮小泡
——溶酶体

图1-14　巨噬细胞的超微结构模式图

3. 浆细胞　浆细胞在一般结缔组织很少见,而在病原微生物易于侵犯的部位如消化道、呼吸道固有层结缔组织内较多。浆细胞由B淋巴细胞分化形成,胞体呈圆形或卵圆形,大小不等,核小而圆,常偏于细胞一侧,染色质呈块状附于核膜边缘,似车轮状排列,核仁明显,胞质丰富,嗜碱性(图1-10)。电镜下胞质内可见大量平行排列的粗面内质网和丰富的游离核糖体及发达的高尔基复合体(图1-15)。浆细胞能合成和分泌免疫球蛋白(简称Ig),即抗体,参与体液免疫。

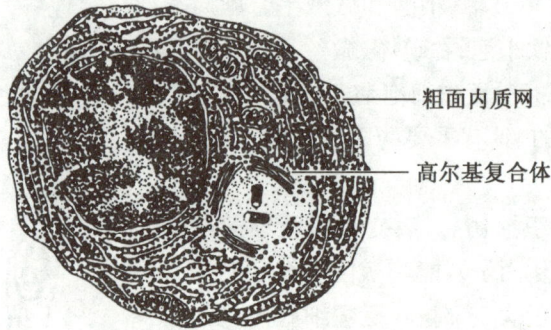

图 1-15 浆细胞超微结构模式图

4. 肥大细胞 肥大细胞多分布于小血管周围。肥大细胞一般体积较大,呈圆形或卵圆形,细胞核小而圆,胞质丰富,胞质内充满粗大的异染颗粒。颗粒易溶于水,因此,HE 染色片上不易看到(图 1-10)。电镜下,肥大细胞除含粗面内质网、高尔基复合体、微丝和微管等细胞器外,胞质内还含有大量膜包颗粒(图 1-16)。肥大细胞颗粒中含有肝素、组胺、白三烯和嗜酸性粒细胞趋化因子等物质。一般情况下,肥大细胞很少进行分泌活动。当肥大细胞受到刺激时,可以胞吐的方式大量释放颗粒内物质,这种现象称脱颗粒现象(图 1-17)。

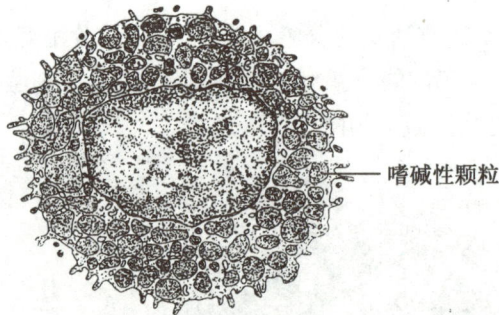

图 1-16 肥大细胞超微结构模式图

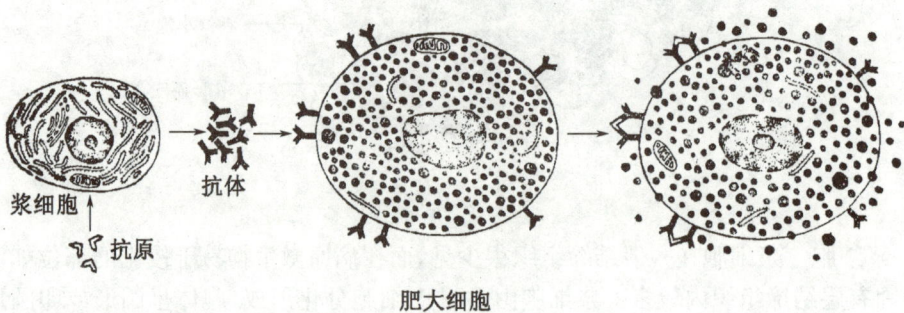

图 1-17 肥大细胞的脱颗粒过程

肥大细胞脱颗粒与过敏反应

肥大细胞脱颗粒、释放介质是一种特异性反应。机体受过敏原(如花粉、某些药物等)的刺激后,浆细胞产生亲细胞性抗体 IgE。肥大细胞膜表面有 IgE 受体,当 IgE 与肥大细胞的 IgE 受体结合后,机体即对该过敏原呈致敏状态。当机体再次接触相同的过敏原时,少量的过敏原便可与肥大细胞上的 IgE 结合,启动肥大细胞脱颗粒,释放介质。肥大细胞释放的组胺和白三烯能使毛细血管及微静脉扩张,通透性增加,血液中液体成分渗出,致使局部皮肤水肿而形成荨麻疹;若发生在细支气管或终末细支气管,可引起平滑肌痉挛,黏膜水肿,导致通气不畅,呼吸困难,而发生哮喘。

5. 脂肪细胞 脂肪细胞是疏松结缔中常见的细胞,常单个或成群分布,细胞成球形,体积较大,胞质中充满脂滴,常将胞质和胞核挤到细胞边缘,细胞核是扁圆形,着色深,HE 染色片上,脂滴被溶解呈空泡状(图 1-10,图 1-19)。脂肪细胞有合成和贮存脂肪的功能。

6. 未分化的间充质细胞 未分化的间充质细胞是一种保持有分化潜能的细胞,多分布在结缔组织的毛细血管周围,在某些条件下,可增殖分化为成纤维细胞或平滑肌细胞等。

7. 白细胞 血液中的白细胞,常以变形运动穿出毛细血管和微静脉进入疏松结缔组织,执行防御功能。

二、致密结缔组织

致密结缔组织的特点是细胞和基质成分少而纤维成分多,排列紧密,细胞以成纤维细胞为主,纤维是胶原纤维和弹性纤维,其主要有连接、支持和保护等功能(图 1-18)。组织分布的部位不同,纤维的性质及排列方式也有差异,如真皮、硬脑膜、巩膜及许多器官的被膜内,它们是以粗大的胶原纤维相互交织而成,所含基质和细胞成分较少。但肌腱和腱膜等处的胶原纤维平行排列成束,成纤维细胞在纤维间排列成行,称为腱细胞。而黄韧带和项韧带,以粗大的弹性纤维平行排列为主,又称弹性结缔组织。

机体内某些部位的结缔组织,介于疏松结缔组织与致密结缔组织之间,称为细密结缔组织,其纤维较细,细胞较多,血管也较丰富。

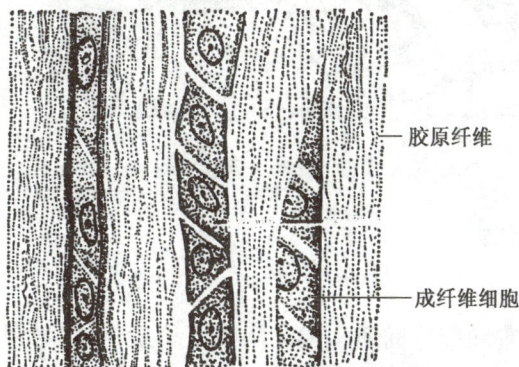

图 1-18 致密结缔组织

— 胶原纤维

— 成纤维细胞

三、脂肪组织

脂肪组织是含有大量脂肪细胞的疏松结缔组织。富含血管的疏松结缔组织将成群的脂肪细胞分隔成脂肪小叶(图 1－19)。脂肪组织主要分布在皮下、网膜和黄骨髓等处。脂肪组织具有贮存脂肪、参与能量代谢和维持体温的作用,还具有支持、保持和缓冲外来压力的功能。

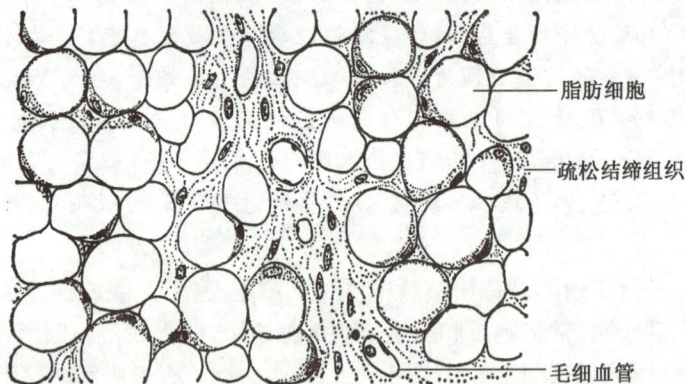

脂肪细胞

疏松结缔组织

毛细血管

图 1－19　脂肪组织

四、网状组织

网状组织主要由网状细胞、网状纤维及基质构成(图 1－20)。网状细胞为多突起细胞,核大色浅,胞质丰富,呈弱嗜碱性,相邻细胞互相连接成网,网状纤维沿网状细胞分布,共同构成网架,它是淋巴组织、淋巴器官及骨髓的结构基础,网状细胞形成网状纤维,网状组织在造血器官内可提供血细胞发育所需要的微环境。

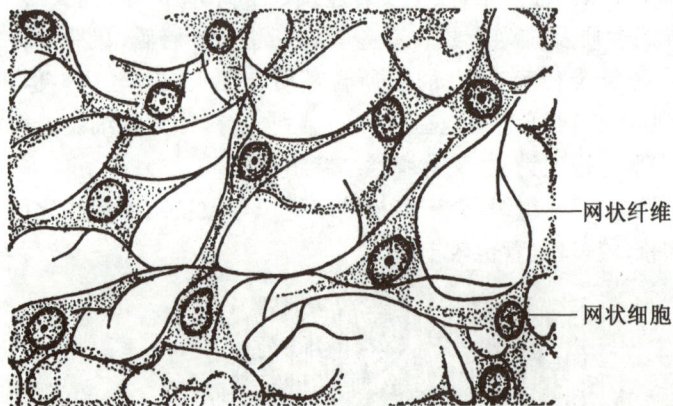

网状纤维

网状细胞

图 1－20　网状组织

五、软骨组织与软骨

(一)软骨组织

软骨组织由软骨细胞和细胞间质构成。间质呈均质状,由半固体凝胶状基质和纤维构成,软骨组织内无血管,所需的营养由软骨膜血管供给。

1. 软骨细胞　软骨细胞包埋在软骨基质中,所在的腔隙称软骨陷窝。在软骨周边的软骨细胞较小,呈扁圆形,单个分布,为幼稚的软骨细胞。自软骨边缘向中央,软骨细胞逐渐成熟,细胞体积逐渐增大,变成圆形或椭圆形,多见 2~8 个聚集在一起,它们由一个软骨细胞分裂而来,称同源细胞群。软骨陷窝周围的基质含硫酸软骨素较多,染色较深,呈强嗜碱性,称软骨囊(图 1-21)。软骨细胞具有形成纤维和基质的功能。

2. 软骨基质 软骨基质呈凝胶状半固体,具有一定的硬度和弹性。基质的主要成分为蛋白多糖和水。糖胺多糖中硫酸软骨素较多,染色呈嗜碱性。

3. 纤维 软骨组织的纤维埋于软骨基质中,使软骨具有韧性和弹性。不同的软骨类型,纤维种类亦不同。

(二)软骨

软骨由软骨组织和软骨膜构成。软骨膜是覆盖在软骨组织表面的致密结缔组织膜,可分两层。外层纤维多,主要起保护作用;内层纤维少,内含有较多的血管和细胞。根据软骨组织中所含纤维性质的不同,可将软骨分为透明软骨、弹性软骨和纤维软骨(图 1-21~23)。各类软骨的形态、结构特点和分布如表 1-3 所示。

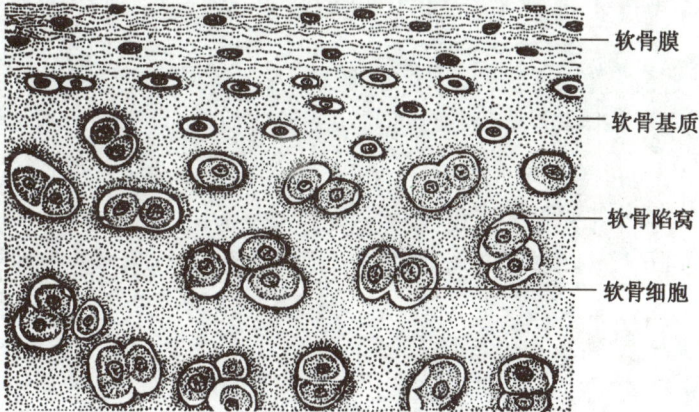

图 1-21 透明软骨

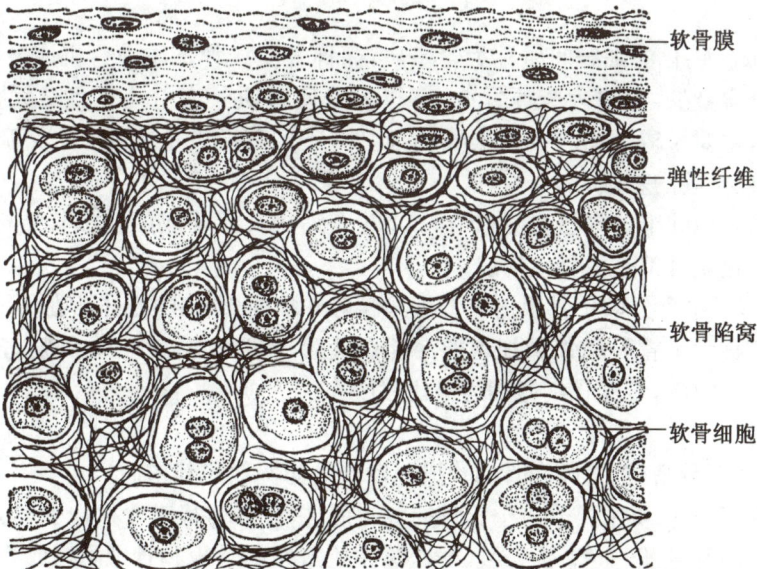

图 1-22 弹性软骨

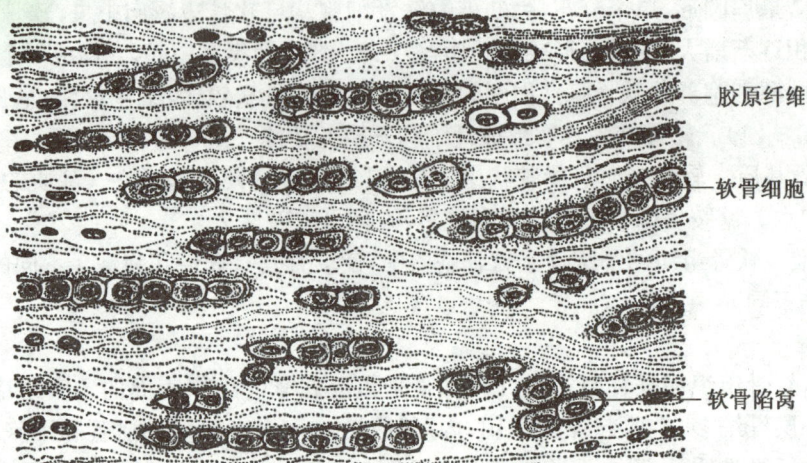

图 1-23 纤维软骨

表 1-3 软骨的分类、结构特点和分布

分类	结构特点	分布
透明软骨	含胶原原纤维,其折光率与基质相同,呈半透明状,抗压性较强	肋软骨、关节软骨、喉、气管、支气管等处
弹性软骨	含大量交织分布的弹性纤维,弹性较强	耳郭、会厌软骨等
纤维软骨	含大量平行或交错排列的胶原纤维束,具有很强的韧性	耻骨联合、椎间盘、关节盘等

六、骨组织与骨

(一) 骨组织

骨组织是人体内最坚硬的结缔组织,是构成骨的主要成分,它由骨细胞和钙化的细胞间质构成。

1. 骨基质 钙化的细胞间质称为骨基质,简称骨质。骨基质由有机成分和无机成分构成。有机成分含量少,主要为胶原纤维,有机成分使骨质具有一定韧性。无机成分又称骨盐,含量较多,主要为磷酸钙和少量碳酸钙,此外,还含有极少量的镁、氟等离子。骨盐呈细针状,是骨基质坚硬的基础。

骨基质内胶原纤维被黏蛋白黏合在一起并有钙盐沉积构成的薄板状结构,称骨板。体内的密质骨和松质骨都是由骨板构成。

2. 骨细胞 单个分散于骨板内或骨板间。有许多细长突起,胞体所在的腔隙称骨陷窝。突起所在腔隙称骨小管。相邻骨细胞的突起以缝管连接相连,骨小管则彼此连通。骨陷窝和骨小管内含组织液,营养骨细胞和运送代谢产物。

(二) 骨的结构

骨由骨松质、骨密质、骨膜和骨髓构成。以长骨为例叙述其构造。

1. 骨松质 骨松质主要分布于长骨的骨骺部,由许多针状或片状骨小梁交织而成,小梁之间空隙内充满红骨髓、血管和神经。骨小梁由不规则的骨板和骨细胞构成。

2. 骨密质 骨密质分布于长骨骨干和骨骺的表面。骨密质由规则排列的骨板及分布于骨板内、骨板间的骨细胞构成。根据骨板排列方式可分为环骨板、骨单位和间骨板。

（1）环骨板：包括外环骨板和内环骨板。外环骨板位于骨干的外表面，由数层或十多层骨板组成，较整齐地环绕骨干排列。内环骨板位于骨干的内表面，仅有数层骨板组成，排列不规则。外环骨板和内环骨板均有横向穿越的管道，称穿通管（图1-24）。其内有来自骨膜的血管和神经，由此管抵达中央管。

（2）骨单位：又称哈佛斯系统，是长骨骨干的主要结构，位于内、外环骨板之间，数量多，由10～20层同心圆排列的筒状骨板构成，其中央有一条纵行的小管，称中央管（图1-24），管内有血管、神经穿行。

（3）间骨板：为骨单位之间的一些不规则的骨板，是骨生长和改建过程中，旧的骨单位残留的遗迹（图1-25）。

3. 骨膜　骨的内、外表面都覆有结缔组织膜，分别称为骨内膜和骨外膜（图1-24）。骨膜内含有丰富的血管和神经。骨膜内层含有骨祖细胞，它能增殖分化为成骨细胞，具有造骨功能。骨膜对骨的生长、骨折修复和再生有很重要的作用，临床上处理骨折时，应尽量保存骨膜以利于骨的修复愈合。

4. 骨髓　详见"七、血液"

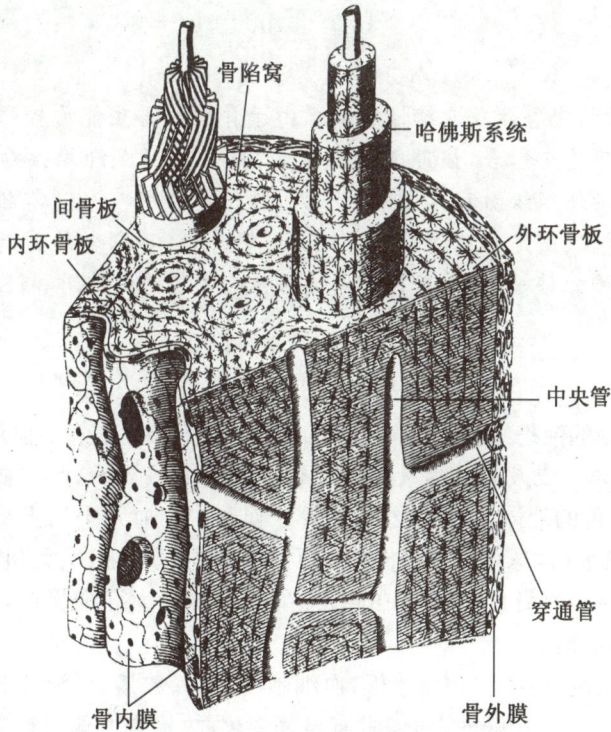

图1-24　长骨骨干立体结构模式图

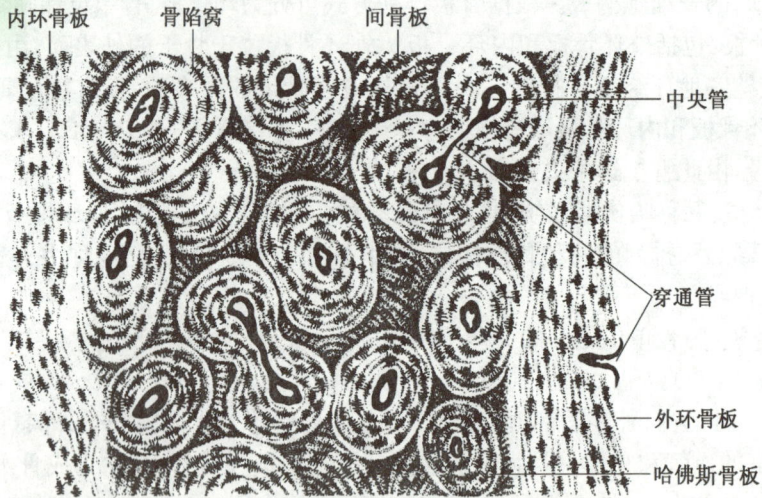

图 1−25　骨单位横断面

骨折的治疗

　　骨折是指骨的完整性或连续性中断。由于骨组织再生能力较强,骨折后及时采取措施,一般均可完全愈合,恢复骨的原有形态,且不形成纤维性瘢痕,这种完全性骨再生,在人体其他组织器官再生中很少见,骨折愈合成人一般需2～3个月。治疗骨折的原则是复位、固定和功能锻炼。对于延迟愈合、不愈合的骨折、骨质缺损和整形等情况,可通过骨移植治疗,其目的是使移植的骨起固定作用和促进新骨形成。

七、血液

　　血液是一种流动的液态结缔组织,由血浆和血细胞组成,血浆占血液容积的55%,血细胞占血液容积的45%。成人的血容量约为5 L,占体重的7%～8%。血浆相当于结缔组织的细胞间质,为淡黄色的液体,各种血细胞悬浮于血浆中。血浆中的主要成分是水,占90%,其余为血浆蛋白(白蛋白、球蛋白、纤维蛋白原)、脂蛋白、酶、激素、无机盐、维生素和多种营养代谢物质。血液流出血管后,血浆中的纤维蛋白原转变为纤维蛋白,血液凝固成血块,并析出淡黄色液体,称血清。

　　血细胞包括红细胞、白细胞和血小板,血细胞的形态、数量、百分比和血红蛋白含量的测定结果称血像(表1−4)。患病时,血像常有显著变化,故检查血像对诊断疾病十分重要。用Wright或Giemsa染色法染血涂片,是最常用的观察血细胞形态的方法(彩图−1)。

表 1-4 血细胞分类和计数的正常值

分类			正常值
红细胞			女:$(3.5\sim5.0)\times10^{12}/L$
			男:$(4.0\sim5.5)\times10^{12}/L$
白细胞	有粒白细胞	中性粒细胞:50%～70%	$(4.0\sim10.0)\times10^{9}/L$
		嗜酸性粒细胞:0.5%～3%	
		嗜碱性粒细胞:0～1%	
	无粒白细胞	单核细胞:3%～8%	
		淋巴细胞:25%～30%	
血小板			$(100\sim300)\times10^{9}/L$

（一）红细胞

红细胞是血液中数量最多的一种细胞,直径 7～8 μm,呈双凹圆盘状,中央部较薄,染色较浅,周边较厚,染色较深,侧面观呈哑铃形,电镜下的红细胞这种外形特征使细胞表面积增大,有利于气体交换(彩图 1,图 1-26)。

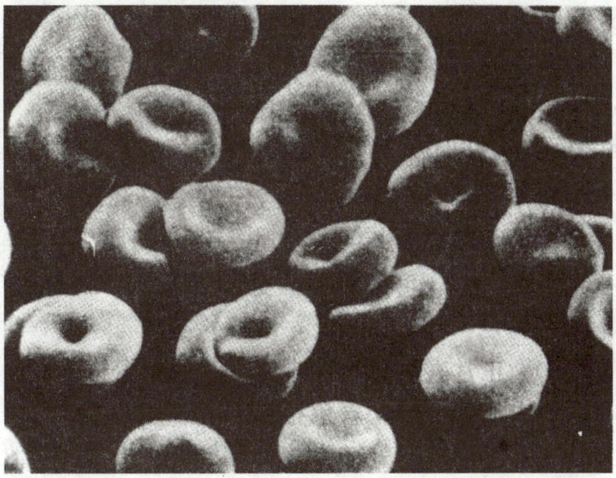

图 1-26 红细胞扫描电镜图

成熟的红细胞表面光滑,无细胞核及细胞器,胞质充满大量血红蛋白(Hb)使红细胞呈红色。正常成人血液中血红蛋白的含量:男性为 120～150 g/L,女性为 110～140 g/L 。血红蛋白是一种含铁蛋白质,具有结合与运输氧和二氧化碳的功能。

红细胞的数目及血红蛋白的含量随年龄、生活条件的不同而异,婴幼儿红细胞数高于成人;高原地区的居民红细胞数高于平原地区居民。

贫　血

外周血中红细胞数少于 3.0×10^{12}/L 或 Hb 低于 100 g/L，称为贫血。引起贫血的原因很多，可以是原材料的缺乏、长期慢性失血、造血功能障碍等，因此贫血常是一种症状，而非具体疾病。不同类型贫血都有共同的临床表现，最早出现的症状是疲乏、困倦、软弱无力，皮肤苍白，面色无华。但检查病人不能只看脸色，较可靠的方法是观察指甲、睑结膜、口腔黏膜和舌质。对贫血患者应查找原因，消除贫血的病因是治疗的首要原则。

红细胞的渗透压与血浆渗透压相等，当血浆渗透压过低时，过量的水分进入红细胞，使细胞膨胀甚至破裂，血红蛋白会溢出到细胞外，称为溶血。反之，可使红细胞发生皱缩。

网织红细胞是一种未完全成熟的红细胞，正常成人外周血中，网织红细胞数量占红细胞总数的 0.5%～1.5%，网织红细胞的计数在临床上可作为衡量红骨髓造血功能的一项指标。

红细胞不断更新，平均寿命约 120 天。衰老的红细胞被骨髓、脾和肝等处的巨噬细胞吞噬。同时，新生的红细胞由红骨髓进入外周血液，使红细胞保持动态的平衡。

(二) 白细胞

白细胞是一种无色有核的血细胞，体积一般较红细胞大，在血流中呈球形。白细胞有细胞核、细胞器。因不含血红蛋白，故无色。白细胞能做变形运动，穿过毛细血管管壁进入结缔组织或淋巴组织，发挥防御和免疫功能。

根据白细胞胞质内有无特殊颗粒，在光镜下将白细胞分为有粒白细胞和无粒白细胞两类。有粒白细胞又根据颗粒的染色特点，分为中性粒细胞、嗜酸性粒细胞和嗜碱性粒细胞。无粒白细胞可分为单核细胞和淋巴细胞(彩图1)。

1. 中性粒细胞　细胞呈圆形，直径 10～12 μm。核呈杆状或分叶状，一般分 2～5 叶，正常人一般以 2～3 叶者居多，分叶越多，表明细胞越衰老。中性粒细胞胞质被染成粉红色，含有许多细小而分布均匀的颗粒。电镜下颗粒计有两种：①特殊颗粒，约占颗粒总数的 80%，浅红色，颗粒较小，内含碱性磷酸酶、吞噬素和溶菌酶。吞噬素具有杀菌作用，溶菌酶能溶解细菌表面的糖蛋白。②嗜天青颗粒，占颗粒总数的 20%，颗粒较大，染成紫红色。它是一种溶酶体，含有酸性磷酸酶和过氧化物酶，能消化分解所吞噬的异物(图1-27)。

中性粒细胞具有变形运动和吞噬、杀菌功能。当细菌侵入机体某一部位时，中性粒细胞以变形运动穿出毛细血管，聚集到细菌周围，伸出伪足，包围并吞噬细菌，形成吞噬小体。细菌被颗粒内的酶杀死并分解消化。因此，中性粒细胞对机体的保护、防御具有重要作用。中性粒细胞在分解细菌等异物后，细胞本身也逐渐变性坏死成为脓细胞。

2. 嗜酸性粒细胞　细胞呈球形，直径 10～15 μm。核常为两叶，呈八字形。胞质内充满粗大均匀的嗜酸性颗粒，染成橘红色。嗜酸性颗粒是一种特殊的溶酶体，除含一般溶酶体酶外，还含有组胺酶，芳基硫酸酯酶以及阳离子蛋白(图1-27)。

嗜酸性粒细胞能做变形运动，并具有趋化性，这种细胞能被嗜酸性粒细胞趋化因子吸引，穿过毛细血管到达病变部位，吞噬抗原抗体复合物，释放组胺酶能分解组胺，芳基硫酸酯酶能灭活白三烯，从而减轻过敏反应。嗜酸性粒细胞释放的阳离子蛋白，对寄生虫有很强的杀灭作用。当机体患某些过敏性疾病或寄生虫病时,嗜酸性粒细胞会明显增多。

3. 嗜碱性粒细胞　细胞呈球形,直径 $10\sim12~\mu m$。核不规则,呈分叶状或 S 形,常被颗粒掩盖。胞质内充满大小不等、分布不均、染成紫蓝色的嗜碱性颗粒。嗜碱性颗粒内含肝素、组胺、嗜酸性粒细胞趋化因子等;细胞基质内有白三烯(图 1 - 27)。显然,嗜碱性粒细胞与肥大细胞的分泌物相同,肝素具有抗凝血作用,组胺和白三烯参与过敏反应。

4. 单核细胞　细胞呈圆形或椭圆形,直径为 $14\sim20~\mu m$。核呈肾形或马蹄形。染色质细而松散,着色浅。胞质丰富,因弱嗜碱性而呈灰蓝色,内含许多细小的淡紫色嗜天青颗粒(图 1 - 28),这种颗粒是一种溶酶体,内含过氧化物酶、酸性磷酸酶和溶菌酶。单核细胞具有活跃的变形运动,穿出血管进入组织后分化为巨噬细胞。单核细胞具有吞噬能力,参与机体免疫应答。

5. 淋巴细胞　细胞呈圆形或椭圆形,大小不等,可分为大、中、小三种。小淋巴细胞直径 $6\sim8~\mu m$,数量最多,核圆形,一侧常有浅凹,染色质致密呈块状,着色深。胞质少,呈嗜碱性,染成蔚蓝色,含少量嗜天青颗粒。中淋巴细胞直径 $9\sim12~\mu m$,大淋巴细胞直径 $13\sim16~\mu m$,胞质较多,核染色质较疏松,着色略浅,胞质内也有少量嗜天青颗粒(图 1 - 28)。

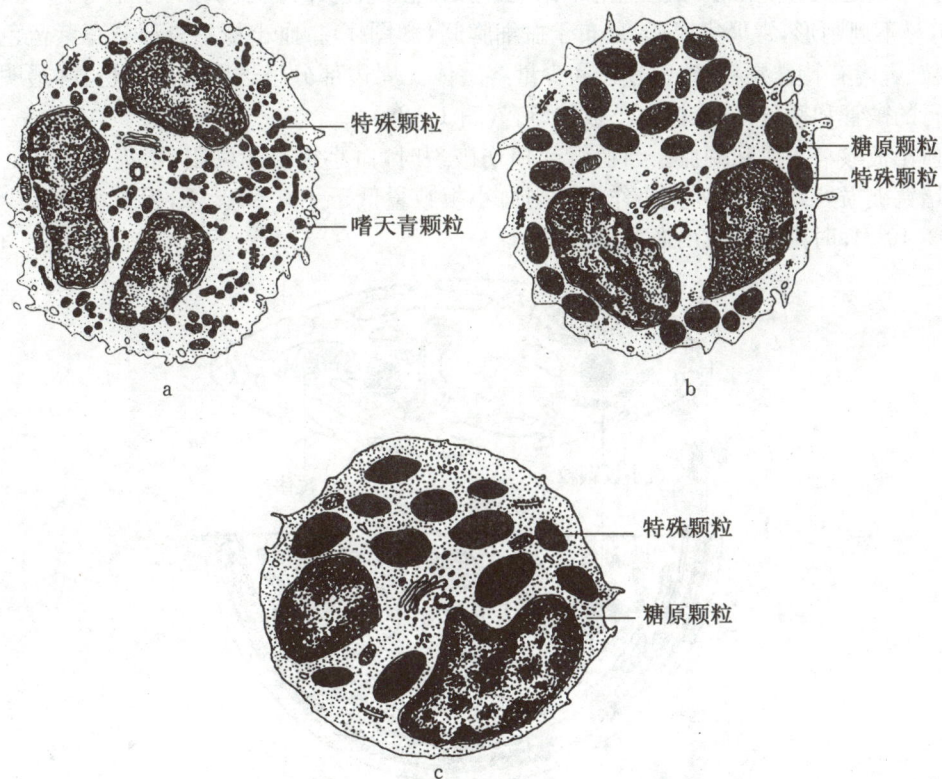

a: 中性粒细胞　b: 嗜酸性粒细胞　c: 嗜碱性粒细胞

图 1 - 27　三种有粒白细胞超微结构模式图

— 29 —

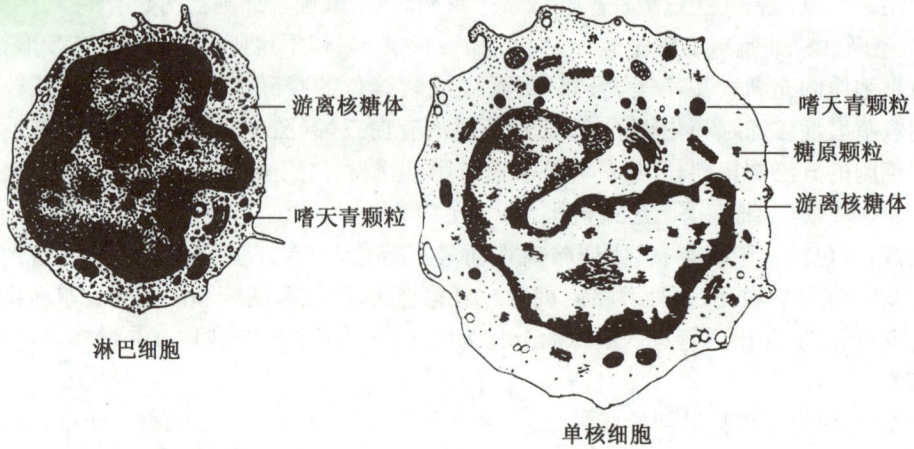

游离核糖体

嗜天青颗粒

淋巴细胞

嗜天青颗粒
糖原颗粒
游离核糖体

单核细胞

图 1-28　两种无粒白细胞超微结构模式图

（三）血小板

血小板是从骨髓巨核细胞脱落下来的胞质小块，呈双凸圆盘状，大小不等，直径为 2～4 μm，呈不规则形，常聚集成群，分布于血细胞间（彩图 1）。血小板中央部分有紫蓝色颗粒，称颗粒区，内有特殊颗粒、致密颗粒和少量溶酶体。周边部分呈透明的浅蓝色，称透明区，内有环行的微管和微丝，以维持血小板的形态（图 1-29）。

血小板参与止血和凝血。当血管受损伤破裂时，血小板迅速黏附，聚集于损伤处，形成血栓堵塞破损处，从而起到止血作用。当血小板数量低于 $100\times10^9/L$，为血小板减少症，低于 $50\times10^9/L$ 时则有自发出血危险。

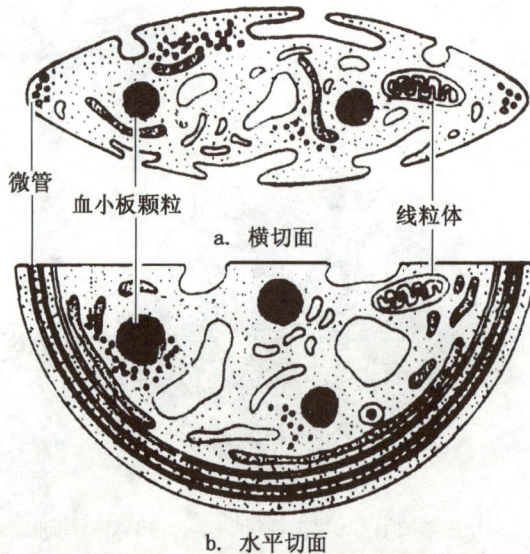

微管

血小板颗粒

线粒体

a. 横切面

b. 水平切面

图 1-29　血小板超微结构模式图

（四）血细胞发生

血细胞的生成过程称血细胞发生，人的血细胞最早发生的部位是胚胎卵黄囊壁的血岛。胚胎第 3 周，血岛中部细胞分化为造血干细胞；第 6 周，经血流迁入肝和脾，先后开始造血；最后造血干细胞定居于红骨髓。红骨髓是最主要的造血组织，可产生红细胞、粒细胞、单核细胞和血小板。其结构是以网状组织为支架,网眼内充满不同发育阶段的血细胞、巨噬细胞及造血干细胞等。此外胸腺、脾等淋巴器官产生淋巴细胞。

1. 造血干细胞和造血祖细胞

(1)造血干细胞:是能增生分化成为各种血细胞的原始造血细胞,又称多能干细胞,在一定环境条件下分化形成各系造血祖细胞。造血干细胞具有自我更新和多向分化的终身潜能。

(2)造血祖细胞:是由造血干细胞增殖分化而来的分化方向确定的干细胞,又称定向干细胞,在一定环境及因素的调节下,只能定向分化为一个或几个血细胞系。

2. 血细胞发生过程及其形态变化规律　各系血细胞发生一般都经历三个阶段:原始阶段、幼稚阶段(又分早、中、晚三期)和成熟阶段(彩图2)。原始和幼稚阶段在造血组织内完成,成熟后进入外周血液。血细胞发生是一个连续动态的变化过程,比较复杂,各系血细胞发生过程虽有一定的差别,但一般规律如下:①胞体由大变小(巨核细胞则小变大);②胞核由大变小(粒细胞核由杆状至分叶,红细胞核最后消失),核染色质由稀疏变粗密,核染色由浅变深;③胞质由少到多,嗜碱性变弱,胞质内特殊颗粒、血红蛋白等,从无到有,逐渐增多;④细胞分裂能力逐渐丧失。

造血干细胞移植

造血干细胞(HSC)移植是将自体或异体 HSC 植入受体,使其定居于骨髓,从而使受体恢复造血和免疫功能,是用于治疗白血病、再生障碍性贫血和某些遗传性免疫性疾病的最重要方法。HSC 存在于骨髓、外周血、脐带血和胎肝。较早开始使用的是骨髓 HSC 移植,后来又开展胎肝 HSC 移植、外周血 HSC 移植和脐血 HSC 移植。由于外周血 HSC 数量少,移植成功的关键是采取措施将骨髓中的 HSC 动员到外周血,以便采集到足够数量的 HSC。

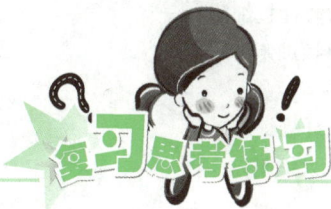

复习思考练习

一、名词解释

1. 分子筛　2. 同源细胞群　3. 骨单位　4. 网织红细胞

二、问答题

1. 疏松结缔组织的组成成分包括哪些?各有何功能?
2. 简述软骨组织的结构和软骨的种类。
3. 试述长骨的结构。
4. 试述血细胞的分类、结构特点、正常值和功能。

三、选择题

1. 关于结缔组织下列描述哪项是错误的 （　　）
   A. 细胞数量少,种类多　　　　　　　　B. 细胞间质多
   C. 细胞间质中含基质和纤维　　　　　　D. 有极性

2. 成纤维细胞的功能是 （　　）
   A. 合成免疫球蛋白　　　　　　　　　　B. 合成基质
   C. 分化成平滑肌细胞　　　　　　　　　D. 具有支持功能

3. 属于固有结缔组织的是 （　　）
   A. 软骨组织　　　　B. 血液　　　　C. 疏松结缔组织　　　　D. 骨组织

4. 可以转化为其他细胞的是 （　　）
   A. 脂肪细胞　　　　　　　　　　　　　B. 浆细胞
   C. 巨噬细胞　　　　　　　　　　　　　D. 未分化的间充质细胞

5. 结缔组织的一般特点是 （　　）
   A. 有大量细胞间质　　　　　　　　　　B. 有极性
   C. 无血管　　　　　　　　　　　　　　D. 细胞种类少数量多

6. 浆细胞的结构特点是 （　　）
   A. 胞体呈圆形,胞质嗜酸性　　　　　　B. 核位于中央
   C. 胞质内含大量粗面内质网和游离核糖体　　D. 胞质嗜碱性,核呈马蹄状

7. 疏松结缔组织中最基本的细胞是 （　　）
   A. 巨噬细胞　　　　B. 脂肪细胞　　　　C. 肥大细胞　　　　D. 成纤维细胞

8. 合成免疫球蛋白的细胞是 （　　）
   A. 浆细胞　　　　B. 成纤维细胞　　　　C. 肥大细胞　　　　D. 脂肪细胞

9. 能携带氧和二氧化碳的细胞是 （　　）
   A. 中性粒细胞　　　　B. 单核细胞　　　　C. 淋巴细胞　　　　D. 红细胞

10. 能合成基质和纤维的细胞是 （　　）
    A. 巨噬细胞　　　　B. 成纤维细胞　　　　C. 脂肪细胞　　　　D. 浆细胞

11. 可转变为巨噬细胞的是 （　　）
    A. 中性粒细胞　　　　　　　　　　　　B. 嗜酸性粒细胞
    C. 嗜碱性粒细胞　　　　　　　　　　　D. 单核细胞

12. 参与体液免疫反应的细胞是 （　　）
    A. 浆细胞　　　　　　　　　　　　　　B. 成纤维细胞
    C. 巨噬细胞　　　　　　　　　　　　　D. 肥大细胞

13. 无细胞核的细胞是 （　　）
    A. 脂肪细胞　　　　　　　　　　　　　B. 红细胞
    C. 嗜碱性粒细胞　　　　　　　　　　　D. 肥大细胞

14. 细胞核可分为 2~5 个叶的细胞是 （　　）
    A. 淋巴细胞　　　　　　　　　　　　　B. 单核细胞
    C. 嗜酸性粒细胞　　　　　　　　　　　D. 中性粒细胞

15. 下列具有吞噬能力的细胞是 （　　）
    A. 淋巴细胞　　　　B. 肥大细胞　　　　C. 浆细胞　　　　D. 中性粒细胞

16. 正常成年男性周围血液中红细胞平均值为 （　　）
    A. $(3.5\sim4.5)\times10^{12}/L$　　　　　　　B. $(4.0\sim5.0)\times10^{12}/L$
    C. $(4.0\sim10.0)\times10^{12}/L$　　　　　　D. $(4.5\sim5.5)\times10^{12}/L$

17. 单核细胞占白细胞总数的 （ ）
    A. 0.5%～2%
    B. 20%～30%
    C. 3%～8%
    D. 0～1%

18. 正常成人周围血液中白细胞的数值为 （ ）
    A. (4.0～10.0)×10^3/L
    B. (4.0～10.0)×10^6/L
    C. (4.0～10.0)×10^9/L
    D. (4.0～10.0)×10^{10}/L

19. 成年人淋巴细胞占白细胞总数的 （ ）
    A. 50%～70%
    B. 20%～30%
    C. 40%～60%
    D. 3%～8%

20. 下列哪种细胞体积最大 （ ）
    A. 红细胞
    B. 中性粒细胞
    C. 嗜酸性粒细胞
    D. 单核细胞

21. 正常人周围血中血小板的数量为 （ ）
    A. (100～300)×10^9/L
    B. (100～400)×10^9/L
    C. (200～500)×10^9/L
    D. (50～100)×10^9/L

22. 形成骨组织的主要细胞是 （ ）
    A. 成纤维细胞
    B. 成骨细胞
    C. 骨细胞
    D. 破骨细胞

23. 白细胞中数量最多的细胞是 （ ）
    A. 淋巴细胞
    B. 嗜酸性粒细胞
    C. 嗜碱性粒细胞
    D. 中性粒细胞

（朱晓红）

第三节 肌组织

肌组织主要由肌细胞组成。肌细胞之间有少量的结缔组织和血管、淋巴管及神经。肌细胞因呈细长纤维状,故称肌纤维。肌细胞的细胞膜称肌膜,细胞质称肌浆,滑面内质网称肌浆网。肌纤维的特点是肌浆中含有大量的肌丝,它们是肌纤维舒缩功能的物质基础。根据结构和功能特点,将肌组织分为三大类:骨骼肌、心肌、平滑肌。

一、骨骼肌

骨骼肌由骨骼肌纤维组成,肌纤维有明暗相间的横纹,故称横纹肌。骨骼肌通过肌腱附着在骨骼上,其收缩迅速有力。骨骼肌受意识支配,为随意肌。

(一)骨骼肌纤维的一般结构

骨骼肌纤维呈长圆柱状,长 1～40 mm,直径 10～100 μm。肌膜外面有基膜相贴。一条肌纤维有几十个甚至几百个核,核扁椭圆形,位于细胞的周边,靠近肌膜。细胞核染色质少,着色浅,核仁明显(图 1-30)。肌浆内含有许多与细胞长轴平行排行的肌原纤维(图 1-31)。

— 33 —

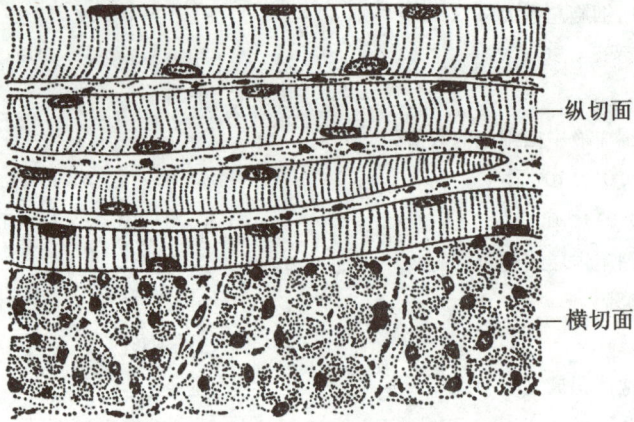

图 1 - 30　骨骼肌纵切面及横切面

　　肌原纤维呈细丝状,直径 1~2 μm,每条肌原纤维都有明暗相间的带,由于每条肌原纤维的明带和暗带都相应地排列在同一平面上,所以肌纤维显示出明暗相间的横纹。明带色浅,称 I 带,暗带色深,称 A 带。暗带中央有一条浅色窄带,称 H 带,H 带中央有一条暗线,称 M 线。明带的中央有一条暗线,称 Z 线。相邻两条 Z 线之间的一段肌原纤维称为肌节。每个肌节由 1/2 I 带+A 带+1/2 I 带组成,长 2~2.5 μm。每条肌原纤维都由许多肌节构成,肌节是骨骼肌纤维结构和功能的基本单位(图 1 - 31)。

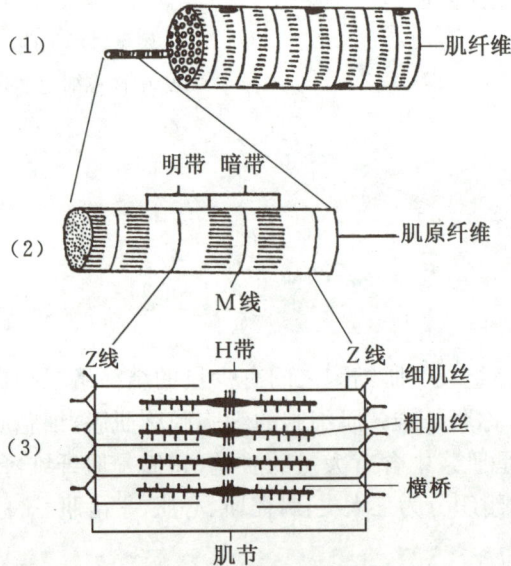

图 1 - 31　骨骼肌纤维逐级放大示意图

(二) 骨骼肌纤维的超微结构

　　1. 肌原纤维　电镜下可见肌原纤维是由许多粗肌丝和细肌丝有规律地平行排列组成的。粗肌丝位于 A 带,长约 1.5 μm,直径约 15 nm,相互平行的粗肌丝两端游离,在中央借 M 线固定。细肌丝长约 1 μm,直径 5 nm,位于肌节两侧,一端固定在 Z 线上,另一端伸入粗肌丝之间,止于 H 带外侧。

　　当骨骼肌纤维收缩时,粗肌丝牵拉细肌丝,细肌丝朝向 M 线的方向滑动,使 I 带和 H 带宽度同步缩窄,A 带长度不变,肌节随之缩短;当肌纤维舒张时,细肌丝脱离粗肌丝,又滑回原来的位置,肌节恢复到以前的状态(图1-32)。

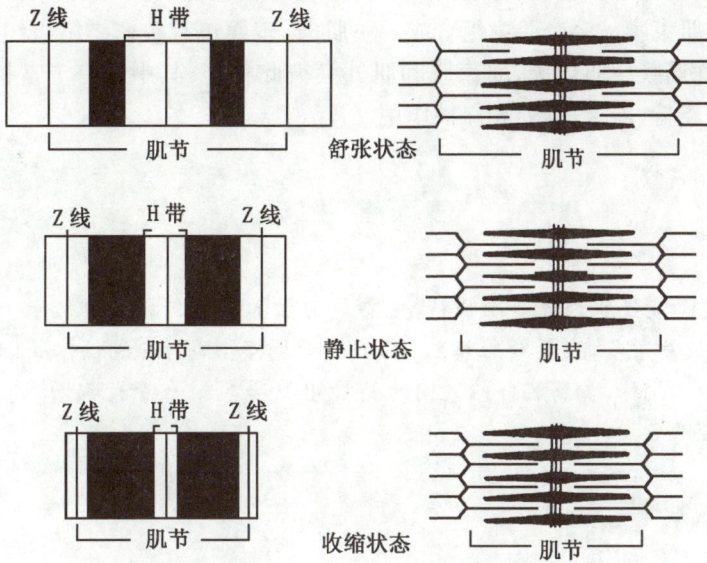

图1-32 骨骼肌纤维收缩时肌节变化示意图

2. **肌膜与横小管** 肌膜向肌浆内凹陷形成的小管,称之横小管,又称T小管。横小管行走方向与肌原纤维垂直,位于A带与I带交界处,横小管在该平面内分支、吻合、环绕在每条肌原纤维周围(图1-33)。横小管可将肌膜的兴奋迅速传到每个肌节。

3. **肌浆网** 肌浆网是肌纤维内特化的滑面内质网,位于横小管之间,纵行包绕在每条肌原纤维的周围,故称纵小管。靠近横小管两侧的肌浆网扩大呈环形的扁囊,称终池。终池与横小管紧密相贴,但并不相通。横小管及其两侧的终池共同组成三联体(图1-33)。肌浆网的膜上有丰富的钙泵蛋白,肌浆网具有储存Ca^{2+}和调节肌浆Ca^{2+}浓度的作用。

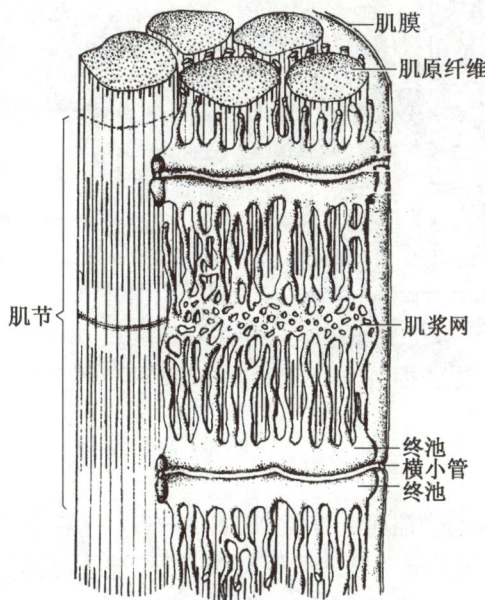

图1-33 骨骼肌超微结构模式图

骨骼肌是由结缔组织把许多平行排列的骨骼肌纤维组合在一起而构成的。每根肌纤维的表面都有薄层结缔组织包绕,称肌内膜。若干肌纤维组合成束,称肌束。肌束周围有较厚的结缔组织,称肌束膜。多个肌束组合成一块肌肉,表面包有致密结缔组织,称肌外膜,即解剖学中所称的深筋膜。肌内膜、肌束膜和肌外膜彼此相连,其中含有丰富神经、血管和淋巴管,对肌组织有支持、连接、营养和保护作用。

体育与健美

体育运动能使肌肉隆起而强壮,主要是由于骨骼肌纤维增粗增长。细胞内的变化是:肌丝数量增多,肌原纤维增粗;肌节数量增多且增长;线粒体等细胞器以及糖原贮存增加。此外,骨骼肌纤维之间的结缔组织和毛细血管也都增多。骨骼肌纤维的数目并未增多。

二、心肌

心肌分布于心壁和临近心脏的大血管壁上,主要由心肌纤维构成。心肌纤维之间有薄层结缔组织和丰富的毛细血管。心肌纤维有明暗相间的横纹,属横纹肌。其收缩强而有节律,不受意识支配,是不随意肌。

(一)心肌纤维的一般结构

心肌纤维呈短圆柱状,常有分支,互相连接成网。心肌纤维也呈明暗相间的横纹,但横纹不如骨骼肌明显。多数心肌纤维只有一个核,少数有双核,核呈卵圆形,位于细胞中央。肌浆中含有丰富的线粒体、糖原、脂滴和脂褐素,无明显的肌原纤维结构。相邻心肌纤维的连接处形成闰盘。闰盘是心肌的特殊形态结构,在 HE 染色标本中着色较深,呈横行或阶梯状粗线(图1-34)。

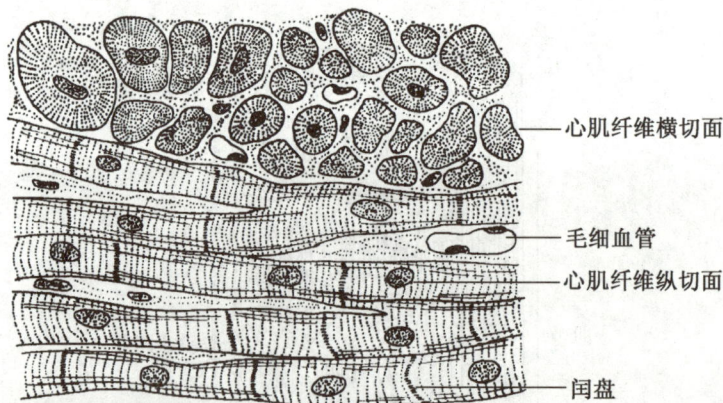

心肌纤维横切面
毛细血管
心肌纤维纵切面
闰盘

图1-34 心肌纵切及横切面

(二)心肌纤维的超微结构

心肌纤维的超微结构与骨骼肌纤维相似(图1-35),其特点是:①粗肌丝和细肌丝也排列成肌节样结构,但未形成界限明显的肌原纤维,肌丝被线粒体分隔成粗细不等的肌丝束;②横小管较粗,位于Z线水平;③肌浆网稀疏,纵小管不发达,终池少而小,多见在横小管的一侧存在,与横小管形成二联体,很少形成三联体,因此,心肌纤维的贮 Ca^{2+} 能力低,收缩前需从细胞外摄取 Ca^{2+};④闰盘常呈阶梯状,横向部分有中间连接和桥粒,使心肌纤维间的连接牢固(图 1-36)。纵向部分有缝隙连接,便于细胞间化学信息的交流和电冲动的传导,使心肌产生同步收缩。

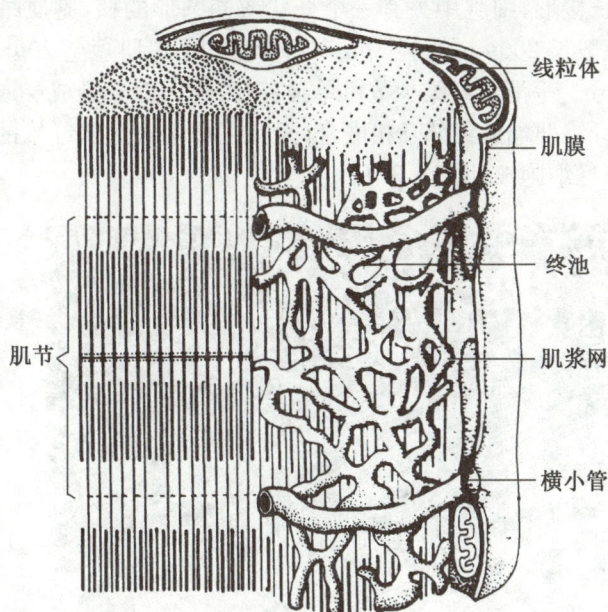

图 1-35　心肌超微结构模式图

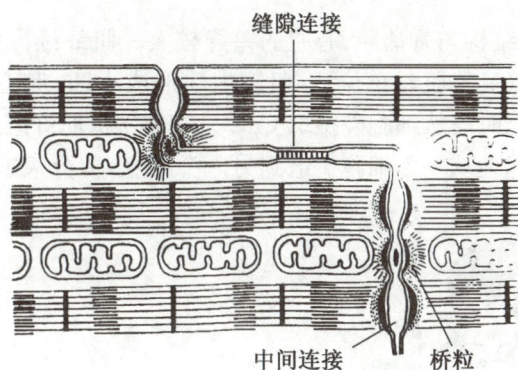

图 1-36　心肌闰盘结构示意图

急性心肌梗死

急性心肌梗死是指在冠状动脉病变的基础上,发生冠状动脉血供急剧减少或中断,导致心肌因严重、持久的缺少血供而坏死。因为心肌纤维再生能力极弱,坏死处由结缔组织修复,形成瘢痕愈合,则称为陈旧性心肌梗死。急性心肌梗死的临床表现主要是持续性胸骨后剧烈疼痛、心律失常、休克,甚至心力衰竭。

三、平滑肌

平滑肌由平滑肌纤维组成，广泛分布于人体的血管壁和内脏器官。平滑肌纤维无横纹，其收缩不受意识支配，属不随意肌。

平滑肌纤维呈长梭形，细胞中央有一个杆状或椭圆形的核，胞质嗜酸性，无横纹。平滑肌纤维大小不一，一般长 $200\mu m$，直径 $8\mu m$。血管壁的平滑肌短至 $20\mu m$，而妊娠末期的子宫平滑肌可长达 $500\mu m$。平滑肌纤维少数可单独存在，绝大部分是成层或成束排列，每个肌纤维的中部与邻近肌纤维两端的细部互相嵌合，因此在横切面上肌纤维的直径粗细不等，有些可见细胞核，有些未见细胞核（图 1-37）。

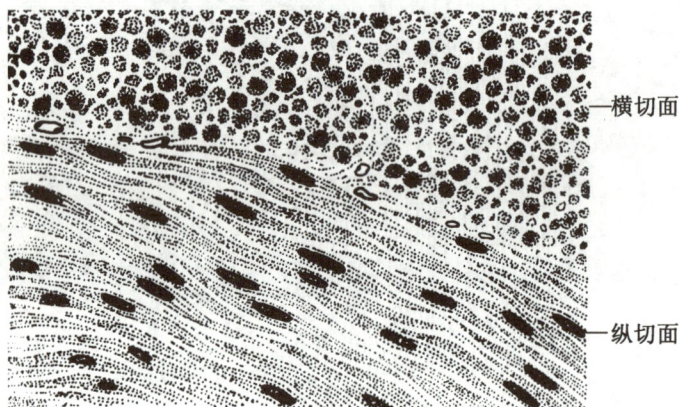

图 1-37　平滑肌纵切及横切面

平滑肌纤维的超微结构与骨骼肌、心肌的差异较大。肌纤维内无肌原纤维，由粗肌丝和细肌丝聚集成收缩单位（又称肌丝单位）。肌膜内陷形成小凹，但不形成横小管。细胞内只有少量肌浆网，细胞收缩时需从细胞外摄取 Ca^{2+}。相邻平滑肌纤维之间有缝隙连接，平滑肌兴奋时，神经冲动可迅速地从一个细胞扩散到另一个细胞，使分束或分层的平滑肌纤维同步收缩。

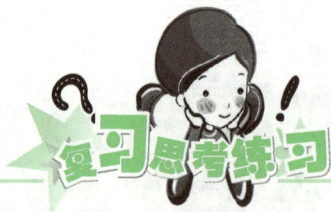

复习思考练习

一、名词解释

1. 肌原纤维　2. 横小管　3. 肌节　4. 三联体　5. 闰盘

二、问答题

1. 试比较骨骼肌纤维和心肌纤维形态结构的异同点。
2. 试述骨骼肌、心肌和平滑肌的一般结构。

三、选择题

1. 骨骼肌分布于　　　　　　　　　　　　　　　　　　　　　　（　　）
   A. 食管上段　　　　　　　　　　B. 子宫
   C. 膀胱　　　　　　　　　　　　D. 血管壁

2. 肌膜是指　　　　　　　　　　　　　　　　　　　　　　　　（　　）
   A. 肌束膜　　　　　　　　　　　B. 肌纤维周围的薄层结缔组织
   C. 肌纤维周围的基膜　　　　　　D. 肌细胞的细胞膜

3. 平滑肌纤维内没有　　　　　　　　　　　　　　　　　　　　（　　）
   A. 肌丝　　　　　　　　　　　　B. 肌膜
   C. 横纹　　　　　　　　　　　　D. 细胞核

4. 不属于心肌超微结构的是　　　　　　　　　　　　　　　　　（　　）
   A. 横小管　　　　　　　　　　　B. 嗜染质
   C. 肌质网　　　　　　　　　　　D. 二联体

5. 两个心肌纤维相连处的结构是　　　　　　　　　　　　　　　（　　）
   A. Z线　　　　　　　　　　　　B. 闰盘
   C. 横小管　　　　　　　　　　　D. M线

6. 形成骨骼肌纤维横小管的是　　　　　　　　　　　　　　　　（　　）
   A. 肌膜　　　　　　　　　　　　B. 肌质网
   C. 粗面内质网　　　　　　　　　D. 线粒体

7. 骨骼肌纤维形态与功能的基本单位是　　　　　　　　　　　　（　　）
   A. 肌原纤维　　　　　　　　　　B. 肌丝
   C. 横小管　　　　　　　　　　　D. 肌节

8. 肌肉收缩时　　　　　　　　　　　　　　　　　　　　　　　（　　）
   A. 明带变窄　　　　　　　　　　B. 暗带变窄
   C. 带变宽　　　　　　　　　　　D. Z线消失

9. 骨骼肌纤维特点　　　　　　　　　　　　　　　　　　　　　（　　）
   A. 有明显横纹　　　　　　　　　B. 只有一个核
   C. 有分支　　　　　　　　　　　D. 核位于中央

10. 心肌纤维的特点是　　　　　　　　　　　　　　　　　　　（　　）
    A. 有不明显的横纹　　　　　　　B. 有多个细胞核
    C. 无分支　　　　　　　　　　　D. 呈梭形

11. 平滑肌纤维的特点是　　　　　　　　　　　　　　　　　　（　　）
    A. 无横纹　　　　　　　　　　　B. 有多个细胞核
    C. 核位于周边部　　　　　　　　D. 有分支

（胡捍卫）

第四节　神经组织

神经组织由神经细胞和神经胶质细胞构成。神经细胞又称神经元，是神经系统的结构和功能单位。神经元具有接受刺激、传导冲动和整合信息的能力；有些神经元还有内分泌功能。神经胶质细胞简称神经胶质，它们没有感受刺激及传导兴奋的功能，但对神经元有支持、营养、保护和绝缘作用。

一、神经元

(一)神经元的形态结构

神经元是一种有突起的细胞，形态多样、大小不一，它们之间常以其突起彼此联系，形成复杂的网络和神经通路，广泛分布于各种组织和器官内。神经元形态不一，但都可分为胞体和突起两部分(图1-38)。

1. 胞体　是神经元的营养和代谢中心，其形态多样，有圆形、锥体形、梭形和星形等。胞体大小差别很大，直径4～120 μm不等。神经元的胞体主要位于大脑和小脑的皮质、脑干和脊髓的灰质及神经节内。胞体包括细胞膜、细胞质和细胞核。

(1)细胞膜：细胞膜也是单位膜结构，具有接受刺激、处理信息、产生和传导神经冲动的作用。

(2)细胞质：细胞质除含有线粒体、高尔基复合体、中心体和溶酶体等一般细胞器外，还含有尼氏体和神经原纤维两种神经元特有的细胞器。

①尼氏体：又称嗜染质，光镜下呈嗜碱性颗粒或小块(图1-38)；电镜下，尼氏体由发达的粗面内质网和游离核糖体构成，表明神经元具有活跃的合成蛋白质的功能，它能合成酶、神经递质和一些分泌性蛋白质。

②神经原纤维：HE染色片上不能分辨。在镀银染色切片中，呈棕黑色细丝，交错排列成网，并伸入树突和轴突内(图1-38)。电镜下，神经原纤维是由神经丝和微管聚集而成。神经原纤维构成神经元的细胞骨架，除有支持神经元的作用外，还与营养物质、神经递质及离子的运输有关。

(3)细胞核：位于细胞的中央，大而圆，核膜清楚，染色质细小而分散，主要为常染色质，着色较浅，核仁明显(图1-38)。

2. 突起　神经元胞体局部的细胞膜和细胞质向表面伸展形成突起，分树突和轴突两种(图1-38)。

(1)树突：一个或多个，比较短，呈树枝状分支。树突内有神经原纤维、线粒体和尼氏体。在树突的分支上常见大量短小的突起，称树突棘。树突和树突棘极大地扩展了神经元接受刺激的表面积。树突的功能主要是接受刺激，产生神经冲动并将神经冲动传向胞体。

(2)轴突：每个神经元只有一个轴突，它细而长，直径均一，其分支常与主干成直角称侧支。轴突起始部呈圆锥形隆起称轴丘，该部位无尼氏体，但有神经原纤维。轴突表面的细胞膜称轴膜，轴突内的细胞质称轴质，轴质内有线粒体、神经丝和微管。轴突内无尼氏体和高尔基复合体，故不能合成蛋白质。轴突内的物质运输称轴突运输。轴突的主要功能是将神经兴奋传导至其他神经元或效应器。

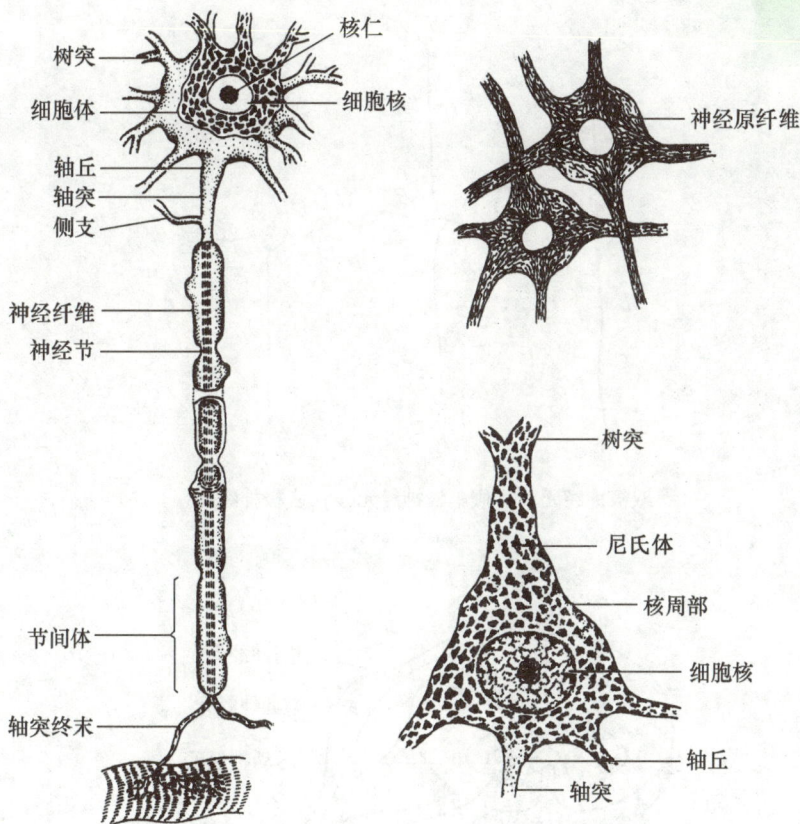

图 1-38 神经元和神经纤维结构模式图

（二）神经元的分类

神经元为数众多,形态功能各不相同,一般根据形态及功能分类如下:

1. 按神经元的突起数目分类 ①多极神经元:有一个轴突和多个树突。这类神经元分布在中枢神经系统。②双极神经元:胞体发出两个突起,一个是树突,另一个是轴突。如视网膜中的双极神经元。③假单极神经元:从胞体发出一个突起,但距胞体不远处分成两个分支,一支分布到周围组织和器官,称周围突(相当于树突);另一支进入中枢神经系统,称中枢突(相当于轴突)。如脑神经节和脊神经节中的感觉神经元(图 1-39)。

2. 按神经元的功能分类 ①感觉神经元:又称传入神经元,多为假单极神经元。其周围突的末梢分布在皮肤和肌肉等处,接受各种刺激并传至中枢产生感觉。②运动神经元:又称传出神经元,一般为多极神经元。这类神经元支配肌肉的运动和腺细胞的分泌活动;③中间神经元:又称联络神经元,主要为多极神经元,介于感觉神经元和运动神经元之间。人类神经系统内的中间神经元约占神经元总数 99%,在中枢神经系统内构成复杂的神经网络(图 1-40)。

3. 按神经元释放神经递质的性质分类 ①胆碱能神经元:释放乙酰胆碱;②去甲肾上腺素能神经元:释放去甲肾上腺素;③胺能神经元:释放多巴胺、5-羟色胺等;④肽能神经元:释放脑啡肽等;⑤氨基酸能神经元:释放甘氨酸、谷氨酸、γ-氨基丁酸。

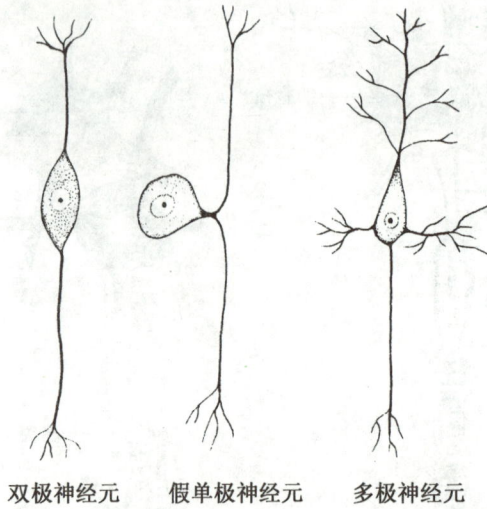

双极神经元　　假单极神经元　　多极神经元

图 1-39　各类神经元示意图

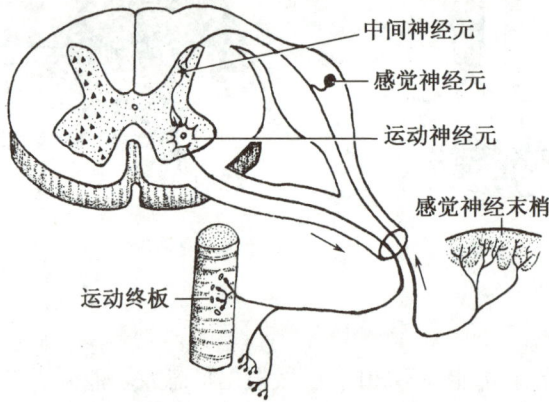

中间神经元
感觉神经元
运动神经元
感觉神经末梢
运动终板

图 1-40　几种功能不同的神经元示意图

神经干细胞的培养

　　近年的研究发现，成年哺乳动物的脑组织仍然能产生新的神经元，并证实在人脑组织中存在神经干细胞。成年哺乳动物的大脑海马、齿状回、脑室管膜和脑室管膜膜下区是神经干细胞的密集区。目前已成功从人脑和脊髓内分离出神经干细胞，并在体外培养成功，希望应用培养的神经干细胞进行移植，治疗神经系统退行性疾病和神经系统损伤。

（三）突触

　　突触是神经元与神经元之间或神经元与效应细胞之间一种特化的细胞连接。它是神经元传递信息的重要结构。常见的是一个神经元的轴突末端和另一个神经元的树突或胞体形成突触,即轴-树突触或轴-体突触,此外还有轴-棘突触、轴-轴突触等(图1-41)。一个神经元可与其他神经元建立许多突触连接,也可接受来自其他神经元的许多突触信息。

1. **突触类型**　突触可分化学突触和电突触两类。电突触是相连的两个神经元细胞膜上的缝隙连接,信息的传递是通过电流完成。化学突触是神经系统最常见的连接方式,其信息的传递是通过神经元释放神经递质来完成。

2. **化学突触结构**　在光镜下,常见轴突末端膨大呈球状或纽扣状,紧贴另一个神经元胞体或树突表面。电镜下,化学突触由突触前成分、突触间隙和突触后成分三部分构成。突触前成分和突触后成分彼此相对的细胞膜分别称突触前膜和突触后膜,因其胞质面附有一些致密物质,故比一般细胞膜略厚,二者之间的间隙宽15～30 nm,称之突触间隙(图1-42)。

突触前成分是前一个神经元轴突的终末结构。突触前成分内含许多突触小泡和少量线粒体等,突触小泡形态多样,大小不一,多为圆形或椭圆形,内含有神经递质。突触后成分是后一神经元或效应细胞与突触前膜相对应部位。此处特化增厚的细胞膜为突触后膜。突触后膜上有受体,受体种类很多,具有特异性,即一种受体只能与一种神经递质结合。当神经冲动传导到突触前成分时,突触小泡紧贴前膜,并以出胞方式将神经递质释放到突触间隙,神经递质与突触后膜上的特异性受体结合,改变后膜对离子的通透性,从而使突触后神经元产生兴奋或抑制。神经递质与受体结合产生生理效应后,很快被相应的酶(如乙酰胆碱)水解而失去活性,这样就保证了突触传递的敏感性。

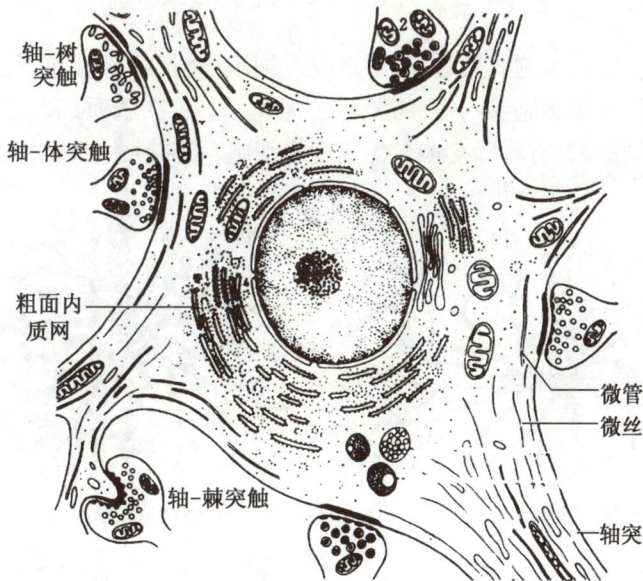

图1-41　多极神经元及其突触结构模式图

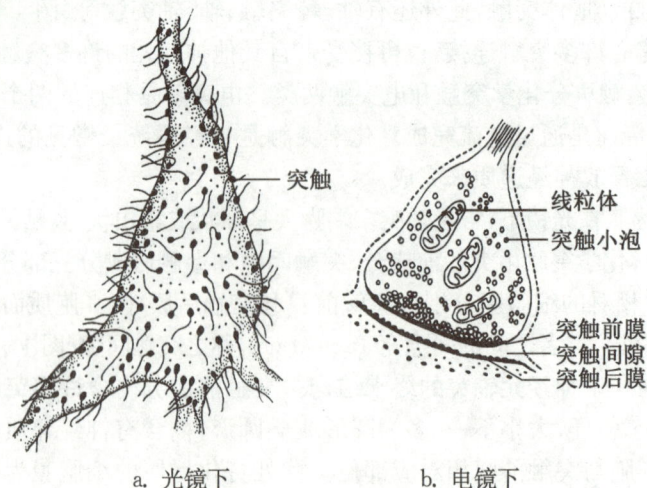

a. 光镜下   b. 电镜下

图 1-42 突触结构模式图

二、神经胶质细胞

神经胶质细胞数目很多,广泛分布于神经系统内,位于神经元的周围。神经胶质细胞是一种有许多突起的细胞,但无树突和轴突之分,不具有产生和传导神经冲动的功能,对神经元有支持、营养、保护和绝缘的作用。

(一) 中枢神经系统的神经胶质细胞

中枢神经系统的胶质细胞有四种:①星形胶质细胞,包括纤维性星形胶质细胞和原浆性星形胶质细胞。星形胶质细胞参与血-脑屏障的构成。②少突胶质细胞,形成中枢神经纤维的髓鞘。③小胶质细胞,具有吞噬功能。④室管膜细胞,参与脉络丛的构成(图 1-43)。

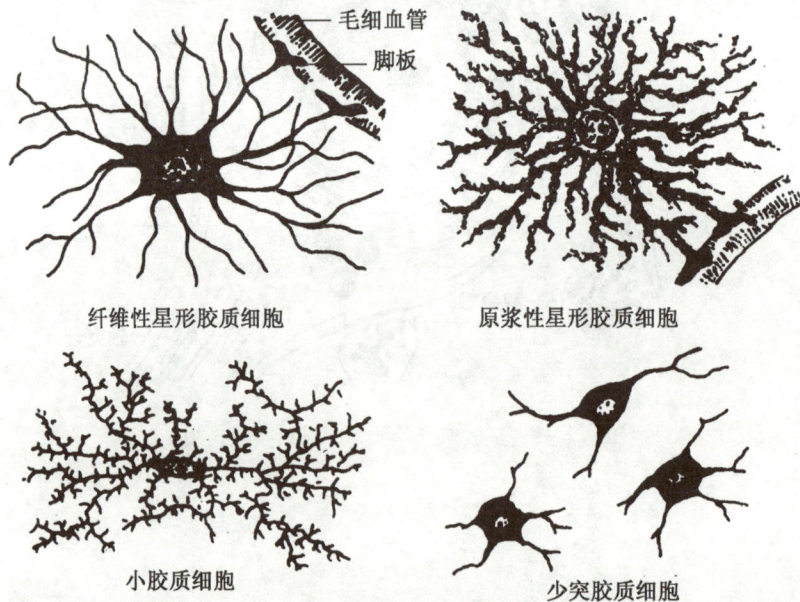

纤维性星形胶质细胞   原浆性星形胶质细胞

小胶质细胞   少突胶质细胞

图 1-43 中枢神经系统的神经胶质细胞

在中枢神经系统内,毛细血管内的血液和脑神经组织之间具有一层选择性通透作用的结构,称之为血-脑屏障,是由连续型毛细血管内皮、毛细血管的基膜和神经胶质细胞形成的胶质膜共同构成(图1-44)。血-脑屏障具有阻止血液中某些物质进入脑组织,维持脑细胞内环境相对稳定的作用。

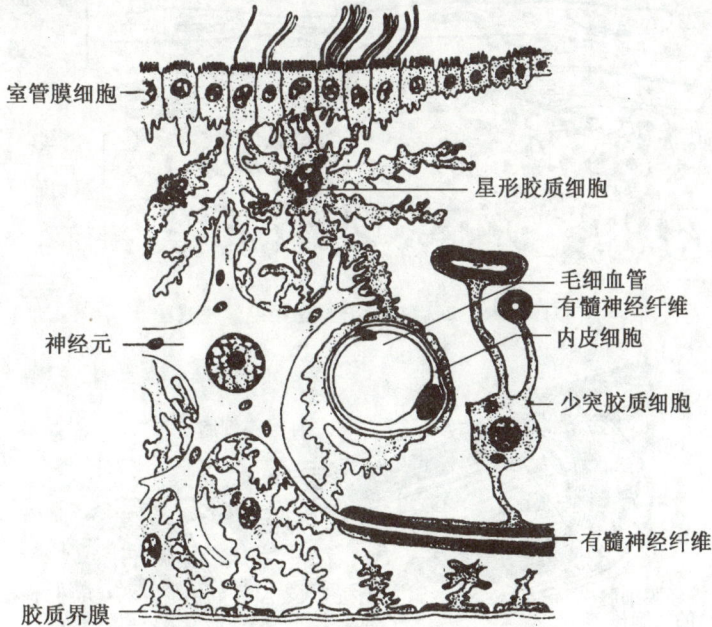

室管膜细胞
星形胶质细胞
毛细血管
有髓神经纤维
内皮细胞
神经元
少突胶质细胞
有髓神经纤维
胶质界膜

图1-44 中枢神经系统胶质细胞与神经元和毛细血管关系图解

(二)周围神经系统的神经胶质细胞

周围神经系统的神经胶质细胞有两种:①神经膜细胞,又称施万细胞,形成周围神经纤维的髓鞘和神经膜(图1-45,图1-46);②卫星细胞,又称被囊细胞,是神经节内包裹神经元胞体的一层扁平或立方细胞。

三、神经纤维和神经

(一)神经纤维

神经纤维一般由神经元的轴突或长树突(统称轴索)和包裹在它外面的神经膜细胞或少突胶质细胞共同组成。神经纤维根据其有无髓鞘可分为有髓神经纤维和无髓神经纤维。

1. 有髓神经纤维 由中央轴索和周围的髓鞘及神经膜构成。髓鞘呈节段性,相邻节段间有一无髓鞘的狭窄处,称郎飞结。此处轴膜裸露,适于轴膜内外离子交换,利于神经冲动传导。相邻两个郎飞结之间的一段神经纤维称结间体。在周围神经系统,形成有髓神经纤维的神经胶质细胞是施万细胞,一个施万细胞形成一个结间体的髓鞘和神经膜(图1-45)。电镜下,髓鞘呈明暗相间的板层结构,它由施万细胞的细胞膜融合,并呈同心圆包绕轴索而形成(图1-46)。其化学成分主要是类脂和蛋白质,有绝缘作用,可防止神经冲动在传导中向外扩散。在HE染色的标本中,类脂被溶解,仅见残留的网状蛋白质。脑神经和脊神经中的神经纤维大多数属于有髓神经纤维。

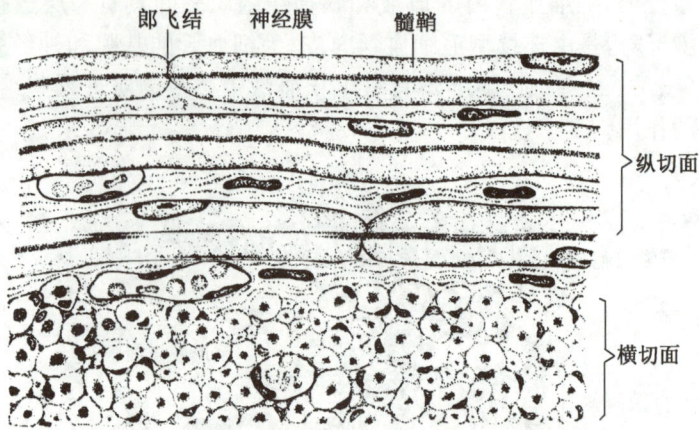

图 1-45　有髓神经纤维光镜结构模式图

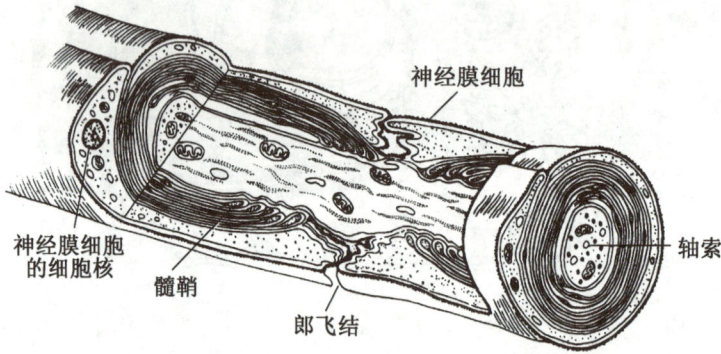

图 1-46　有髓神经纤维超微结构立体模式图

中枢神经系统有髓神经纤维的髓鞘是由少突胶质细胞的突起缠绕轴索形成。一个少突胶质细胞的突起可分支包裹数条轴索,参与数条神经纤维髓鞘的形成(图 1-47)。

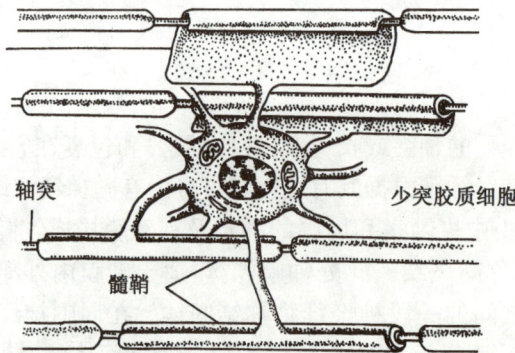

图 1-47　中枢神经系统有髓神经纤维模式图

2. 无髓神经纤维　无髓神经纤维由轴索及包在其外面的施万细胞组成,但施万细胞不形成髓鞘。电镜下,见细小的轴索单个或成束埋在施万细胞的胞质和胞膜的小沟内(图 1-48)。自主神经纤维及部分感觉神经纤维属于这类纤维。

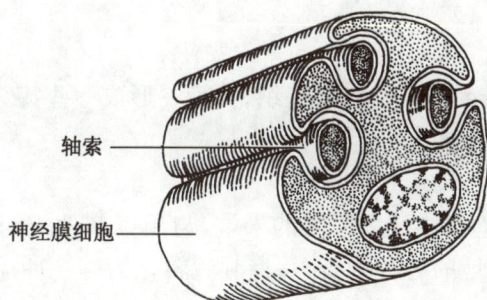

图 1‑48 周围神经系统无髓神经纤维模式图

中枢无髓神经纤维是裸露的,但有神经胶质细胞分隔。

神经纤维的功能是传导神经冲动。有髓神经纤维因有髓鞘,神经冲动沿郎飞结跳跃式传导,传导速度快。无髓神经纤维因无髓鞘和朗飞结,神经冲动只能沿轴膜连续传导,传导速度较慢。

神经纤维的再生

周围神经纤维损伤,只要与其相连的神经细胞仍存活,则可以完全再生,如断肢再植后功能的恢复。若断离的两端相隔太远(2.5cm 以上),再生轴突不能到达远端,而与增生结缔组织混杂,形成创伤性神经瘤,引起顽固性疼痛,值得临床工作者注意。中枢神经纤维的再生比较困难,其功能不易恢复。

(二)神经

神经是周围神经系统中许多神经纤维束平行排列外被结缔组织膜包裹而成的条索状结构。多数神经内同时含有感觉、运动和自主神经纤维。

一根神经内的每条神经纤维都有薄层疏松结缔组织包裹,称神经内膜;很多神经纤维聚集在一起构成神经纤维束,包绕着神经纤维束的结缔组织称神经束膜;大小不等的神经纤维束聚集在一起构成一条神经,神经表面较厚的致密结缔组织膜称神经外膜(图 1‑49)。

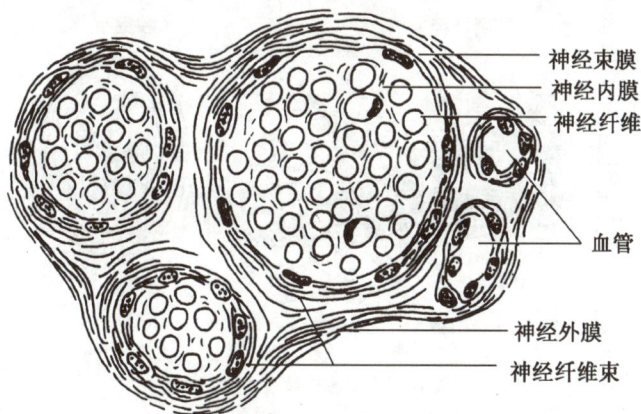

图 1‑49 神经结构模式图 (横切面)

四、神经末梢

周围神经纤维的末端终止于全身各组织、器管并形成一些特殊结构,称神经末梢。按其功能的不同,分为感觉神经末梢和运动神经末梢。

(一)感觉神经末梢

感觉神经末梢是感觉神经元周围突的末端,与周围其他组织共同形成的结构,称感受器。感受器接受内、外环境的各种刺激,并将刺激转化为神经冲动,通过感觉神经纤维传向中枢,产生感觉。主要的感受器有两种。

1. 游离神经末梢　是有髓或无髓神经纤维的终末部分失去施万细胞反复分支而成。其裸露的细支分布在表皮、角膜上皮、黏膜上皮及某些结缔组织内,能感受冷、热和痛的刺激(图1-50)。

2. 有被囊神经末梢　神经末梢外面均包有结缔组织被囊。

(1) 触觉小体:呈卵圆形,小体内有许多平行排行的扁平细胞,外包结缔组织被囊。有髓神经纤维进入小体前失去髓鞘,裸露的细支盘绕在扁平细胞之间,感受触觉(图1-50)。触觉小体分布在皮肤的真皮乳头层,手指、足趾的掌侧皮肤中含有较多触觉小体。

(2) 环层小体:体积较大,呈球形或卵圆形,小体中央有一条均质状圆柱体,周围有许多层同心圆排列的扁平细胞,裸露的轴索进入小体中央的圆柱体内(图1-50)。环层小体分布在皮下组织、胸膜、腹膜、肠系膜等处,感受压觉和振动觉。

(3) 肌梭:是分布在骨骼肌内的梭形小体。表面有结缔组织被膜,内含若干条细小的骨骼肌纤维,称为梭内肌纤维,裸露的轴索进入肌梭后缠绕梭内肌纤维。肌梭是一种本体感受器,主要感受肌纤维的张力变化,在调节骨骼肌活动中起重要作用(图1-50)。

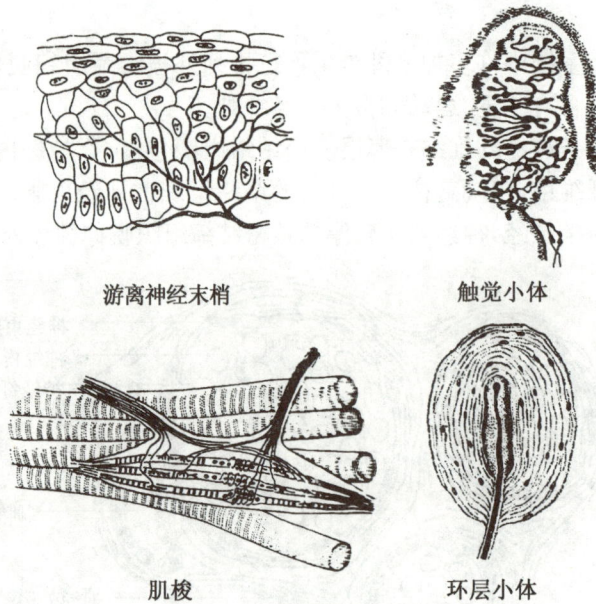

游离神经末梢　　触觉小体

肌梭　　环层小体

图1-50　各种感觉神经末梢

(二)运动神经末梢

运动神经末梢是运动神经元轴突末端,它与肌组织或腺共同组成的结构,称效应器。其功能是支配肌纤维的收缩和腺体的分泌。运动神经末梢又分躯体运动神经末梢和内脏运动神经末梢。

1. 躯体运动神经末梢　分布于骨骼肌。运动神经元的轴突在接近肌纤维时失去髓鞘，裸露的轴突末端分支呈爪状，再形成扣状膨大，附着于肌膜上，与肌膜形成突触连接。此连接区域在电镜下呈椭圆形板状隆起，称运动终板或神经肌连接(图1-51,图1-52)。

2. 内脏运动神经末梢　是自主性神经节发出的无髓神经纤维末梢，反复分支，分布于心肌、平滑肌及腺等处。其神经纤维较细，无髓鞘，分支末端呈串珠状膨体，与肌细胞、腺细胞表面形成突触连接(图1-53)。

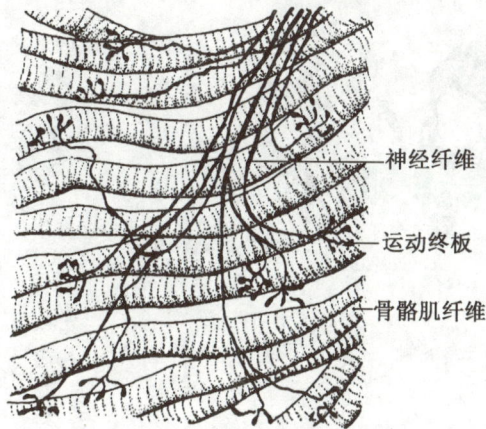

图 1-51　运动终板模式图

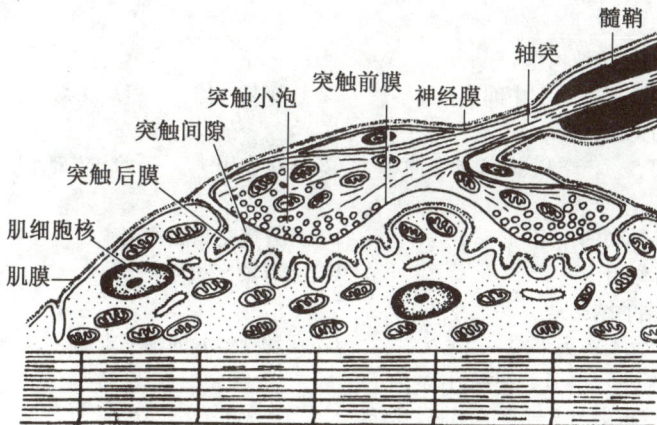

图 1-52　运动终板超微结构模式图

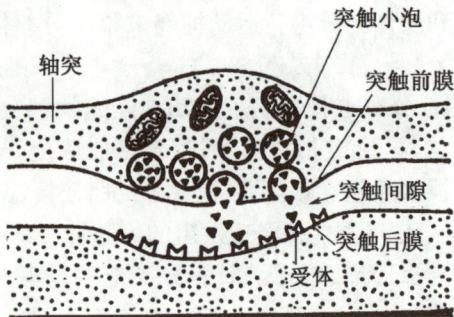

图 1-53　内脏运动神经末梢超微结构示意图

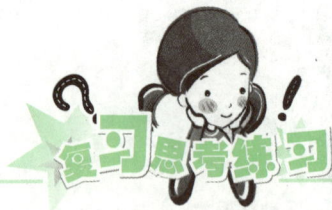

复习思考练习

一、名词解释

1. 神经纤维　2. 神经　3. 突触　4. 运动终板

二、问答题

1. 试述神经元的结构特点。
2. 试比较树突和轴突在形态结构和功能上的不同。

三、选择题

1. 神经元之间的连接结构是　　　　　　　　　　　　　　　　　　（　　）
   A. 紧密连接　　　　B. 中间连接　　　C. 连接复合体　　　D. 突触
2. 神经原纤维的功能是　　　　　　　　　　　　　　　　　　　　（　　）
   A. 支持作用　　　　B. 传递神经冲动　　C. 连接作用　　　D. 防御作用
3. 神经胶质细胞　　　　　　　　　　　　　　　　　　　　　　　（　　）
   A. 具有传导冲动的作用　　　　　　B. 具有接受刺激作用
   C. 具有支持作用　　　　　　　　　D. 具有轴突和树突
4. 感觉神经末梢的结构是　　　　　　　　　　　　　　　　　　　（　　）
   A. 感觉神经元的树突末端　　　　　B. 运动神经元的轴突末端
   C. 突触前膜　　　　D. 突触后膜
5. 运动神经纤维末端与其连接的细胞处形成　　　　　　　　　　　（　　）
   A. 中间连接　　　　B. 连接复合体　　　C. 突触　　　　D. 紧密连接
6. 化学突触传递神经递质的主要结构是　　　　　　　　　　　　　（　　）
   A. 肌膜　　　　　　B. 微管　　　　　　C. 微丝　　　　D. 突触小泡
7. 关于神经元的特征，下列哪项错误　　　　　　　　　　　　　　（　　）
   A. 细胞均有突起，形态多样　　　　B. 核大而圆，异染色质少，核仁明显
   C. 神经元由细胞体、树突和轴突组成　D. 胞体和突起内均有尼氏体

（王建中）

— 50 —

第二章 消化系统

消化系统由消化管及消化腺组成,其功能是消化食物、吸收营养并将食物残渣排出体外,此外,还具有内分泌及免疫等功能。消化管是一条连续性管道,依次有口腔、咽、食管、胃、小肠、大肠和肛门等器官。消化腺主要有肝、胰和大唾液腺。另外,在消化管壁内还有唇腺、颊腺、食管腺、胃腺及肠腺等小腺体。

第一节 消化管

一、消化管壁的一般结构

消化管壁的结构既具有某些共同的分层规律,各段又有与其功能相适应的特征。一般来说除口腔与咽外,消化管壁结构均可以分为四层,从内向外分别为黏膜、黏膜下层、肌层和外膜(图 2-1)。

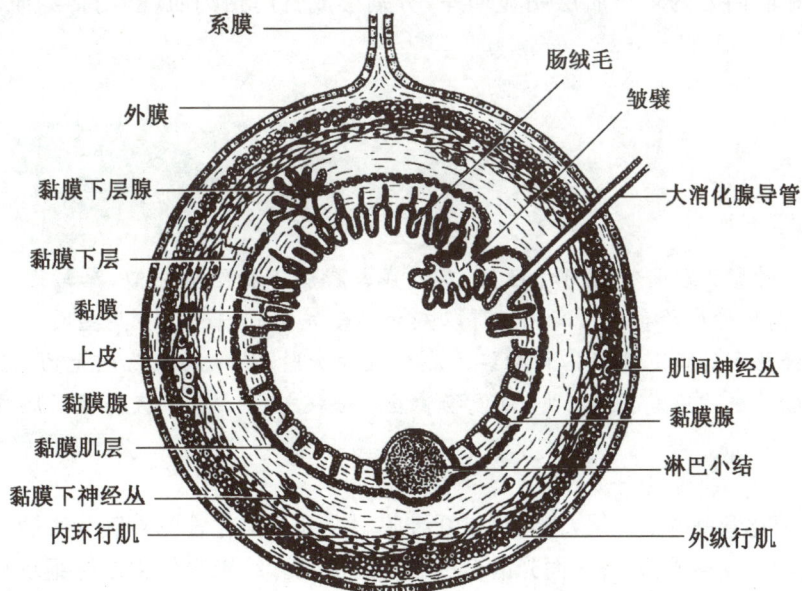

图 2-1 消化管壁一般结构模式图

(一) 黏膜

黏膜由上皮、固有层和黏膜肌层组成,位于消化管壁的最内层,是消化管功能最重要的部分,此层各段消化管结构差异很大。

1. 上皮　衬于消化管的腔面。胃和肠为单层柱状上皮,上皮往往与固有层内的腺体相延续,参与食物的消化和吸收;消化管两端即口腔、咽、食管和肛门等处为复层扁平上皮,能够耐受摩擦,起保护作用。

2. 固有层　位于上皮的深层,由细密结缔组织组成,有的部位含有丰富的血管、淋巴管和淋巴组织,其中淋巴组织以咽、回肠及阑尾最多,具有防御功能;另外,上皮向固有层内下陷并分化形成小腺体,如胃腺和肠腺等。

小肠的上皮和固有层共同向肠腔面隆起,形成很多指状突起,称为肠绒毛,以扩大小肠的表面积,有利于食物的消化和吸收。

3. 黏膜肌层　为薄层平滑肌。它们的收缩能改变黏膜的形状,促进血液和淋巴的流动,从而有利于营养物质的吸收和转运,同时还能促进腺体分泌物的排出。

(二) 黏膜下层

黏膜下层为疏松结缔组织,位于黏膜与肌层之间,含有较大的血管和淋巴管。该层还有黏膜下神经丛,它由多极神经元、神经胶质细胞及无髓神经纤维组成,参与调节黏膜肌层的收缩和腺体分泌。在食管和十二指肠的黏膜下层内分别含有食管腺和十二指肠腺。

在消化管的某些部位,黏膜和黏膜下层共同向管腔内隆起,形成环行、纵形或不规则形的黏膜皱襞,扩大了黏膜的表面积。

(三) 肌层

肌层位于黏膜下层的深面,较厚。除口腔、咽、食管上段和肛门外括约肌等处为骨骼肌外,其他均由平滑肌组成。肌层一般分为内、外两层,内层呈环行排列,外层呈纵行排列。在贲门、幽门和肛门处的环行肌层明显增厚,分别形成贲门括约肌、幽门括约肌和肛门内括约肌。

肌间神经丛与先天性巨结肠症

消化管壁肌层间有肌间神经丛,其构成与黏膜下神经丛相似,参与调节肌层的收缩,使消化管内的食物与消化液得以充分混合并向前推进。当某些因素造成结肠肌间神经丛和黏膜下神经丛的神经元减少或缺如时,局部肠肌收缩无力,肠管对肠内容物的推进作用减弱或消失,致使肠管呈扩张状态,称之为先天性巨结肠症。

(四) 外膜

外膜是消化管壁的最外层,为浆膜或纤维膜。大部分消化管的外膜为浆膜,由薄层结缔组织及表面的间皮构成,间皮表面光滑有利于胃肠活动。纤维膜仅由结缔组织构成,它与毗邻器官的结缔组织相连,使器官得以固定。

二、口腔黏膜的结构特点

口腔内表面被覆黏膜,黏膜大部分由非角化的复层扁平上皮和固有层组成。固有层为细密结缔组织,内含许多小唾液腺,其分泌物排入口腔。舌背部黏膜形成许多乳头状隆起,称舌乳头。其中菌状乳头、轮廓乳头及软腭等处的部分上皮分化形成味蕾,味蕾是味觉感受器。

三、食管的结构特点

食管腔面有7～10条有黏膜与黏膜下层共同形成的纵行皱襞。当食物通过时,管腔扩大,皱襞消失。食管壁可分四层结构(图2-2):

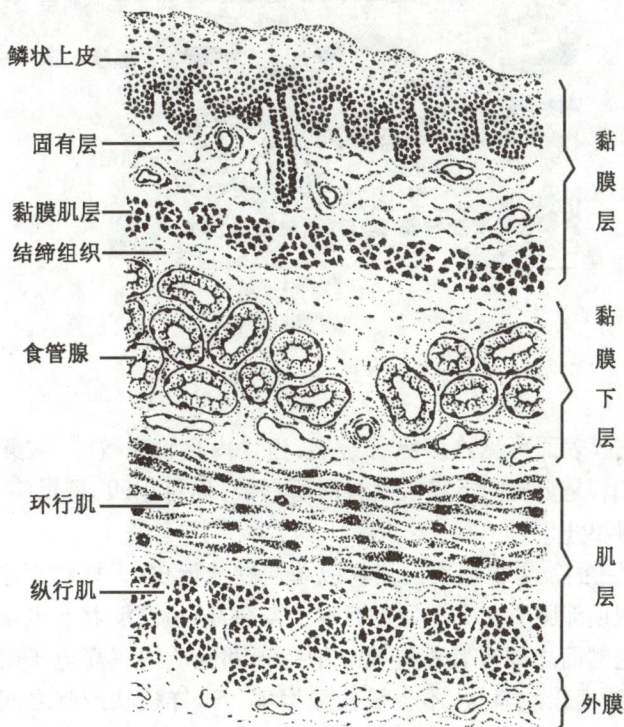

图 2-2 食管壁结构模式图

1. 黏膜 上皮为非角化的复层扁平上皮,使之能够耐受粗糙食物的摩擦,在食管与胃贲门的交界处,移行为单层柱状上皮。
2. 黏膜下层 内含有食管腺,性质为黏液性或混合性,其导管穿过黏膜开口于食管腔,它的分泌物可以湿润黏膜,有利于食物下降。
3. 肌层 在食管上段为骨骼肌,中段由骨骼肌与平滑肌混合组成,下段为平滑肌。
4. 外膜 为纤维膜。

四、胃的结构特点

胃壁具有黏膜、黏膜下层、肌层和外膜等四层结构(图2-3)。胃的功能为贮存食物,初步分解蛋白质,吸收部分水、无机盐和醇类(如乙醇)等。因此胃壁具有一些与上述功能相适

53

应的结构特征。

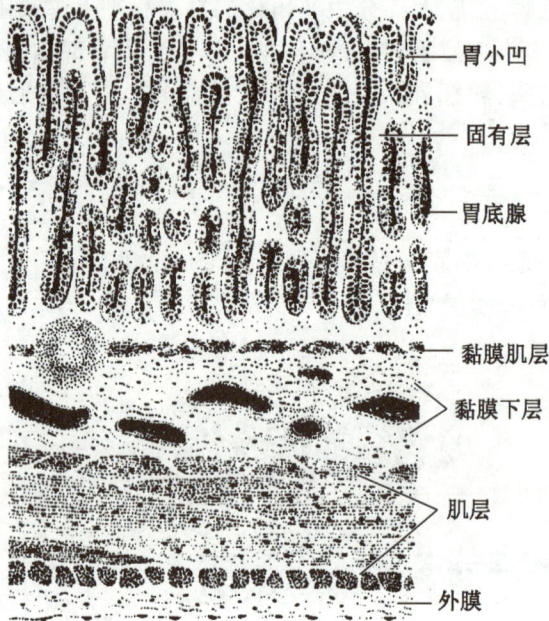

图 2－3　胃壁结构模式图

（一）黏膜

胃空虚时，胃黏膜表面可见许多纵行皱襞，当胃内食物充盈时，皱襞几乎消失。胃黏膜表面还有许多小凹陷，是上皮向下陷入固有层所形成，称胃小凹，是胃腺的开口部位，每个胃小凹常有 3～5 个胃腺开口。

1. 上皮　黏膜腔面及胃小凹表面均衬以单层柱状上皮，无杯状细胞。柱状细胞的核位于细胞基底部，细胞顶部胞质在 HE 染色标本上着色浅，呈透明状。电镜下可见细胞游离面有短的微绒毛，细胞侧面之间有紧密连接。细胞顶部胞质内有高电子密度的黏原颗粒。其分泌的黏液含有高浓度碳酸氢盐，不会被盐酸溶解。这样柱状细胞之间的紧密连接及细胞表面的黏液可阻止胃酸及胃蛋白酶对上皮组织的侵蚀与消化，构成胃黏膜屏障，起保护作用。

2. 固有层　为细密结缔组织，含有大量紧密排列的胃腺。根据分布部位和结构的不同，胃腺可分为胃底腺、贲门腺和幽门腺，其中胃底腺最多，功能最为重要。

（1）胃底腺：分布于胃底及胃体，为分支管状腺。胃底腺通常分为颈、体及底部，颈部与胃小凹相连，体部较长，底部可达黏膜肌层。胃底腺由壁细胞、主细胞、颈黏液细胞、内分泌细胞及未分化细胞组成（图 2－4）。

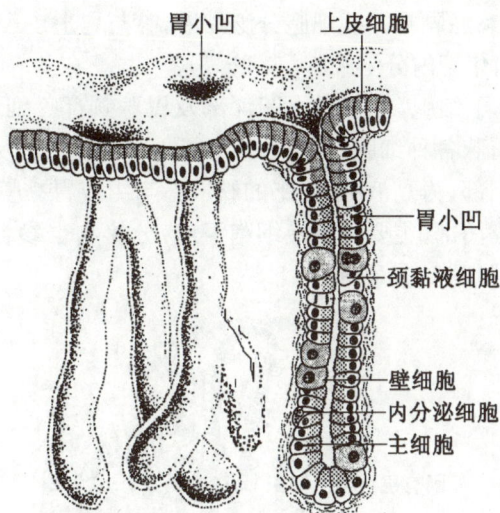

图 2-4　胃底腺结构模式图

1)壁细胞:又名盐酸细胞,在腺的颈部和体部分布较多,胞体较大,呈圆形或锥体形,核圆形,位于细胞中央,有的可见双核,胞质嗜酸性。电镜下可见该细胞结构有两个特点:一是游离面的细胞膜向细胞质内深陷,形成分支小管,称为细胞内分泌小管,小管表面有许多细长的微绒毛,显著地扩大了细胞游离面的表面积;另一特点是胞质内可见由许多滑面内质网组成的微管泡系统及丰富的线粒体和高尔基复合体(图 2-5)。壁细胞除能合成和分泌盐酸外还可分泌内因子。

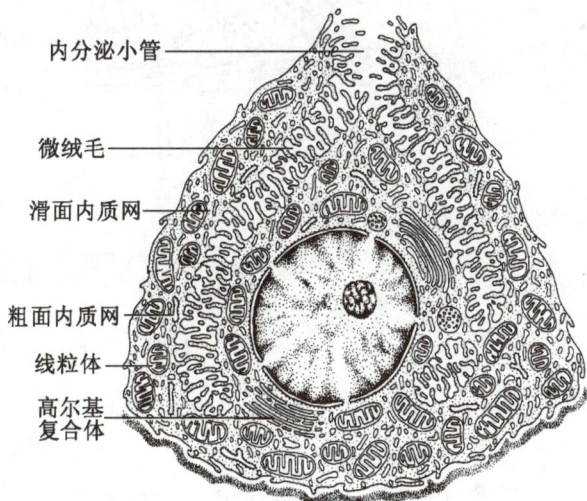

图 2-5　壁细胞电镜结构模式图

2)主细胞:又名胃酶细胞,主要位于腺的体部和底部。细胞呈柱状,胞核圆形,靠近细胞基底部。胞质嗜碱性,顶部充满酶原颗粒。主细胞分泌胃蛋白酶原,经盐酸激活成为胃蛋白酶,胃蛋白酶能水解蛋白质。婴儿的主细胞还分泌凝乳酶,使乳汁凝固,利于被蛋白酶分解。

3)颈黏液细胞:颈黏液细胞位于腺颈部,数量较少。细胞呈柱状或烧瓶状,胞核扁圆,位于细胞基底部,胞质内有黏原颗粒。此细胞分泌黏液,参与胃上皮表面黏液层的形成。

4) 内分泌细胞:见消化管内分泌细胞(表2-1)。

5) 未分化细胞:又称干细胞,位于胃小凹深部及胃腺颈部。细胞有自我复制能力,能分化成为胃表面的上皮及胃腺各种细胞。

(2)贲门腺:布于贲门部,为黏液腺,分泌的黏液参与组成胃黏膜表面的黏液层。

(3)幽门腺:分布于幽门部,主要由黏液细胞组成,分泌物也参与组成胃黏膜表面的黏液层。腺内还有许多内分泌细胞(图2-6)。

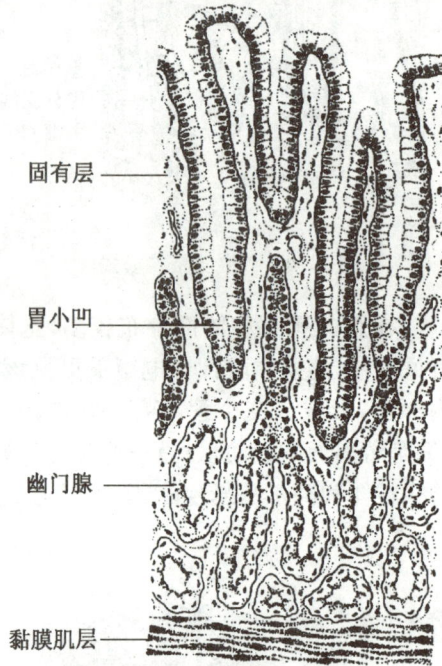

固有层
胃小凹
幽门腺
黏膜肌层

图2-6 幽门腺结构模式图

3. 黏膜肌层 由内环外纵两层平滑肌组成。

胃液与胃溃疡

胃腺的分泌物混合形成胃液,其主要成分是盐酸和胃蛋白酶,由于含有高浓度盐酸,且胃蛋白酶又能分解蛋白质,因此具有极强的腐蚀性。正常情况下胃黏膜受到胃黏膜屏障的保护,若胃内的胃酸过多,就会破坏这道屏障,使胃蛋白酶消化自身黏膜,从而形成胃溃疡。另外,壁细胞分泌的内因子能与维生素 B_{12} 结合形成复合物,以便回肠吸收维生素 B_{12}。某些胃的疾病如严重的萎缩性胃炎,可导致内因子缺乏,则维生素 B_{12} 吸收障碍,从而影响骨髓内红细胞的生成过程,出现巨幼红细胞性贫血。

(二)胃壁其他各层的结构特征

黏膜下层为较致密的结缔组织,内含血管、淋巴管和神经;胃的肌层较厚,由内斜行、中环行和外纵行三层平滑肌构成,以适应储存和搅拌、混合食物的功能。环行肌在贲门和幽门部增厚,分别形成贲门括约肌和幽门括约肌;胃的外膜为浆膜。

五、小肠的结构特点

小肠是进行消化和吸收的主要部位,管壁也由黏膜、黏膜下层、肌层和外膜构成。小肠的结构特点是:管壁有许多环行皱襞,以十二指肠和空肠头段最为发达;黏膜表面有许多指状或叶状突起,称肠绒毛;上皮中吸收细胞游离面有发达的微绒毛。环行皱襞、肠绒毛、微绒毛三者使小肠的表面积扩大约 600 倍(图 2-7)。绒毛根部的上皮下陷至固有层,形成管状的小肠腺,其开口位于绒毛根部之间。绒毛和小肠腺与小肠的消化和吸收功能关系密切。

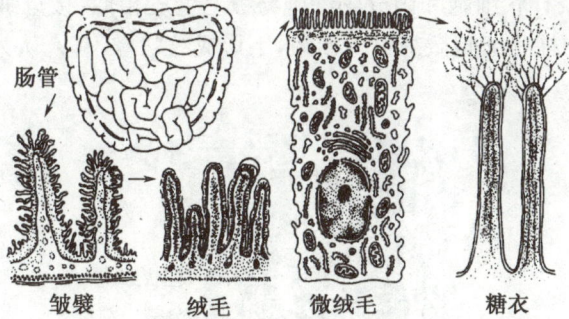

图 2-7　环行皱襞、肠绒毛、微绒毛关系示意图

(一)绒毛

绒毛长 0.5～1.5 mm。一般呈叶状或指状。绒毛的表面为单层柱状上皮,中轴为固有层(图 2-8,图 2-11)。

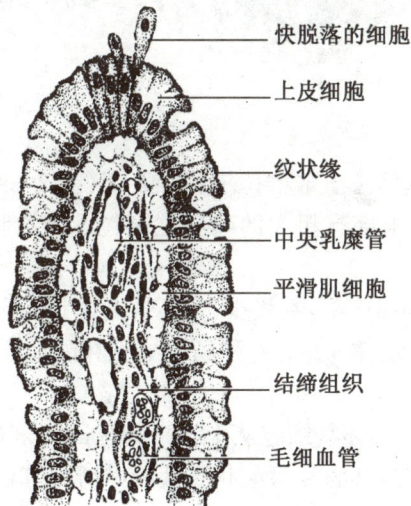

图 2-8　小肠绒毛

1. 上皮　由柱状细胞、杯状细胞和少量内分泌细胞组成。

(1) 柱状细胞:又称吸收细胞,占小肠上皮细胞的 90%。细胞呈高柱状,胞核呈椭圆形,靠近细胞基底部。细胞游离面在光镜下可见染色明显较深的结构,称纹状缘。

（2）杯状细胞：杯状细胞散在于吸收细胞之间，分泌黏液附于上皮表面，有润滑和保护作用。

（3）内分泌细胞：分布于上皮细胞之间。

2. 绒毛中轴　在绒毛中轴的固有层中含有较多的淋巴细胞、浆细胞、巨噬细胞和肥大细胞等。绒毛中央有起始于盲端的毛细淋巴管，称中央乳糜管，可收集和运送脂肪；中央乳糜管周围有丰富的有孔毛细血管，肠上皮吸收的氨基酸和葡萄糖进入毛细血管内；绒毛内还有散在的平滑肌纤维，它的收缩能促进营养物质的吸收及血液和淋巴的运行。

（二）肠腺

构成肠腺的细胞有柱状细胞、杯状细胞、内分泌细胞、潘氏细胞和未分化细胞（图 2-9，图 2-10）。柱状细胞、杯状细胞和内分泌细胞与绒毛上皮相似，接近绒毛的柱状细胞与吸收细胞相似，绒毛深部的柱状细胞微绒毛少而短，不形成纹状缘，有人认为有分泌作用。

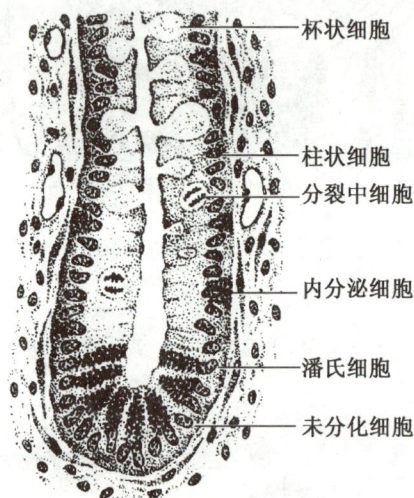

杯状细胞

柱状细胞

分裂中细胞

内分泌细胞

潘氏细胞

未分化细胞

图 2-9　小肠腺

1. 潘氏细胞　潘氏细胞常三五成群位于肠腺底部（图 2-9）。细胞呈锥体形，胞核呈卵圆形，位于细胞底部，细胞质顶部有粗大的嗜酸性颗粒。该细胞分泌防御素和溶菌酶等，对肠道微生物有灭杀作用。

2. 未分化细胞　见于肠腺底部，数量少，呈不规则柱状。它是一种干细胞，可不断分裂、增殖及分化，新生的细胞向上迁移，补充各种肠腺细胞和绒毛顶部经常脱落的上皮细胞及内分泌细胞。

小肠各段其他结构特点：①杯状细胞从十二指肠至回肠末端逐渐增多；②十二指肠黏膜下层有十二指肠腺（图 2-10），其为复管泡状黏液腺，导管开口于肠腺底部或绒毛之间，分泌的黏液有保护黏膜免受胃液、胰液的侵蚀和消化的功能；③固有层及黏膜下层常有淋巴组织，一般为弥散淋巴组织和孤立淋巴小结，回肠则有丰富的集合淋巴小结（图 2-11），患肠伤寒时，细菌常侵入该部淋巴组织，引起局部溃疡，若溃疡过深则可并发肠穿孔。

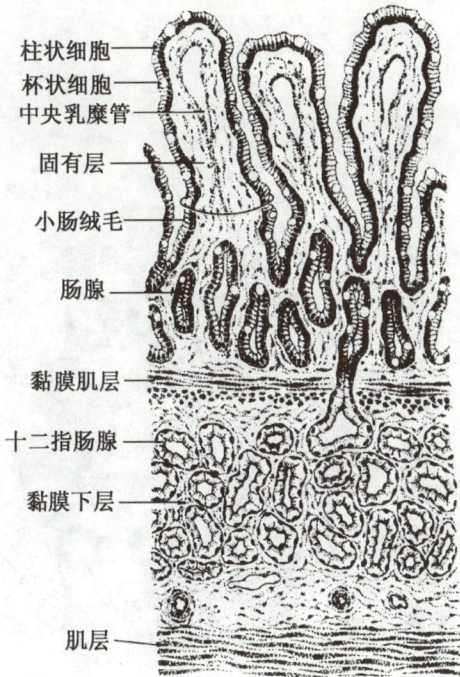

图 2 - 10　十二指肠壁结构模式图

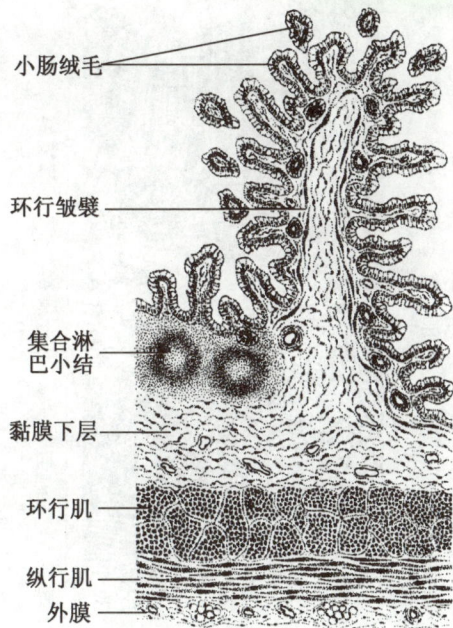

小肠绒毛
环行皱襞
集合淋巴小结
黏膜下层
环行肌
纵行肌
外膜

图 2 - 11　回肠结构模式图

吸收细胞的超微结构与功能

　　电镜下吸收细胞游离面的纹状缘由密集的微绒毛组成，每个细胞有 2 000～3 000 根，可使细胞游离面的表面积扩大 30 倍。微绒毛表面有一层较厚的糖衣，其中含多种酶类，包括双糖酶、二肽酶和 ATP 酶等，有助于糖和蛋白质的消化和吸收。细胞内有大量滑面内质网参与脂肪的吸收，因而，柱状细胞对糖、蛋白质和脂肪的吸收起重要作用。相邻吸收细胞顶部之间的连接复合体封闭细胞间隙，起屏障作用，可阻止大分子物质进入深部组织。

六、结肠的结构特点

　　结肠黏膜表面光滑，无绒毛，可见半月形皱襞。肠腺排列很密，杯状细胞数量多，可以分泌大量黏液，润滑粪便，利于其的排出。同时固有层内含孤立淋巴小结，参与局部免疫功能。结肠肌层分为内环、外纵两层，其中外纵行肌纤维局部增厚形成三条结肠带（图 2 - 12）。

七、阑尾的结构特点

　　阑尾的管腔狭窄而不规则，管壁结构类似结肠。其典型特征是固有层有丰富的弥散淋巴组织和淋巴小结，并可侵入黏膜下层，致使黏膜肌层不完整（图 2 - 13）。由此可见阑尾与人体的免疫功能有关。

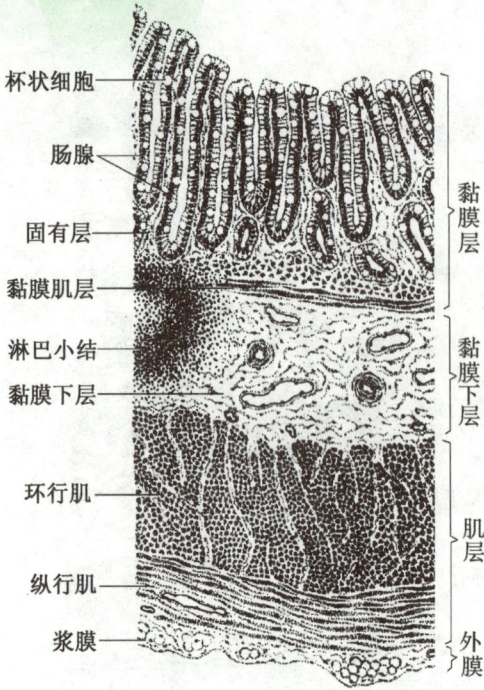

图 2-12 结肠的结构特点

杯状细胞
肠腺
固有层
黏膜肌层
}黏膜层

淋巴小结
黏膜下层
}黏膜下层

环行肌
纵行肌
}肌层

浆膜
}外膜

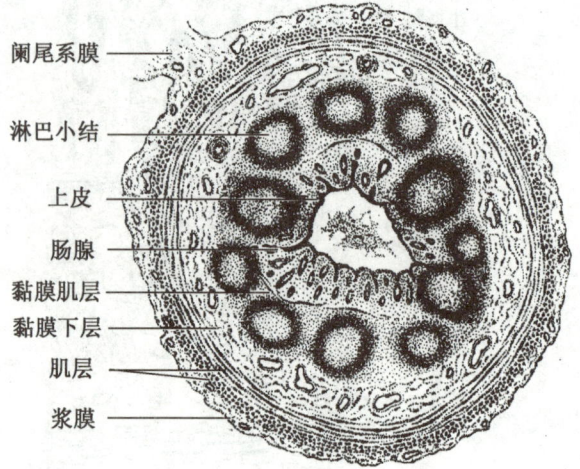

图 2-13 阑尾结构模式图

阑尾系膜
淋巴小结
上皮
肠腺
黏膜肌层
黏膜下层
肌层
浆膜

八、胃肠的内分泌细胞

胃肠的上皮及腺体内散在地分布有 40 多种内分泌细胞,其细胞总数超过所有内分泌腺腺细胞的总和,从这个角度说,胃肠是人体最大最复杂的内分泌器官,它们分泌肽类或胺类激素,对消化管的功能起调节作用,同时也参与其他器官的功能调节。在 HE 染色标本上,这些内分泌细胞与普通上皮细胞不易区别。在银染标本上,这些内分泌细胞基部胞质含许多嗜银颗粒,故又称基底颗粒细胞或嗜银细胞。现根据免疫组织化学和电镜的研究,列举胃肠道几种主要内分泌细胞的名称、分布部位、分泌的激素及其作用(表 2-1)。

表 2-1 胃肠的主要内分泌细胞

细胞名称	分布部位	分泌激素	主要作用
D 细胞	胃、小肠、结肠	生长抑素	抑制其他内分泌细胞和壁细胞
EC 细胞	胃、小肠、结肠	5-羟色胺 P 物质	促进胃肠运动、扩张血管 促进胃肠运动、胃液分泌
ECL 细胞	胃底腺	组胺	促进胃酸分泌
G 细胞	幽门、十二指肠	胃泌素	促进胃酸分泌、黏膜细胞增殖
I 细胞	十二指肠、空肠	胆囊收缩素、促胰酶素	促进胰酶分泌、胆囊收缩
K 细胞	空肠、回肠	抑胃肽	促进胰岛素分泌
M_0 细胞	空肠、回肠	胃动素	参与控制胃肠的收缩节律
N 细胞	回肠	神经降压素	抑制胃酸分泌和胃运动
PP 细胞	胃、小肠、结肠	胰多肽	抑制胰酶分泌、松弛胆囊
S 细胞	十二指肠、空肠	促胰液素	促进胰导管分泌水和 HCO_3^-

九、消化管的分泌性免疫系统

消化管的黏膜表面经常存在从口而入的细菌和病毒等异物,但一般不会引起疾病,消化管除有黏液及上皮的屏障作用外,还具有重要的免疫功能。内的淋巴组织和胃肠上皮共同参与免疫应答。

在肠上皮内散在着一种微皱褶细胞(M细胞),它是一种免疫辅佐细胞,具有摄取肠腔内抗原的作用。M细胞游离面有一些短小的微绒毛和微皱褶,细胞基底面的细胞膜内陷形成一个凹腔,腔内嵌有2～10个淋巴细胞。M细胞将摄取的抗原传递给腔内的B淋巴细胞,后者受抗原刺激后,进入淋巴循环和血循环再回到小肠黏膜内分化成浆细胞,浆细胞分泌抗体(IgA),IgA通过上皮时与上皮细胞产生的一种糖蛋白即分泌片结合,形成分泌性免疫球蛋白(SIgA),释放入上皮表面的糖衣内(图2-14)。当SIgA与相应抗原结合后,可抑制细菌繁殖和病毒复制,阻止内毒素透过上皮。消化管识别抗原、产生抗体并排泌至管腔内的结构和功能构成机体的第一道防线。这种防御系统称为分泌性免疫系统。呼吸道和泌尿生殖道也有类似的分泌性免疫系统。

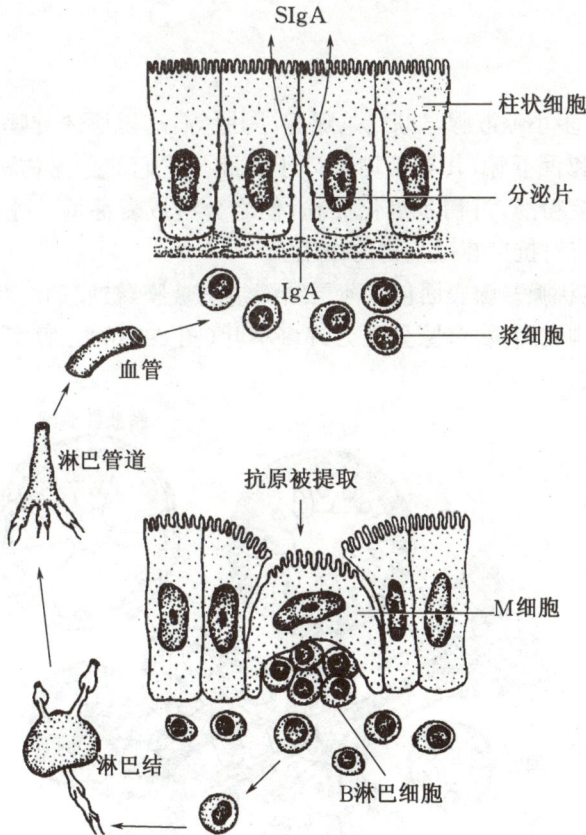

图2-14 消化管黏膜免疫功能示意图

克隆病

克隆病(Crohn's discase)是一种原因不明的慢性炎症肠病,又名末端回肠炎、结节性肠炎。1932年克隆首先描述本病,1973年世界卫生组织定名为克隆病。多发于20~40岁的青壮年。病人常有腹痛、腹泻、低热、便血、食欲减退、腹胀、厌食、恶心、呕吐、全身乏力、贫血、体重减轻与营养不良。部分病人有急性肠梗阻、穿孔、黑便、低蛋白血症。病因一般认为与遗传或感染、免疫因素有关。本病起病缓慢,可拖延数月、数年,甚至几十年,有一个潜伏期的慢性过程。克隆病因、病情变化多端,病人有自然缓解的趋向,但自发痊愈常少见,故仍应积极治疗。

第二节 消化腺

消化腺除分散于消化管壁内的小消化腺外,还有位于消化管壁之外的大消化腺,如唾液腺、胰和肝。

一、唾液腺

口腔黏膜内有许多小唾液腺,如唇腺、颊腺、腭腺等,这里所述的唾液腺是指三对大唾液腺即腮腺、下颌下腺和舌下腺,其导管均开口于口腔。它们的分泌物称为唾液,具有湿润口腔的作用,同时含有淀粉酶,可初步消化淀粉,使之分解成麦芽糖。唾液中也含有分泌性免疫球蛋白和溶菌酶,有对抗口腔微生物的作用。

唾液腺属复管泡状腺。腺表面包以薄层结缔组织被膜,被膜的结缔组织随同血管、淋巴管和神经伸入腺内,构成间质,将腺分隔为许多小叶(图2-15)。腺实质由许多腺泡和反复分支的各级导管组成。

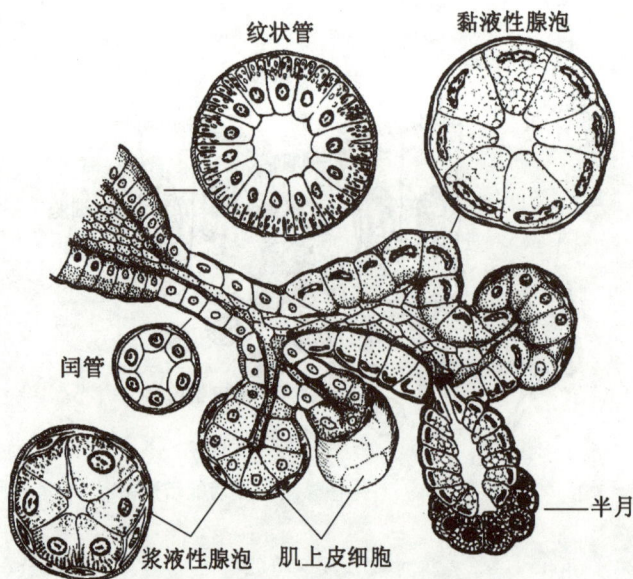

图2-15 唾液腺结构模式图

（一）腺泡

腺泡呈泡状或管泡状,由单层柱状或锥体形腺细胞围成,构成腺的分泌部。腺细胞与基膜之间有肌上皮细胞,细胞的收缩有助于分泌物的排出。根据腺细胞的结构和分泌物的不同,可将腺泡分为浆液性、黏液性和混合性三种类型(图2-16)。

1. 浆液性腺泡　腺细胞多呈锥体形;细胞核圆形,靠近细胞基部;一般染色标本中,细胞质顶部常见嗜酸性分泌颗粒。浆液细胞分泌物为稀薄的含淀粉酶的水样液体。

2. 黏液性腺胞　腺细胞呈不规则锥体形或立方形;胞核扁圆形,位于细胞基底部;顶部胞质含许多粗大的黏原颗粒,一般染色标本中,细胞质着色浅,呈空泡状。黏液细胞分泌物较黏稠,含黏蛋白,分泌后与水结合而成黏液。

3. 混合性腺泡　由浆液性细胞和黏液细胞共同围成的腺泡,称混合性腺泡。混合腺泡中的浆液细胞常呈半月形排列于腺泡的末端,称为半月。

三大唾液腺中,腮腺为纯浆液性腺;下颌下腺以浆液性腺泡为主,混合性和黏液性腺泡为辅(图2-16);舌下腺以黏液性腺泡为主,夹杂有混合性腺泡,含有大量的半月结构。

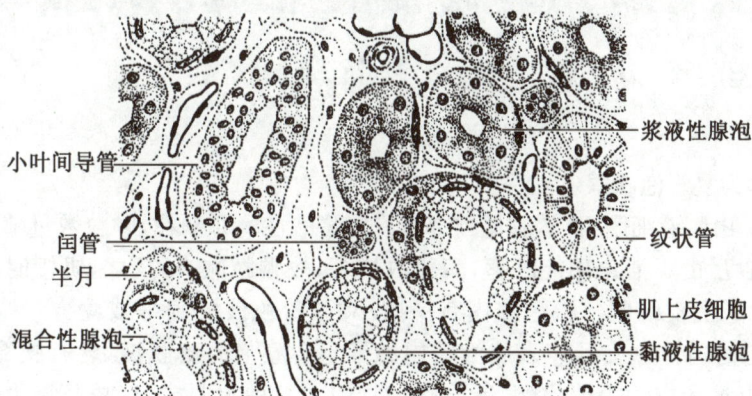

图 2-16　下颌下腺结构模式图

（二）导管

导管是反复分支的上皮性管道,可分以下三段(图2-15,图2-16):

1. 闰管　闰管与腺泡直接相连,管壁为单层立方或单层扁平上皮。

2. 分泌管　与闰管相连,位于小叶内,为单层立方或高柱状上皮,胞质强嗜酸性,基部可见纵纹。分泌管有转运水及吸钠排钾的功能,故可调节唾液的量及成分。

3. 排泄管　分泌管汇成排泄管,位于小叶间结缔组织内的称小叶间导管,管壁上皮由单层柱状至假复层柱状上皮。小叶间导管再汇合成总排泄管,其开口处的管壁为复层扁平上皮,与口腔上皮相延续。

二、胰

胰表面有薄层结缔组织被膜,被膜伸入实质,将其分成若干界限不明的小叶。胰实质由外分泌部和内分泌部组成(图2-17)。

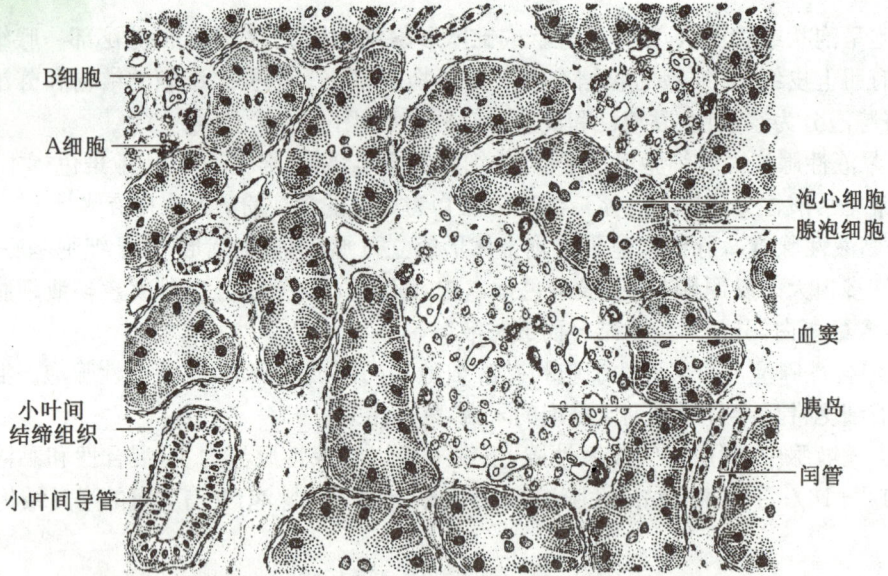

图 2 - 17　胰的微细结构

（一）外分泌部

外分泌部为复管泡状腺。

1. 腺泡　由浆液细胞组成，胞质顶部有许多嗜酸性酶原颗粒，颗粒数量随细胞的功能状态而变化，进食后由于消化功能旺盛，酶释放增多，故颗粒减少，反之，饥饿时增多。腺细胞与基膜之间无肌上皮细胞。腺泡腔内有一些小的、着色浅的扁平或立方细胞，称泡心细胞（图 2 - 18），它是闰管上皮延伸入腺泡腔内的细胞。腺泡分泌胰液，含有胰淀粉酶、胰脂肪酶、胰蛋白酶和糜蛋白酶等消化酶，能分解食物中的三种主要成分，故胰液为最重要的消化液。同时胰液中含有大量碳酸氢盐，呈碱性，能中和进入十二指肠的盐酸。

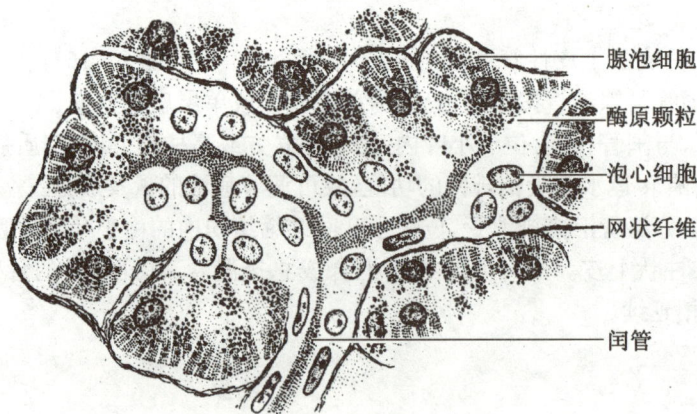

图 2 - 18　胰腺腺泡模式图

2. 导管　腺泡以泡心细胞与闰管相连，闰管较长，通连较短的小叶内导管。后者汇合形成小叶间导管，许多小叶间导管又汇成一条纵贯胰腺首尾的主导管，即胰管。胰管与胆总管汇合后,开口于十二指肠大乳头。

(二) 内分泌部

胰腺的内分泌部称为胰岛(图2-17),它是散在于腺泡之间的内分泌细胞团,数量多达100多万个,在胰尾部较多。胰岛大小不等,小的仅由几个细胞组成,大的可含数百个细胞。细胞排列呈团索状,其间有丰富的有孔毛细血管,细胞分泌的激素直接进入毛细血管。胰岛细胞在HE染色标本中着色浅,不易分辨出不同类型的内分泌细胞,用特殊染色可显示下列各种细胞(图2-19):

1. A细胞 约占胰岛细胞总数的20%,细胞较大,多分布于胰岛四周。A细胞分泌胰高血糖素,其作用是促进糖原分解为葡萄糖并抑制糖原合成,导致血糖升高,以满足机体活动时对糖的需求。

2. B细胞 数量较多,约占胰岛细胞总数的75%,细胞较小,多位于胰岛中央部。B细胞分泌胰岛素,胰岛素的作用与胰高血糖素相反,能促进组织细胞摄取、利用葡萄糖,加速葡萄糖合成糖原,从而使血糖降低。血糖浓度在胰岛素与胰高血糖素的协调作用下,维持相对恒定。若胰岛素分泌不足或胰高血糖素过多,影响糖原合成,从而血糖浓度升高,并从尿中排出,称为糖尿病。反之,若B细胞发生肿瘤或功能亢进,胰岛素分泌过多,则引起低血糖症。

3. D细胞 数量较少,约占胰岛细胞总数的5%,分布于胰岛周边部,在A、B细胞之间。D细胞分泌抑生长素,可调节A、B细胞的分泌功能。

4. PP细胞 近年发现胰岛内存在分泌胰多肽的细胞,称PP细胞,细胞数量很少。胰多肽是一种抑制性激素,具有抑制胃肠运动、抑制胰液分泌、减弱胆囊收缩及增强胆总管括约肌收缩等作用。

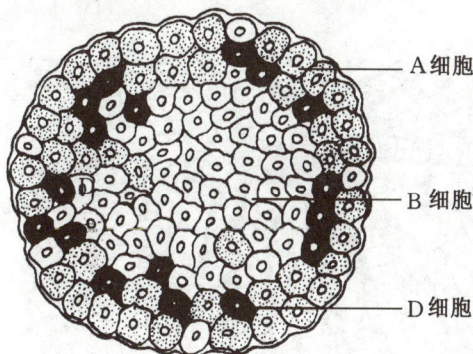

图2-19 胰岛三种细胞分布示意图

急性胰腺炎

急性胰腺炎是一种常见的疾病,乃胰酶消化自身胰腺及其周围组织所引起的化学性炎症。临床症状轻重不一,轻者有胰腺水肿,表现为腹痛、恶心、呕吐等;重者胰腺发生坏死或出血,可出现休克和腹膜炎,病情凶险,病死率高。本病好发年龄为20～50 岁,女性较男性多见。急性胰腺炎的病因很多,其发病机制也有争论。目前认为中心环节是胰腺消化酶经一系列激活过程,引起胰腺的自身消化,导致胰腺细胞和间质水肿,脂肪坏死及出血。

三、肝

肝是人体最大的腺体,肝细胞分泌胆汁,帮助消化和吸收脂肪。肝还有参与物质代谢,合成多种蛋白质和脂类,并参与多种物质的贮存、转化和分解等功能。

肝表面包有一层致密的结缔组织被膜,被膜表面大部分覆以浆膜。被膜的结缔组织在肝门处增厚,并随肝管、肝门静脉、肝固有动脉的分支和神经等进入肝实质,将肝实质分隔成许多肝小叶。

(一) 肝小叶

肝小叶是肝最基本的结构功能单位,呈多面棱柱体,长约 2 mm,宽约 1 mm。成人肝内有 50 万～100 万个肝小叶(图 2 - 20)。每个肝小叶中央有一条中央静脉,肝细胞以中央静脉为中心,呈放射状排列形肝板,肝板之间为肝血窦。肝细胞相邻面的细胞膜凹陷形成胆小管(图 2 - 21,图 2 - 22)。

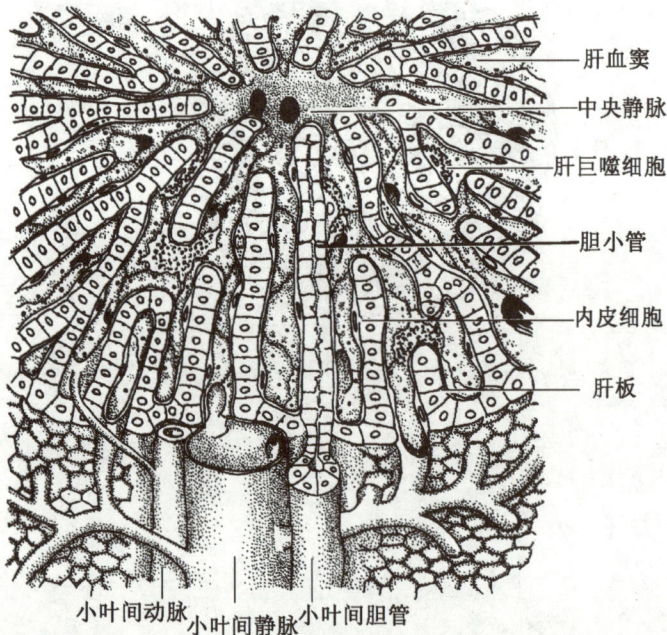

图 2 - 20 肝小叶模式图

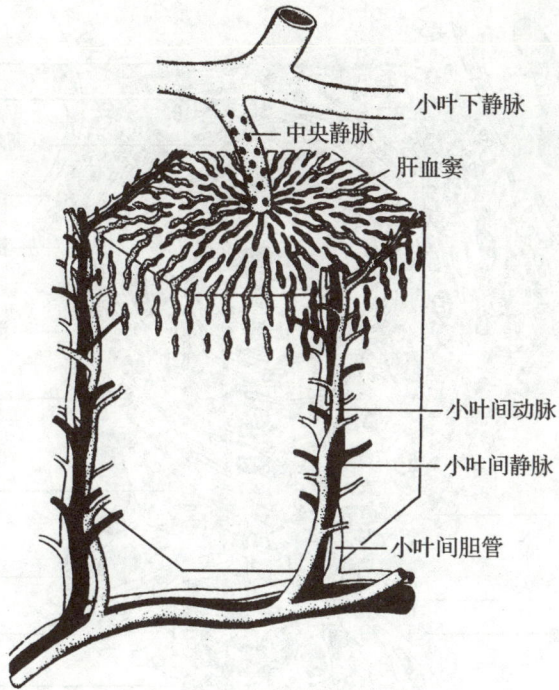

图 2 - 21　肝小叶与肝板

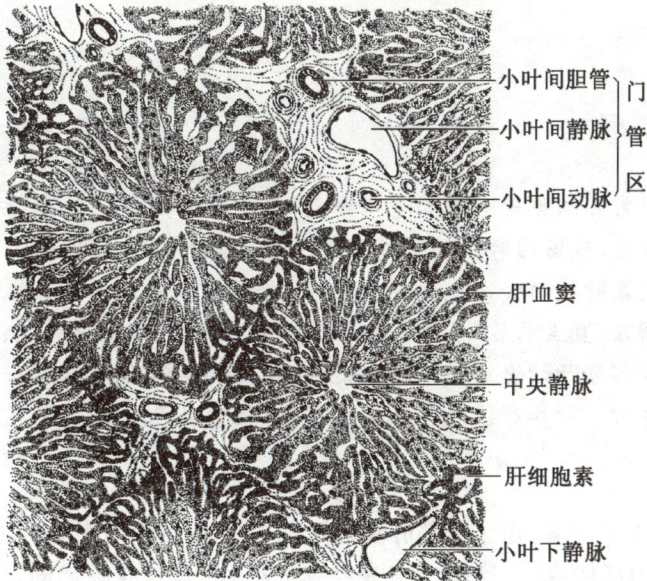

图 2 - 22　肝小叶与门管区

1. 肝细胞　肝细胞是实现肝复杂功能的结构基础,呈多边形,体积较大,细胞核圆形,位于细胞中央,有 1～2 个明显的核仁,有的可见双核。电镜下观察,肝细胞间的连接较紧密,并有各种连接结构。肝细胞朝向肝血窦以及胆小管的面伸出许多微绒毛,以增加细胞物质交换及分泌的表面积。肝细胞内含有十分丰富的细胞器(图 2 - 23),这些细胞器与肝功能的多样性有关。它们的含量与分布常因细胞的功能状况或饮食变化而变动。

— 67 —

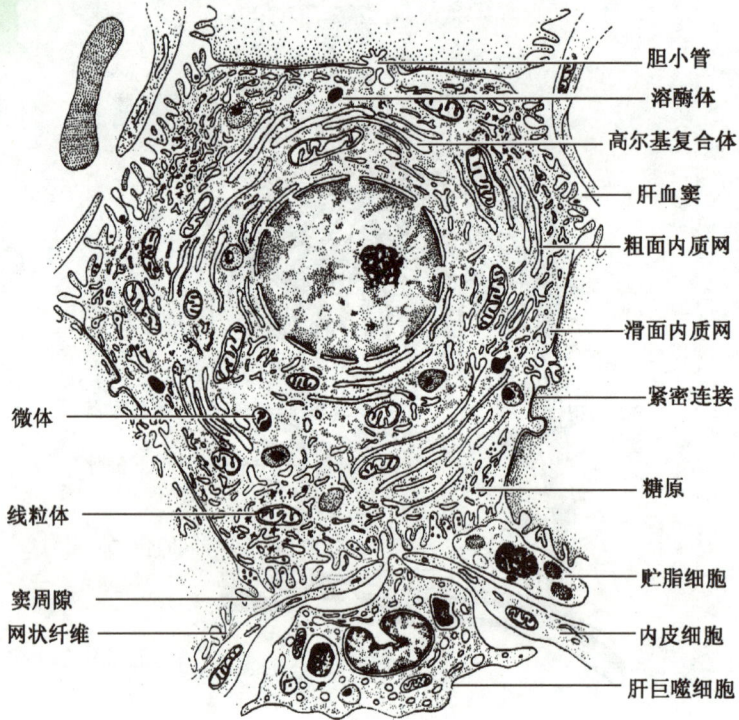

图 2-23　肝细胞超微结构模式图

肝的再生

　　成体的正常肝细胞是一种长寿命细胞,很少见分裂象。但在肝受损伤后,尤其在肝部分切除后,残留的肝细胞迅速呈现快速活跃的分裂增殖能力,并呈现明显的规律性。如大鼠肝被切除3/4,术后2天内大多数肝细胞均至少分裂一次,此后肝细胞继续分裂增殖,直至术后5~7天肝恢复正常体积,肝细胞分裂也停止。肝病患者实施大部分或部分肝切除后也有再生能力,但因病变情况而不同,一般可在半年内恢复正常肝体积。肝具有强大的再生潜能,其机制虽已有许多研究,但迄今还不完全清楚。

　　2. 肝血窦　又称肝窦,位于相邻肝板之间,是由内皮细胞围成的不规则腔隙(图2-24)。经肝板上的孔互相连接成网,连接于中央静脉和小叶间动、静脉之间。窦壁由内皮细胞构成,内皮细胞小而扁平。电镜下观察,可见相邻内皮细胞间常有许多间隙(图2-23),内皮细胞本身有许多散在的大小不等的窗孔,内皮细胞外无基膜,故窦壁的通透性较大。血浆中除乳糜外,其他的大分子物质均可自由通过,肝细胞合成的各种蛋白质也可通过窦壁进入肝血窦,有利于物质的交换。在肝血窦内有一种形状不规则多突星形细胞(图2-24),是肝内的巨噬细胞,又称枯否细胞。其有较强的吞噬作用,可吞噬清除血液中的异物、细菌和衰老死亡的红细胞等,特别是在吞噬清除从胃肠吸收入肝门静脉到达肝的细菌、病毒和异物方面起着决定性的作用,构成人体的一道重要防线。

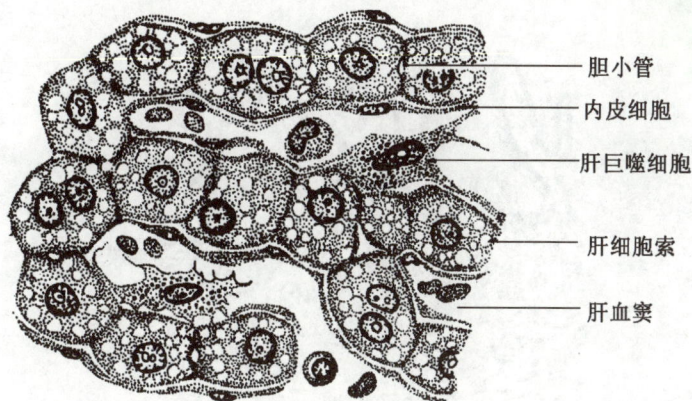

胆小管
内皮细胞
肝巨噬细胞
肝细胞索
肝血窦

图 2-24　肝细胞索与肝血窦模式图

3. 窦周隙　在窦壁内皮细胞与肝细胞之间有一宽约 $0.4\mu m$ 的狭小间隙,称窦周隙或狄氏(Disse)间隙,是肝细胞与血液间的物质交换的场所(图 2-23)。此间隙内充满由肝血窦进入的血浆,肝细胞血窦面的微绒毛直接浸泡在血浆内,进行物质交换。此间隙内还有少量网状纤维和形态不规则的贮脂细胞,贮脂细胞有贮存维生素 A 的功能,因维生素 A 是脂溶性维生素,所以细胞内存有脂肪作为维生素 A 的载体。在病理情况下贮脂细胞还能合成胶原纤维。

4. 胆小管　胆小管是相邻两肝细胞膜之间局部凹陷形成的微细管道,其管壁即由相邻肝细胞的质膜构成(图 2-23,图 2-24)。它以盲端起于中央静脉周围的肝板内,互相吻合成网,其腔内有肝细胞表面的少数微绒毛突入。肝细胞分泌的胆汁直接进入胆小管,胆小管出肝小叶后汇合成小叶间胆管。

(二)肝门管区

在肝的组织切片上,可见相邻几个肝小叶之间有一些结缔组织较多的区域,称肝门管区(图 2-22),内有小叶间胆管、小叶间动脉和小叶间静脉,以及淋巴管、神经等通过。

1. 小叶间静脉　是肝门静脉的分支,壁薄,管腔大而不规则,由内皮细胞、薄层结缔组织及少量平滑肌纤维构成。

2. 小叶间动脉　是肝固有动脉的分支,管壁厚,管腔小而规则,由内皮细胞和平滑肌构成。

3. 小叶间胆管　是肝管的属支,由胆小管汇集而成。其管壁由单层立方上皮细胞围成。

(三)胆囊及胆汁排出途径

1. 胆囊　胆囊壁由黏膜、肌层及外膜三层组成(图 2-25)。

(1)黏膜:黏膜形成许多高而分支的皱襞,表面被覆单层柱状上皮,固有层为薄层结缔组织,无腺体。

(2)肌层:较薄,由内纵行和外环行的两层平滑肌束组成。

(3)外膜:较厚,在与肝相贴面,为纤维膜,其余表面被覆浆膜。

胆囊的功能是贮存和浓缩胆汁。小肠细胞分泌的胆囊收缩素——促胰酶素,可刺激胆囊收缩,促进胆汁排出。

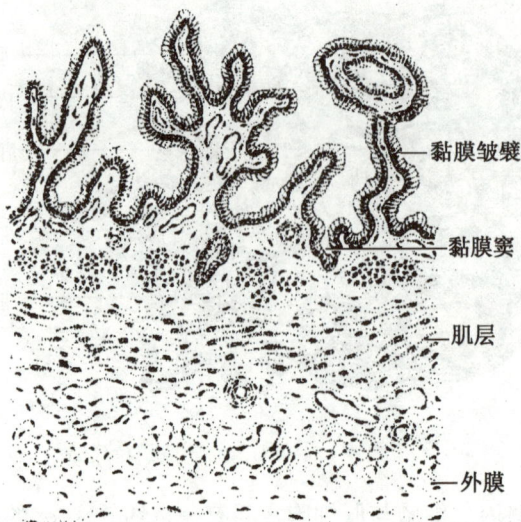

黏膜皱襞

黏膜窦

肌层

外膜

图 2-25　胆囊结构模式图

2. 胆汁排出途径　胆汁是由肝细胞分泌的,经胆小管从肝小叶的中央流向周边,出肝小叶,进入小叶间胆管,继而向肝门方向汇集,形成左、右肝管出肝,左、右肝管汇合成肝总管,再与胆囊管汇合形成胆总管,开口于十二指肠乳头(图 2-26)。

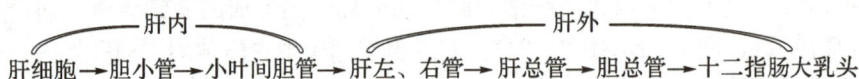

肝内 ─────────────── 肝外 ───────────────

肝细胞→胆小管→小叶间胆管→肝左、右管→肝总管→胆总管→十二指肠大乳头

图 2-26　胆汁排出途径示意图

胆囊炎、胆石症的预防

　　胆囊炎、胆石症是外科常见疾病,其发病与饮食、营养有一定的关系。胆固醇结石与人们的过度营养有关,而胆色素结石又与食物中蛋白质的缺乏不无联系,胆色素结石的发生还和胆道蛔虫病有着密切的关系。基于这些认识,预防胆囊炎、胆石症应注意以下几方面的问题:①有规律的进食是预防结石的最好方法;②适度营养并适当限制饮食中脂肪和胆固醇的含量;③保证摄入足够量的蛋白质;④讲究卫生,防止肠道蛔虫的感染;⑤积极治疗肠蛔虫症和胆道蛔虫症;⑥保持胆囊的收缩功能,防止胆汁长期淤滞。

(四) 肝的血液循环

肝有两个血液供应来源,即肝门静脉和肝固有动脉。

1. 肝门静脉　由脾静脉和肠系膜上静脉汇合而成,供给肝大约70%的血液。主要收集腹腔内不成对脏器(肝除外)的静脉血,其内含有从肠道吸收来的丰富的营养物质及其他物质,供肝细胞进行物质代谢和解毒,所以肝门静脉是肝的功能性血管。肝门静脉在肝十二指肠韧带内经肝固有动脉和胆总管后方进入肝门,入肝后分支形成小叶间静脉,小叶间静脉的分支汇入肝血窦。

2. 肝固有动脉 供给肝大约30％左右的血液,含有丰富的营养物质和氧气,所以是肝的营养性血管。肝固有动脉在肝十二指肠韧带内,上行经肝门入肝,在肝内分支形成小叶间动脉,小叶间动脉的分支也汇入肝血窦。

肝血窦的血液与肝细胞进行物质交换后,汇入中央静脉。中央静脉再汇合形成小叶下静脉,小叶下静脉最后汇合成2～3条肝静脉,出肝后注入下腔静脉(图2-27)。

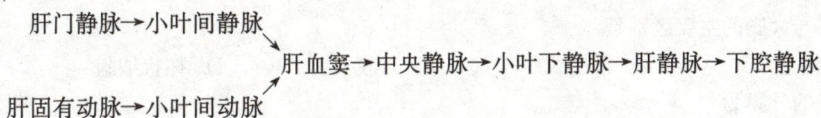

肝门静脉→小叶间静脉

肝血窦→中央静脉→小叶下静脉→肝静脉→下腔静脉

肝固有动脉→小叶间动脉

图 2-27 肝的血液循环途径示意图

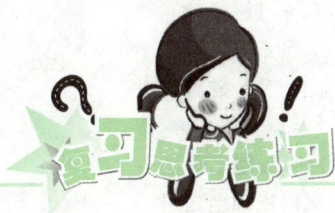

复习思考练习

一、名词解释

1. 胃小凹　2. 中央乳糜管　3. 门管区　4. 泡心细胞

二、问答题

1. 简述胰岛有哪些细胞,分别分泌什么激素。
2. 简述肝小叶的微细结构。
3. 简述胃底腺的微细结构及其功能。
4. 试述扩大小肠吸收表面积的结构。

三、选择题

1. 消化管壁具有复层扁平上皮的是　　　　　　　　　　　　　　　　　　　（　　）
   A. 空肠　　　　　　B. 十二指肠　　　　　C. 食管　　　　　D. 胃
2. 含有主细胞的腺体是　　　　　　　　　　　　　　　　　　　　　　　　（　　）
   A. 食管腺　　　　　B. 贲门腺　　　　　　C. 幽门腺　　　　D. 胃底腺
3. 分泌胃蛋白酶原的细胞是　　　　　　　　　　　　　　　　　　　　　　（　　）
   A. 主细胞　　　　　B. 壁细胞　　　　　　C. 颈黏液细胞　　D. 内分泌细胞
4. 与盐酸生成有关的细胞是　　　　　　　　　　　　　　　　　　　　　　（　　）
   A. 主细胞　　　　　B. 壁细胞　　　　　　C. 杯状细胞　　　D. 颈黏液细胞
5. 不属于胃底腺的细胞是　　　　　　　　　　　　　　　　　　　　　　　（　　）
   A. 主细胞　　　　　B. 壁细胞　　　　　　C. 颈黏液细胞　　D. 柱状细胞
6. 绒毛分布高而密的小肠是　　　　　　　　　　　　　　　　　　　　　　（　　）
   A. 十二指肠　　　　B. 空肠　　　　　　　C. 回肠　　　　　D. 十二指肠和空肠

7. 杯状细胞最多的部位是 （　　）
    A. 胃　　　　　　B. 空肠　　　　　　C. 回肠　　　　　　D. 结肠

8. 胃黏膜的上皮属于 （　　）
    A. 单层柱状上皮　　　　　　　　B. 单层立方上皮
    C. 单层扁平上皮　　　　　　　　D. 变移上皮

9. 有单层柱状上皮而无杯状细胞的器官是 （　　）
    A. 食管　　　　　　B. 十二指肠　　　　C. 胃　　　　　　D. 结肠

10. 消化管壁的淋巴组织存在于 （　　）
    A. 上皮内　　　　B. 固有层内　　　　C. 黏膜下层内　　　D. 外膜内

11. 小肠与大肠的主要区别是 （　　）
    A. 绒毛　　　　　B. 淋巴组织　　　　C. 浆膜　　　　　D. 杯状细胞

12. 空肠的外膜为 （　　）
    A. 黏膜　　　　　B. 黏膜下层　　　　C. 纤维膜　　　　D. 浆膜

13. 与肝细胞合成胆汁有关的主要结构是 （　　）
    A. 粗面内质网　　B. 滑面内质网　　　C. 溶酶体　　　　D. 微丝

14. 肝窦周隙内有 （　　）
    A. 肝巨噬细胞　　B. 单核细胞　　　　C. 血细胞　　　　D. 贮脂细胞

15. 肝窦周隙位于 （　　）
    A. 肝细胞与贮脂细胞之间　　　　B. 肝细胞与肝巨噬细胞之间
    C. 肝细胞与肝细胞之间　　　　　D. 肝细胞与血窦内皮细胞之间

16. 分泌胆汁的细胞是 （　　）
    A. 肝细胞　　　　B. 贮脂细胞　　　　C. 巨噬细胞　　　D. 潘氏细胞

17. 肝细胞分泌胆汁直接进入的结构是 （　　）
    A. 肝血窦　　　　B. 胆小管　　　　　C. 中央静脉　　　D. 小叶间胆管

18. 与肝细胞解毒功能有关的结构是 （　　）
    A. 高尔基复合体　B. 溶酶体　　　　　C. 粗面内质网　　D. 滑面内质网

19. 胆小管位于 （　　）
    A. 窦周隙内　　　　　　　　　　B. 相邻肝细胞之间
    C. 门管区内　　　　　　　　　　D. 肝小叶之间

20. 胆小管位于 （　　）
    A. 肝细胞与血窦之间　　　　　　B. 肝细胞之间
    C. 肝板之间　　　　　　　　　　D. 肝细胞与窦周隙之间

21. 肝的基本结构单位是 （　　）
    A. 肝板　　　　　B. 肝细胞　　　　　C. 肝血窦　　　　D. 肝小叶

（汪家龙）

第三章　呼吸系统

呼吸系统由呼吸道和肺组成,其主要功能是进行气体交换。呼吸道包括鼻、咽、喉、气管和主支气管等,是输送气体的通道;肺是进行气体交换的器官。此外,鼻有嗅觉功能,喉与发音有关,肺还有物质代谢和内分泌功能。

第一节　鼻

鼻是呼吸道的起始部,也是嗅觉器官。鼻腔覆以鼻黏膜,鼻黏膜由上皮和固有层组成。根据结构和功能的不同,鼻黏膜可分为前庭部、呼吸部和嗅部。

一、前庭部

前庭部黏膜上皮为非角化的复层扁平上皮。固有层内有毛囊、皮脂腺和汗腺。鼻毛具有阻挡空气中吸入的尘粒与异物的作用。固有层深部与软骨膜紧密相贴,由于组织致密,此处发生疖肿时,疼痛较为剧烈。

二、呼吸部

呼吸部黏膜占鼻黏膜的大部分,正常情况下因富含血管而呈淡红色,表面为假复层纤毛柱状上皮,含有较多杯状细胞,固有层中有丰富的静脉丛及混合腺。鼻炎时,静脉丛异常充血,黏膜肿胀,分泌物增多,鼻道变窄,影响通气。鼻旁窦黏膜与呼吸部黏膜相延续,结构也相似。因此鼻黏膜慢性炎症时,也可导致鼻旁窦黏膜炎症。

三、嗅部

嗅部位于鼻腔顶部、鼻中隔上部和上鼻甲的表面,正常情况下呈浅黄色。嗅黏膜为假复层柱状上皮,称嗅上皮,由嗅细胞、支持细胞和基细胞组成(图 3-1)。

嗅细胞与嗅觉

嗅细胞分散于支持细胞之间,为双极神经元,分胞体、树突和轴突三部分,含核的胞体部位于上皮的中部。顶部的树突呈细棒状,伸向上皮表面,突起末端膨胀大呈球状,称嗅泡,从嗅泡伸出 $10\sim30$ 根纤毛,称嗅毛。嗅毛较长,为嗅觉感受器,可能具有不同的受体,分别接受不同化学物质的刺激,使嗅细胞产生冲动。嗅细胞轴突形成嗅神经并与嗅球内的神经元树突构成突触,将冲动传入中枢,产生嗅觉。人类嗅部黏膜面积较小,大约为 $2\ cm^2$,约有 10^7 个嗅细胞;而狗的嗅黏膜面积达$100\ cm^2$,约有 2.2×10^8 嗅细胞,故狗的嗅觉较发达。

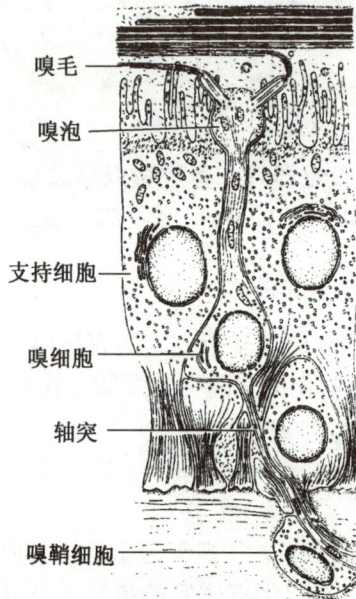

图 3-1　嗅上皮细胞超微结构模式图

第二节　气管与主支气管

一、气管

气管管壁一般分为黏膜、黏膜下层和外膜三层结构(图 3-2,图 3-3)。

(一)黏膜

黏膜由上皮及固有层构成,黏膜表面由假复层纤毛柱状上皮覆盖,同时黏膜内含有丰富的腺体及血管网,故呼吸道对吸入的空气有加温、加湿、净化等作用。

1. 上皮　大部分是假复层纤毛柱状上皮。上皮细胞主要有五种类型,除纤毛柱状细胞、杯状细胞和基细胞外,还有刷细胞和小颗粒细胞。

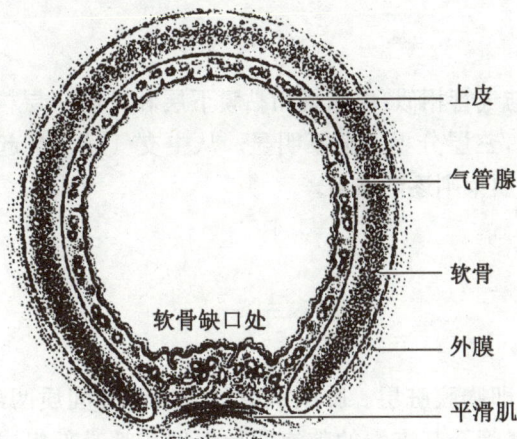

图 3-2 气管横切面整体模式图(低倍)

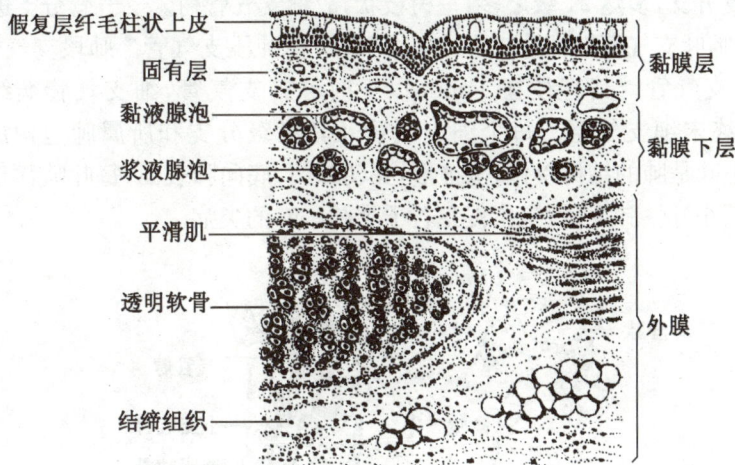

图 3-3 气管切面模式图(高倍)

(1)刷细胞:呈柱状,游离面有密集的微绒毛,形如刷状,故名刷细胞。它可能是一种能分化为其他细胞的过渡型细胞。部分刷细胞可能有感受功能。

(2)小颗粒细胞:呈锥体形或卵圆形,较矮,基部胞质内有嗜银颗粒,含 5-羟色胺或抑生长素等,参与调节呼吸道平滑肌和肺血管平滑肌的收缩及呼吸道腺体的分泌等活动。

2.固有层 位于上皮深面,由细密结缔组织构成,其内含有较多的弹性纤维,有的部位含淋巴组织,前者能增加管壁的弹性,后者则能增强局部免疫功能。

(二)黏膜下层

由疏松结缔组织构成,与固有层没有明显界线,除含血管、淋巴管和神经外,还有混合腺,腺体分泌物经导管排入管腔。腺细胞分泌黏液和溶菌酶,并产生分泌片。浆细胞分泌的 IgA 与分泌片结合,形成分泌性免疫球蛋白(SIgA),释放入管腔,附着在黏膜表面,对外来细菌、病毒起灭杀、抑制的作用。

(三)外膜

外膜由软骨及结缔组织构成,其中软骨为透明软骨,呈"C"字形构成管壁支架,维持呼吸道畅通。

二、主支气管

主支气管管壁结构与气管相似,由黏膜和黏膜下层和外膜三层构成(图 3-2,图 3-3)。随着管腔变小、管壁变薄,三层分界逐渐不明显。从主支气管下端起始,软骨环逐渐变成间断不规则的软骨片,平滑肌束则逐渐增多。

第三节　肺

肺的表面被覆浆膜,即胸膜脏层。肺组织由肺实质和肺间质两部分组成。肺实质是指肺内反复分支的各级支气管及其末端的肺泡即导气部与呼吸部组成;肺间质是由肺内结缔组织、血管、淋巴管和神经等组成,肺间质将肺分隔成若干叶和小叶(图 3-4)。主支气管从肺门入肺后反复分支,多达 24 级之多,呈树枝状,故称支气管树。支气管分支进入每个肺叶,称肺叶支气管,肺叶支气管继而分支进入每个肺段,称肺段支气管。肺段支气管以下的多次分支,统称为小支气管。其管径在 1 mm 以下时称细支气管,细支气管继续分支至直径 0.5 mm 时则称终末细支气管。每个细支气管及其各级分支和所属肺泡构成一个肺小叶(图 3-5)。肺小叶是肺的结构单位,呈锥形,尖朝肺门,底向肺表面,每叶肺有 50～80 个肺小叶。临床上所谓小叶性肺炎,就是指侵犯若干个肺小叶的炎症。

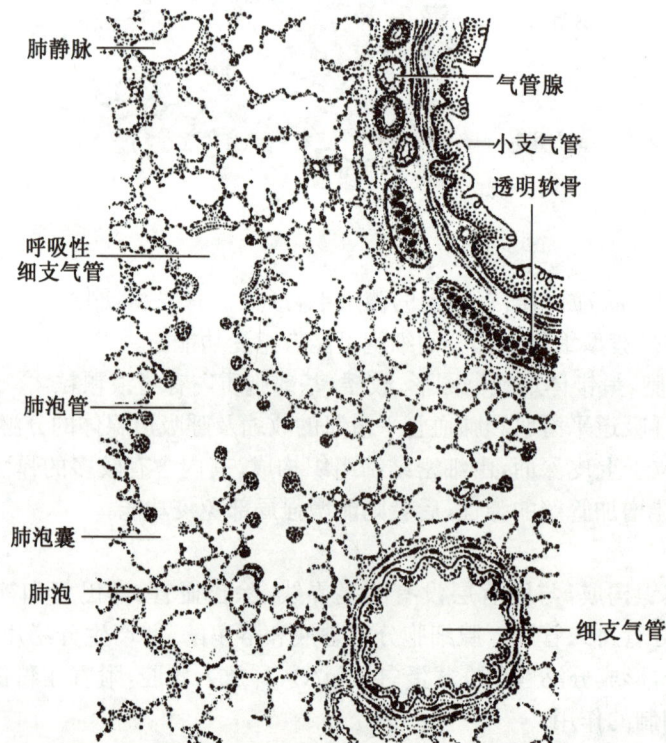

图 3-4　肺的微细结构

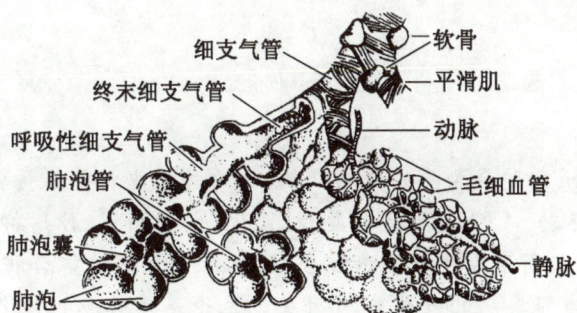

图 3-5　肺小叶立体结构模式图

一、导气部

肺导气部随着支气管的反复分支,其管径逐渐由大变小,管壁逐渐由厚变薄,结构渐趋简单。

1. 叶支气管至小支气管　管壁结构的变化是:①上皮均为假复层纤毛柱状上皮,但逐渐变薄,杯状细胞也渐减少;②腺体逐渐减少;软骨呈片状,并逐渐减少;③平滑肌逐渐增多,形成环行肌束围绕管壁。

2. 细支气管　起始段与小支气管相似,但分层不明显,黏膜可见皱襞,上皮较薄,杯状细胞、腺体和软骨更少乃至消失,环行平滑肌则相对增多。

3. 终末细支气管　为细支气管的末端分支。管壁薄,分层更不明显,黏膜皱襞明显,上皮为单层纤毛柱状,无杯状细胞、腺体和软骨,平滑肌增多形成完整的环行肌层。

由于细支气管和终末细支气管失去软骨支撑,故管壁环行平滑肌的收缩或舒张可改变管径,以调节肺泡内的空气流量。在某些病理情况下,如支气管哮喘,终末细支气管平滑肌发生痉挛性收缩时,可使出入肺泡气流量减少,引起呼吸困难。

用电镜观察细支气管和终末细支气管,可见其上皮内有一种分泌细胞,称克拉拉细胞(Clara cell),细胞呈高柱状,顶部凸向管腔,胞核卵圆形,位于细胞中部,顶部胞质中含许多分泌颗粒(图 3-6),其分泌物中含有蛋白酶和黏液溶解酶等,可分解管腔内的细胞碎片和黏液,保持气道畅通。

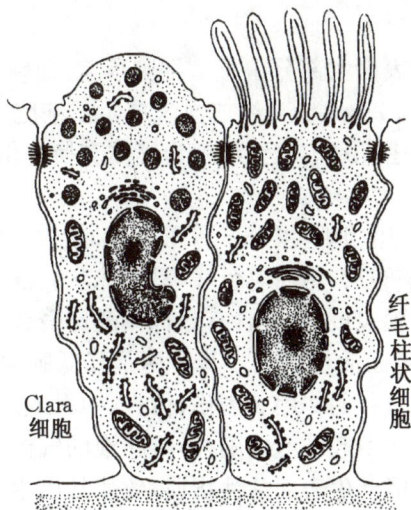

图 3-6　细支气管上皮细胞超微结构模式图

Clara 细胞分泌蛋白(CCSP)与肺部疾病

CCSP 是 Clara 细胞最主要的分泌产物,作为肺上皮特异性蛋白,已成为肺上皮屏障损伤的外周标志。CCSP 具有抗炎、抗氧化、免疫调节、肿瘤抑制等多种生物活性。CCSP 的异常与新生儿呼吸窘迫综合征、急性呼吸窘迫综合征、哮喘、慢性阻塞性肺疾病等多种肺部疾病的发生发展有关。无论是哮喘急性发作期还是缓解期,CCSP 与肺功能均呈正相关,提示 CCSP 可能对肺功能有保护作用,也有抗人类哮喘、气道炎症的作用。CCSP 减少,气道反应性增高。吸入糖皮质激素后 CCSP 有增加趋势,推测糖皮质激素与 CCSP 可能有协同作用,机制不明。

二、呼吸部

肺的呼吸部是完成气体交换的场所,包括呼吸性细支气管、肺泡管、肺泡囊、肺泡等结构,其共同特征是都有肺泡。

1. 呼吸性细支气管 是终末细支气管的分支,管壁上出现少量肺泡,故具有气体交换功能。管壁的上皮由单层纤毛柱状移行为单层立方,上皮内也可见 Clara 细胞,上皮下的结缔组织内有少量平滑肌。

2. 肺泡管 是呼吸性细支气管的分支,管壁上有许多肺泡和肺泡囊的开口,在相邻肺泡开口之间,表面为单层立方或扁平上皮,上皮下有薄层结缔组织和少量环行平滑肌,故肺泡管断面上,在肺泡开口处的肺泡隔末端呈结节状膨大。

3. 肺泡囊 与肺泡管相连续,为数个肺泡共同开口的管腔。在相邻肺泡开口处的壁中无平滑肌,故切片中,此处无明显的结节状膨大。

4. 肺泡 肺泡呈半球形或多面形薄壁囊泡,开口于肺泡囊、肺泡管或呼吸性细支气管,是气体交换的场所。成人肺内有 3～4 亿个肺泡,总面积可达 70～80 m^2。肺泡内表面覆以肺泡上皮及其基膜,相邻肺泡间有结缔组织称肺泡隔,属于肺间质成分。肺泡上皮由 I 型和 II 型细胞共同组成(图 3-7)。

(1) I 型肺泡细胞:肺泡表面大部分由 I 型细胞覆盖,细胞扁平,胞核扁圆形,细胞含核部分略厚,其余部分很薄,仅 $0.2\mu m$,参与组成血气屏障。细胞质内可见少量细胞器及大量吞饮小泡,相邻细胞之间有紧密连接。I 型细胞为气体交换提供了一个广而薄的面,便于气体通过。

(2) II 型肺泡细胞:II 型肺泡细胞(图 3-7,图 3-8)较少,细胞呈圆形或立方形,位于 I 型细胞之间,凸向肺泡腔,胞核圆形,胞质着色浅,呈泡沫状。电镜下可见胞质内有高电子密度的圆形板层结构,其表面有膜包被,主要含有二棕榈酰卵磷脂。该物质以胞吐方式被排至肺泡表面,形成一层薄膜,称表面活性物质。其作用是降低肺泡表面张力,防止肺泡塌陷及肺泡过度扩张,起到稳定肺泡直径的作用。创伤、休克、中毒或感染时,肺泡表面活性物质的合成与分泌受到抑制或破坏,可引起肺泡塌陷,影响肺泡的气体交换功能。有些早产儿的 II 型肺泡细胞发育尚未完善,不能产生表面活性物质,致使其出生后肺泡不能扩张,呼吸困难,导致死亡。II 型肺泡细胞还有增殖分化能力,可修复受损的 I 型肺泡细胞。

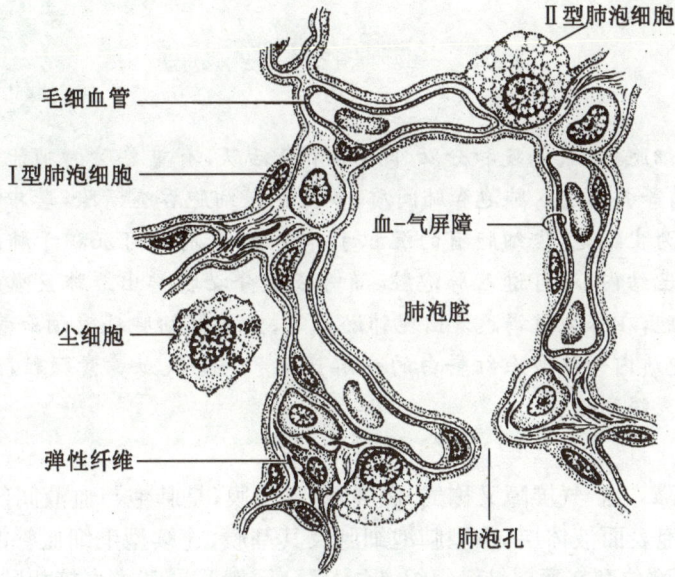

图 3-7 肺泡与肺泡隔结构模式图

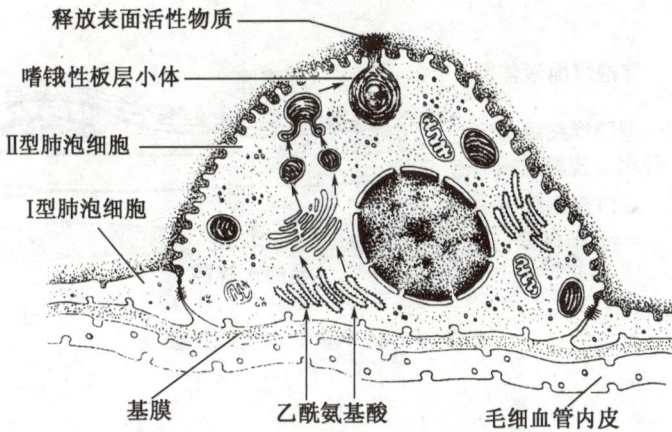

图 3-8 Ⅱ型肺泡细胞超微结构模式图

5. 肺泡孔 相邻肺泡之间有小孔相通,称肺泡孔(图3-7)。它是相邻肺泡间的气体通路,当终末细支气管阻塞时,可通过肺泡孔与邻近肺泡建立侧支通气,有利于气体交换。但肺部感染时,病菌也可经此孔扩散而造成炎症的蔓延。

6. 肺泡隔 肺泡隔是指相邻肺泡之间的间质,其内含有密集的连续型毛细血管网、大量的弹性纤维及成纤维细胞、肺巨噬细胞和肥大细胞等多种细胞。肺泡隔内的大量弹性纤维与吸气后肺泡的弹性回缩有关,当肺泡弹性纤维变性时,可使肺泡弹性减弱,肺泡扩大,导致肺气肿。老年人弹性纤维逐渐退化,吸烟会加速其退化进程。肺泡隔中的毛细血管网紧贴肺泡上皮,在气体交换中具有重要作用。肺巨噬细胞由单核细胞分化而来,体积较大,形状不一,广泛分布在肺间质内,在细支气管以下的管道周围和肺泡隔内较多,也可游走入肺泡腔内,是机体防御体系的重要成分之一。

肺巨噬细胞的生理与病理

肺巨噬细胞吞噬、免疫和分泌作用都十分活跃,有重要防御功能。吸入空气中的尘粒、细菌等异物进入肺泡和肺间质,多被巨噬细胞吞噬清除,其中吞噬灰尘后的巨噬细胞称为尘细胞,尘细胞有的沉积于肺泡隔,也有的可沉积于肺间质的其他部位及肺门淋巴结内,还可进入肺泡腔,随呼吸道分泌物排出。肺巨噬细胞还可吞噬衰老的红细胞,在心力衰竭患者出现肺淤血时,大量红细胞从毛细血管溢出,被巨噬细胞吞噬,胞质内含许多血红蛋白的分解产物——含铁血黄素颗粒,此种肺巨噬细胞又称心力衰竭细胞。

7. 血-气屏障 血-气屏障又称气-血屏障、呼吸膜,是肺泡与血液间气体交换所通过的结构,它包括肺泡表面液体层、I 型肺泡细胞及其基膜、连续型毛细血管的基膜及内皮。在两基膜之间有些部位存在薄层结缔组织,但大部分区域两层基膜直接相贴而融合在一起(图 3-7,图 3-9)。血-气屏障很薄,其厚度仅为 $0.2 \sim 0.5\ \mu m$。屏障中任何一层发生病理改变,均影响气体交换。

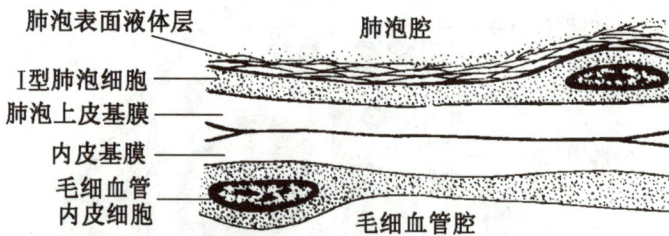

图 3-9 血-气屏障结构模式图

三、肺的血管

肺有功能性和营养性两套血管。

1. 功能性血管 即肺动脉与肺静脉。肺动脉从右心房出发,携带静脉血入肺,其分支与各级支气管伴行直至肺泡,在肺泡隔内形成密集的毛细血管网,并与肺泡通过呼吸膜进行气体交换,变成动脉血,然后再逐渐汇集成肺静脉,回到左心房。

2. 营养性血管 即支气管动脉与支气管静脉。支气管动脉与支气管伴行入肺,其终末支至呼吸性细支气管时形成毛细血管网,一部分汇入肺静脉,另一部分汇入支气管静脉。

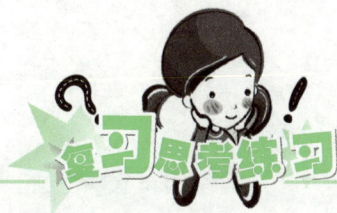
复习思考练习

一、名词解释

1. 肺小叶　2. Ⅱ型肺泡细胞　3. 肺泡隔

二、问答题

1. 简述气管壁结构及肺导气管壁的结构特点。
2. 简述肺呼吸部的组成及结构。
3. 试述血-气屏障的结构和功能。

三、选择题

1. 气管黏膜的上皮是 （　）
   A. 单层扁平上皮　　　　　　　　B. 单层立方上皮
   C. 单层柱状上皮　　　　　　　　D. 假复层纤毛柱状上皮
2. 气管的混合腺位于 （　）
   A. 黏膜下层内　　　　　　　　　B. 黏膜的固有层内
   C. 外膜内　　　　　　　　　　　D. 软骨环内
3. 肺内导气部，管壁内软骨片及腺体完全消失的部位是 （　）
   A. 细支气管　　　　　　　　　　B. 呼吸性细支气管
   C. 终末细支气管　　　　　　　　D. 小支气管
4. 肺内分泌表面活性物质的细胞是 （　）
   A. Ⅰ型肺泡细胞　　　　　　　　B. Ⅱ型肺泡细胞
   C. 内皮细胞　　　　　　　　　　D. 尘细胞
5. 肺的微细结构 （　）
   A. 分为导气部和呼吸部　　　　　B. 分为皮质和髓质
   C. 分为间质和皮质　　　　　　　D. 分为肺大叶和肺小叶
6. 覆盖在肺表面的薄膜是 （　）
   A. 滑膜　　　　B. 浆膜　　　　C. 黏膜　　　　D. 纤维膜
7. 几个肺泡共同开口的腔隙称 （　）
   A. 肺泡囊　　　B. 肺泡管　　　C. 肺泡腔　　　D. 肺泡孔
8. 一个肺小叶的全部结构都属于 （　）
   A. 导气部　　　B. 间质　　　　C. 呼吸部　　　D. 实质
9. 呼吸性细支气管与细支气管的主要区别是 （　）
   A. 单层上皮　　B. 无腺体　　　C. 有肺泡开口　　D. 无软骨片
10. 进行气体交换的主要细胞是 （　）
    A. Ⅰ型肺泡上皮细胞　　　　　　B. Ⅱ型肺泡上皮细胞
    C. 隔细胞　　　　　　　　　　　D. 尘细胞

（汪家龙）

第四章　泌尿系统

泌尿系统由肾、输尿管、膀胱和尿道等组成。肾不仅是产生尿液的器官，而且还具有某些内分泌功能，输尿管、膀胱和尿道为排尿管道。泌尿系统不仅排出机体的代谢废物，而且对保持机体水盐平衡和维持机体内环境的稳定起着重要的作用。

第一节　肾

一、肾的一般结构

在新鲜肾的冠状切面上，外周红色的部分称为皮质，深部色浅的部分称为髓质。髓质由8～18个肾锥体组成，其底向着皮质，尖朝向肾门，称为肾乳头。肾乳头所插入的漏斗状膜性管道，即为肾小盏。2～3个肾小盏汇合成一个肾大盏，全部肾大盏汇合成肾盂，肾盂于肾门处移行为输尿管。

肾的皮质与髓质分界并不平整，在有些部位是互相交错的。伸入两个相邻锥体之间的皮质称为肾柱。从锥体底部向皮质呈放射状行走的细线称为髓放线。两条髓放线之间的皮质称为皮质迷路。以髓放线为中轴及其四周的皮质迷路组成一个肾小叶。每个锥体及其邻近的皮质组成一个肾叶(图4-1)。

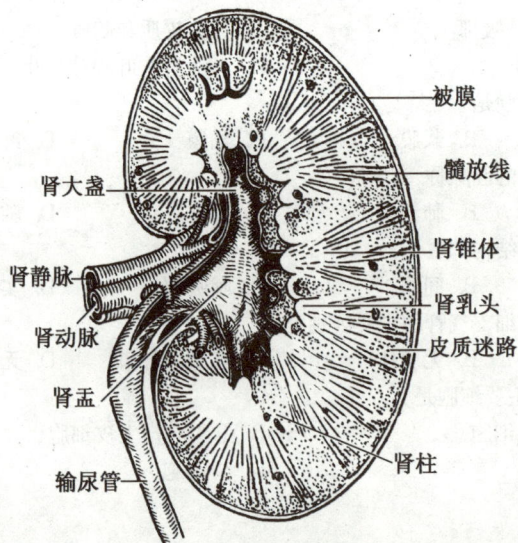

图4-1　肾冠状切面

二、肾实质

肾实质由肾单位与集合小管系组成,其间有少量结缔组织、血管和神经等构成肾间质(图4-2,图4-3)。

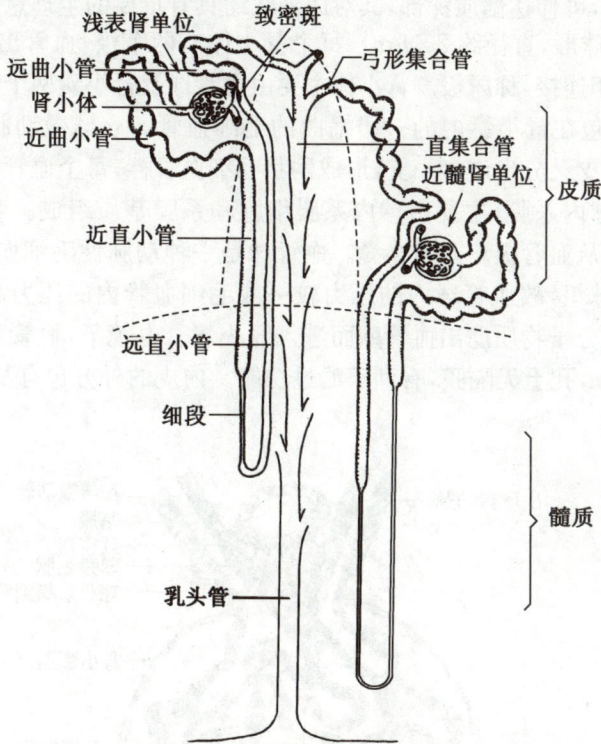

图4-2 肾单位结构模式图

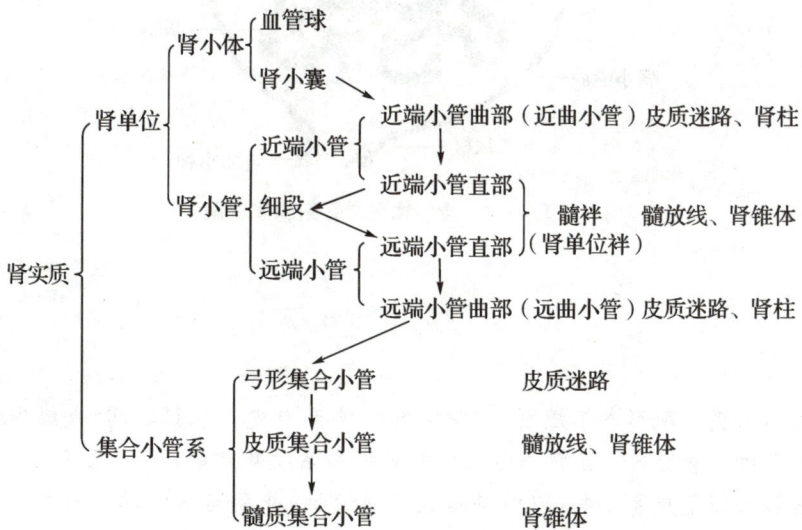

图4-3 肾实质组成和分布位置

（一）肾单位

肾单位由肾小体和肾小管组成,每个肾有 100 万～150 万个肾单位。由于肾单位在皮质内的深浅位置不同,可分为浅表肾单位和近髓肾单位。浅表肾单位数量较多,占 85%～90%,它们位于皮质的浅表及中部,体积较小,肾单位袢较短,只伸达髓质浅部,其在尿液形成中起重要作用。近髓肾单位数量较少,占 10%～15%,它们位于皮质深部近髓质处,体积较大,肾单位袢较长,可伸达髓质深部,其对尿液浓缩具有重要的生理意义。

1. 肾小体 呈球形,直径约 200μm。每个肾小体有两个极,血管出入端为血管极,另一极与近端小管曲部相连接,称尿极。肾小体主要由血管球及肾小囊两个部分构成(图 4-4)。

（1）血管球:是包在肾小囊内的一团蟠曲的毛细血管。入球微动脉从血管极进入肾小囊,分成 4～5 支,每支又分出许多小支,形成网状毛细血管袢,每个血管袢之间有血管系膜支持。血管系膜又称球内系膜,主要由球内系膜细胞和系膜基质组成。毛细血管的另一端汇成一条出球微动脉,从血管极离开肾小囊。血管球是一种动脉性毛细血管网,由于入球微动脉管径较出球微动脉粗,故血管球内的压力较一般毛细血管内的压力高。当血液流经血管球时,大量水分和小分子物质滤出血管壁而进入肾小囊。电镜下,血管球的毛细血管为有孔型,孔径 50～100 nm,孔上无隔膜,有利于滤过功能。内皮的外方包有基膜,成人的基膜厚约330 nm。

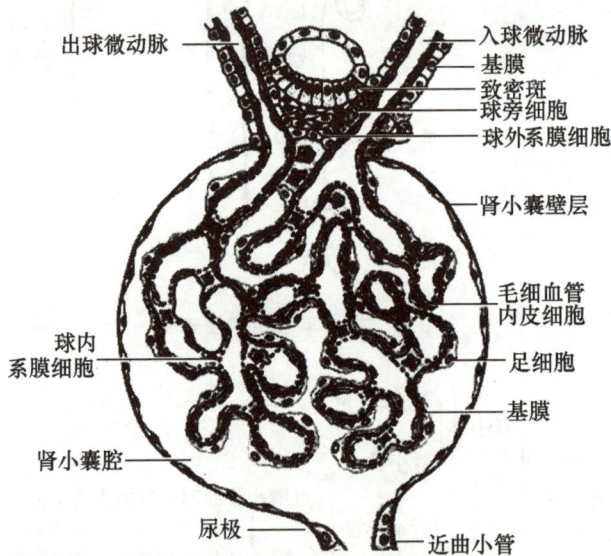

图 4-4 肾小体及球旁细胞模式图

球内系膜细胞的形态与功能

球内系膜细胞形态不规则,细胞突起可伸至内皮与基膜之间,或经内皮细胞之间伸入毛细血管腔内。系膜细胞能合成基膜和系膜基质的成分,还可吞噬和降解沉积在基膜上的免疫复合物,以维持基膜的通透性,并参与基膜的更新和修复。细胞的收缩活动可调节毛细血管的管径以影响血管球内血流量。系膜细胞还可分泌肾素和酶等生物活性物质,可能与血管球内血流量的局部调节有关。

　　（2）肾小囊：为泌尿小管起始部膨大凹陷而成的双层囊。外层（或称肾小囊壁层）为单层扁平上皮，在肾小体尿极处与近端小管曲部上皮相连续，在血管极处上皮向内返折成为囊的内层（或称肾小囊脏层），脏壁两层之间的腔隙为肾小囊腔。脏层细胞形态特殊，称足细胞。扫描电镜下可见足细胞从胞体伸出几个较大的初级突起，每个初级突起又分出许多指状的次级突起，相邻足细胞次级突起相互交叉嵌合，形成栅栏状，紧贴在毛细血管基膜外面。足细胞次级突起之间的间隙，称为裂孔，宽约 25 nm，上面覆以厚 4～6 nm 的裂孔膜。突起内含较多微丝，微丝收缩可使突起活动而改变裂孔的宽度。

　　（3）滤过膜：血浆从血管球的毛细血管渗入肾小囊腔形成原尿，必须通过毛细血管内皮、基膜和裂孔膜，这三层结构组成滤过膜，亦称滤过屏障（图 4-5）。三层结构能分别限制一定大小的物质通过，其中足细胞的裂孔膜在滤过屏障中起主要作用，一般认为分子量在 7 万以下者，如多肽、葡萄糖、尿素、电解质和水，都能通过滤过膜。若滤过膜受损，则大分子物质如蛋白质，甚至红细胞亦能通过滤过膜，形成蛋白尿或血尿。成人一昼夜两肾可产生约 180 L 原尿。

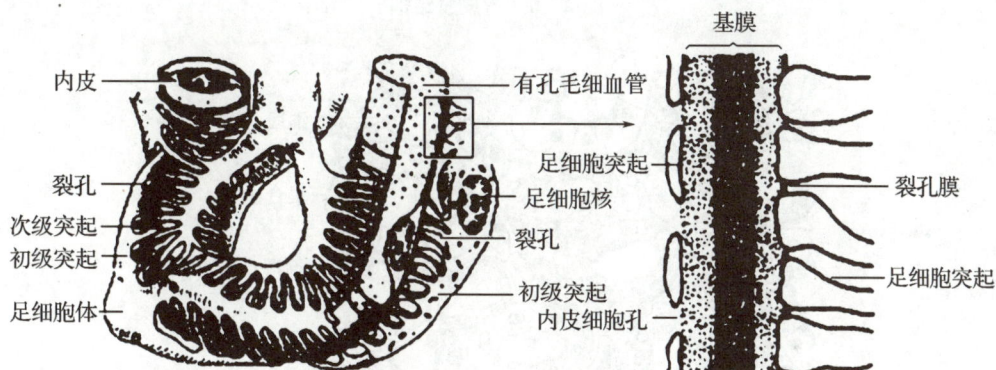

图 4-5　滤过膜模式图

　　2. 肾小管　肾小管按不同的形态结构、分布位置和功能分成三部：近端小管、细段和远端小管。近端小管与肾小囊相连，远端小管连接集合小管。肾小管具有重吸收、分泌或排泄作用。

　　（1）近端小管：为肾小管中最粗最长的一段，管径为 50～60 μm，长约 14 mm，占肾小管总长的一半。近端小管分曲部和直部。

　　①近端小管曲部：曲部位于皮质内，迂曲蟠行在肾小体附近，又称近曲小管。其上皮细胞呈锥体形或立方形，胞体较大，细胞界限不清，核圆形，位于基底部，胞质染成红色，细胞游离面上有刷状缘，基部有纵纹。电镜下可见刷状缘为密集排列的微绒毛，极大地增加了细胞的表面积，有利于重吸收。细胞侧面有许多侧突，相邻细胞的侧突相互嵌合，基部的侧突可伸入相邻细胞的质膜内褶内，构成广泛的细胞间迷路，故光镜下上皮细胞分界不清。细胞基底部有发达的质膜内褶，内褶之间有许多纵行排列的线粒体，侧突及质膜内褶也增大了细胞侧面及基底面与间质之间物质交换的面积（图 4-6，图 4-8）。

　　②近端小管直部：是曲部的延续，为髓袢降支的重要组成部分。其与曲部结构基本相似，但上皮细胞较矮，微绒毛、侧突和质膜内褶等不如曲部发达（图 4-7，图 4-8）。

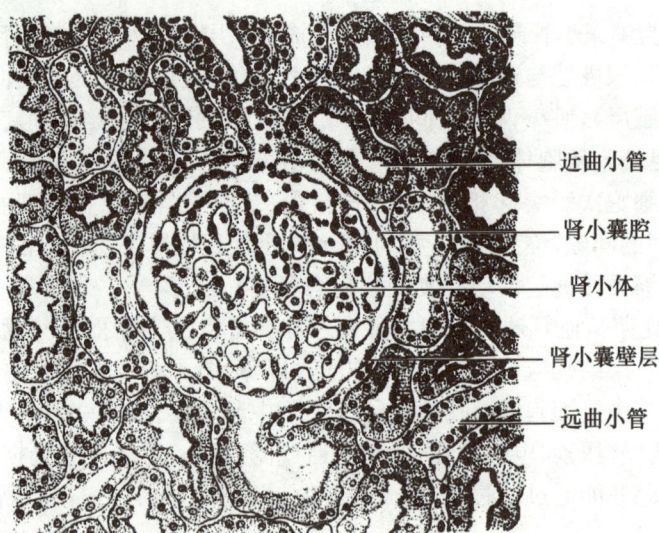

图 4-6 肾皮质结构

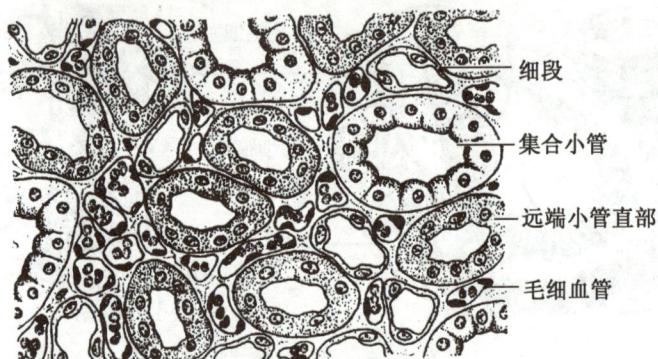

图 4-7 肾髓质结构

近端小管上述结构特点使其具有良好的吸收功能。原尿中约 85％的水、几乎全部的葡萄糖、氨基酸、多肽和小分子的蛋白质以及 65％的钠离子和 50％的碳酸氢盐、磷酸盐及维生素等都在此部被重吸收。另外,近端小管上皮细胞还能向管腔内分泌氢、氨、肌酐和马尿酸等物质。

(2) 细段:浅表肾单位的细段较短,参与组成髓袢降支,近髓肾单位细段长,由降支再返折上行,又参与构成升支。细段管径细,直径 $10\sim15~\mu m$,管壁为单层扁平上皮,细胞含核部分突向管腔,胞质着色较浅,无刷状缘。电镜下,细胞游离面有少量微绒毛,基底面有少量质膜内褶,细胞器不发达(图 4-7,图 4-8)。由于细段上皮甚薄,故有利于水和离子通透。

(3) 远端小管:包括直部和曲部。远端小管比近端小管细,管腔相对较大。上皮细胞呈立方形,染色较浅,细胞界限较清楚,核位于近腔侧,游离面无刷状缘,基部纵纹明显。

①远端小管直部:为髓袢升支的重要组成部分。电镜下上皮细胞腔面仅有少量微绒毛。基底部质膜内褶发达,褶深可达细胞顶部,褶间胞质内有纵行排列的大而长的线粒体(图 4-7,图 4-8)。质膜内褶上有钠泵,能主动向间质内转运钠离子。

②远端小管曲部:又称远曲小管,位于皮质内,其超微结构与直部相似,但质膜内褶和线粒体不如直部发达(图 4-6,图 4-8)。远曲小管是离子交换的重要部位,细胞能吸收水、钠离子,排钾离子、氢离子、氨等,对维持体液的酸碱平衡起重要作用。它的功能活动受醛固酮

和抗利尿激素的调节,可促进其吸钠排钾和对水的重吸收作用,使尿液浓缩,尿量减少。

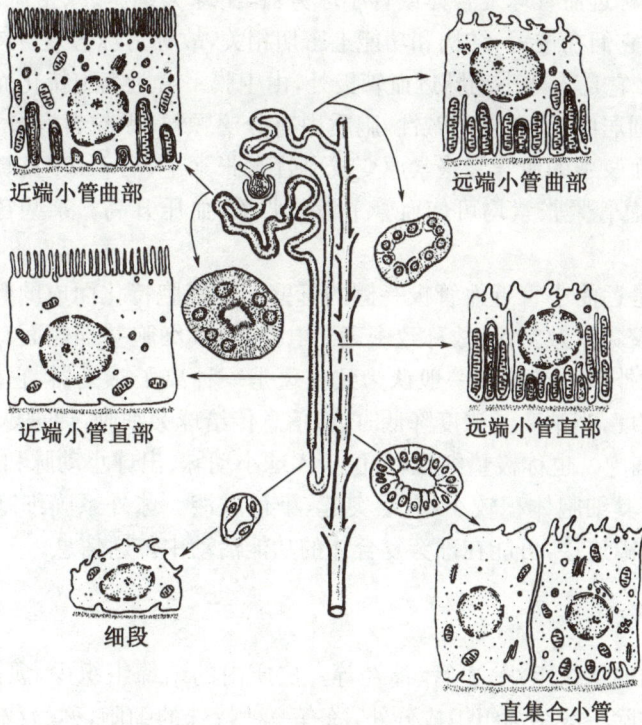

图4-8 肾小管各段上皮细胞结构模式图

(二)集合小管系

集合小管系全长20~38 mm,可分为弓形集合小管、皮质集合小管和髓质集合小管三段。弓形集合小管短,位于皮质迷路内,与远端小管曲部相接,呈弓形,至髓放线折向髓质方向行走,成为皮质集合小管。皮质集合小管沿髓放线直行向下达肾锥体,髓质集合小管在肾锥体内下行至锥体乳头处,改称乳头管,开口于肾小盏。集合小管系的管径由细逐渐变粗,随着管径增粗,管壁上皮由单层立方逐渐增高为单层柱状,至乳头管处为高柱状上皮(图4-8)。集合小管具有重吸收水、钠离子排钾离子的功能,也受醛固酮和抗利尿激素调节。

综上所述,肾小体形成的原尿经肾小管各段及集合小管后,其中99%左右的水分、营养物质和无机盐等被重新吸收入血液,同时将体内一些代谢产物排入小管内。最后形成浓缩的终尿,其量为每天1~2 L,仅占原尿的1%左右。

尿毒症毒素

肾功能不全是由多种原因引起的肾小球严重破坏,导致肾脏不能有效清除血液中有毒的化合物,这些具有生物活性的有毒化合物的潴留称为尿毒症。其主要的临床表现为水电解质、酸碱平衡紊乱及心、肾等多脏器多系统的器质性损害。除了人们所熟知的肌酐、尿素、甲酚、同型半胱氨酸、β_2微球蛋白、粒细胞抑制蛋白等化合物外,潴留的有毒化合物中,一些新的有毒代谢废物正逐渐被人们认识,如:二核苷多磷酸盐、结构变异型血管紧张素Ⅱ、对甲酚及胍类化合物等。

(三) 球旁复合体

球旁复合体也称近血管球复合体或肾小球旁器,由球旁细胞、致密斑、球外系膜细胞(图4-4)等组成,由于它们在位置、结构和功能上密切相关,故称为球旁复合体。

1. **球旁细胞** 它是入球小动脉近血管极处,由中膜平滑肌细胞特化而成的上皮样细胞。细胞呈立方形,核圆居中,胞质弱嗜碱性,胞质内有分泌颗粒,颗粒含有肾素。肾素是一种蛋白水解酶,可催化血浆中的血管紧张素原变成血管紧张素Ⅰ,后者被组织的转化酶降解成血管紧张素Ⅱ,两种血管紧张素均可使血管平滑肌收缩,血压升高。某些肾病伴有高血压,与肾素分泌有关。

2. **致密斑** 是远曲小管近血管极一侧的管壁上皮细胞特化而成的椭圆形隆起,该处细胞变高变窄,胞核聚集呈致密区,故称致密斑。电镜下,其细胞基部侧面有突起,有的突起可伸达球旁细胞及球外系膜细胞。一般认为致密斑是一种离子感受器,它能敏感地感受远曲小管内的钠离子浓度,当钠离子浓度降低时,将信息传给球旁细胞,促进球旁细胞分泌肾素。

3. **球外系膜细胞** 也称极垫细胞,是位于入球小动脉、出球小动脉和致密斑之间的三角形区域内细胞团。其细胞体积较小,有小突起,染色较淡。球外系膜细胞与球内系膜细胞、球旁细胞之间有缝隙连接,可能在球旁复合体的功能活动中传递信息。

三、肾间质

肾间质为肾内的结缔组织、血管、神经等。皮质内的结缔组织少,愈接近肾乳头结缔组织愈多。肾间质中除一般结缔组织成分外,尚有一种特殊的细胞,称为载脂间质细胞。载脂间质细胞具有分泌前列腺素和形成间质内的纤维和基质的功能。另外,肾小管周围的血管内皮细胞能产生红细胞生成素,刺激骨髓中红细胞生成。

四、肾的血液循环

肾的血液循环与尿液的形成和浓缩有密切关系,它有如下特点:①流量大、流速快,这是由于肾动脉直接起自腹主动脉,且短而粗;另外,肾内血管走行较直,血流很快能抵达血管球。②入球微动脉较出球微动脉粗,因而使血管球内的压力较高,利于滤过。③二次形成毛细血管网,入球微动脉分支形成血管球(毛细血管网),出球微动脉出球后再次形成毛细血管网,分布在肾小管周围,此处的毛细血管内的胶体渗透压较高,有利于肾小管上皮细胞的重吸收和尿液的浓缩。④髓质内的直小血管与肾单位袢伴行,亦有利于泌尿小管的重吸收和尿液的浓缩(图4-9,图4-10)。

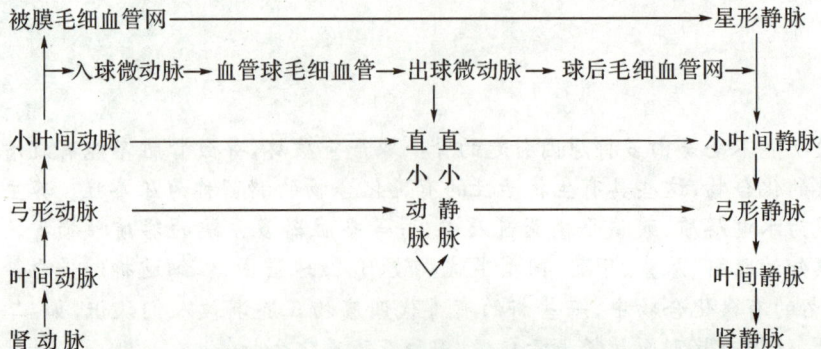

```
被膜毛细血管网 ─────────────────────────────────────→ 星形静脉

   ├→入球微动脉→血管球毛细血管→出球微动脉→球后毛细血管网→│

小叶间动脉 ──────────────→ 直 直 ──────────────→ 小叶间静脉
                            小 小
弓形动脉 ────────────────→ 动 静 ────────────────→ 弓形静脉
                            脉 脉
叶间动脉                      ∨                        叶间静脉

肾动脉                                                 肾静脉
```

图4-9 肾血液循环示意图

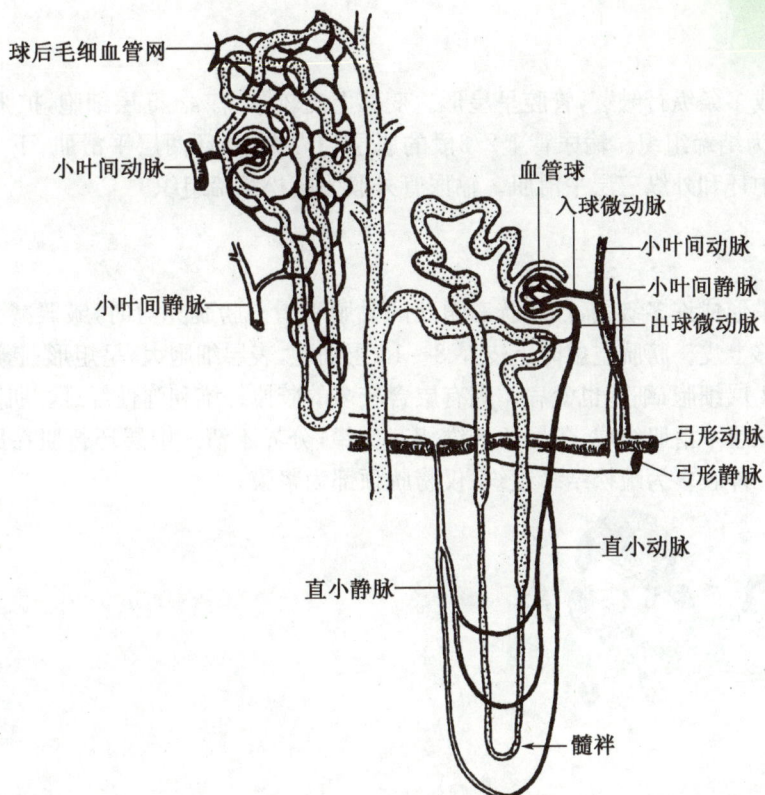

图 4-10　肾血液循环模式图

肾的年龄性变化

新生儿两肾的总重量约 50 g，至成年两肾重约 270 g，其间肾小体的数量与体积、肾间质均随年龄增长而逐渐增加。约 50 岁以后，肾的体积、重量均逐年减少。约 80 岁时肾的重量减少 20%，至 90 岁肾体积可减少 40%，这些变化主要发生在肾皮质。80 岁时，衰退血管球约占总数的 40%。老年人的血管球体积增大，近端小管上皮细胞减少，基膜厚度增加，血管系膜增多。与此同时，肾小球滤过率逐年下降，肾脏对饮食钠量变化的适应性减退，肾小管的泌钾功能降低。

第二节　排尿管道

肾产生的终尿经肾盏、肾盂、输尿管、膀胱及尿道等排尿管道排至体外。排尿管道各部分的组织结构基本相似，均由黏膜、肌层和外膜构成。

一、肾盏和肾盂

肾盏的上皮与乳头管上皮相移行，是由 2～3 层细胞组成的变移上皮。上皮外面有少量结缔组织和平滑肌。肾盂的变移上皮略厚，肌层可分为内纵、外环两层平滑肌。

二、输尿管

黏膜形成多条纵行皱襞，管腔呈星形。变移上皮较厚，有4～5层细胞，扩张时可变为2～3层，固有层为结缔组织。输尿管上2/3段的肌层为内纵、外环两层平滑肌；下1/3段肌层增厚，为内纵、中环和外纵三层平滑肌。输尿管外膜为疏松结缔组织。

三、膀胱

膀胱黏膜形成许多皱襞，仅膀胱三角处的黏膜平滑。膀胱充盈时，皱襞减少或消失。黏膜上皮为变移上皮。膀胱空虚时上皮厚8～10层细胞，表层细胞大，呈矩形；膀胱充盈时上皮变薄，仅3～4层细胞，细胞也变扁。固有层含较多的胶原纤维和弹性纤维。肌层厚，由内纵、中环和外纵三层平滑肌组成，各层肌纤维相互交错，分界不清。中层环行肌在尿道内口处增厚为括约肌。外膜多为疏松结缔组织，仅膀胱顶部为浆膜。

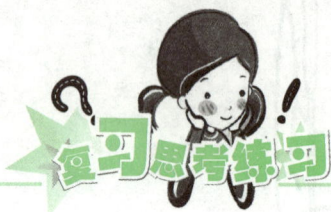

复习思考练习

一、名词解释

1. 肾单位　2. 滤过屏障　3. 髓袢　4. 球旁细胞

二、问答题

1. 简述泌尿小管的组成。
2. 试述原尿和终尿形成相关的组织结构。
3. 简述球旁复合体的组成、结构和功能。

三、选择题

1. 肾血管球的毛细血管为　　　　　　　　　　　　　　　　　　　（　　）
   A. 连续毛细血管　　　　　　　　B. 有孔毛细血管
   C. 血窦　　　　　　　　　　　　D. 窦样毛细血管
2. 球旁细胞是由什么分化而成　　　　　　　　　　　　　　　　　（　　）
   A. 入球小动脉内皮　　　　　　　B. 足细胞
   C. 远端小管上皮　　　　　　　　D. 入球小动脉平滑肌细胞
3. 致密斑位于　　　　　　　　　　　　　　　　　　　　　　　　（　　）
   A. 近端小管上　　　　　　　　　B. 远端小管
   C. 出球小动脉上　　　　　　　　D. 入球小动脉上
4. 产生肾素的细胞是　　　　　　　　　　　　　　　　　　　　　（　　）
   A. 球旁细胞　　　　　　　　　　B. 肾的间质细胞
   C. 致密斑　　　　　　　　　　　D. 足细胞
5. 与原尿生成有关的结构是　　　　　　　　　　　　　　　　　　（　　）
   A. 肾单位袢　　　　　　　　　　B. 远曲小管

C. 肾小体　　　　　　　　　　　　D. 近曲小管

6. 钠离子感受器是　　　　　　　　　　　　　　　　　　（　　）

　　A. 近血管球细胞　　　　　　　　B. 足细胞

　　C. 致密斑　　　　　　　　　　　D. 细段

7. 肾的基本功能单位是　　　　　　　　　　　　　　　　　（　　）

　　A. 皮质肾单位　　　　　　　　　B. 近髓肾单位

　　C. 肾小体　　　　　　　　　　　D. 肾单位

（朱晓红）

第五章　生殖系统

第一节　男性生殖系统

男性生殖系统由睾丸、生殖管道、附属腺及外生殖器组成。睾丸产生精子、分泌雄激素。附睾、输精管、射精管和尿道组成运输精子的生殖管道,附睾还有暂时贮存精子、营养精子和促进精子成熟的作用。附属腺包括前列腺、精囊和尿道球腺。附属腺和生殖管道的分泌物共同构成精浆。精浆与精子构成精液。

一、睾丸

睾丸表面覆以浆膜,即睾丸鞘膜脏层。鞘膜深面是由致密结缔组织构成的白膜,在睾丸后缘,白膜增厚并伸进睾丸内形成睾丸纵隔(图5-1)。纵隔的结缔组织呈放射状伸入睾丸实质,形成睾丸小隔,它把睾丸分隔成250个左右锥体形的睾丸小叶。每个小叶内有1～4条生精小管,生精小管在近睾丸纵隔处变为短而直的直精小管。直精小管进入睾丸纵隔,相互吻合形成睾丸网。生精小管构成睾丸的实质,其间的疏松结缔组织,为睾丸间质(图5-2)。

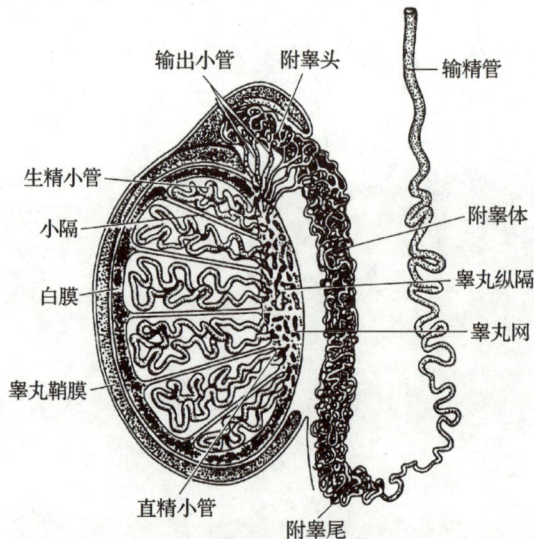

图5-1　睾丸与附睾结构

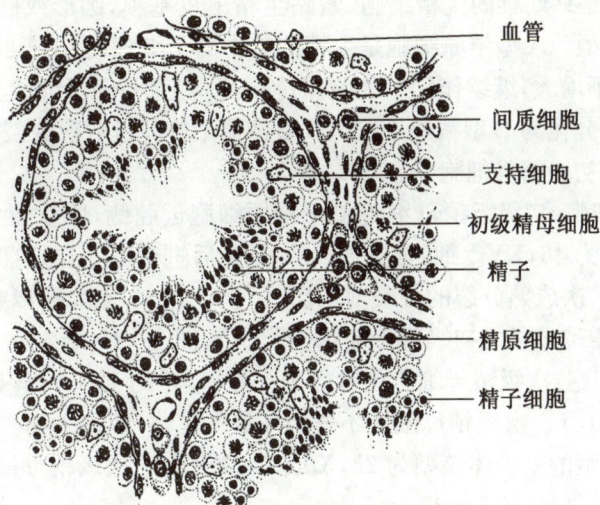

图 5-2　睾丸间质与生精小管模式图

(一) 生精小管

　　成人生精小管长 30~70 cm，直径 150~250 μm，中央为管腔，壁厚 60~80 μm，为一条细长、高度蟠曲的管道，是产生精子的场所。成人生精小管管壁的上皮由生精上皮组成（图 5-3）。生精上皮是一种特殊的复层上皮，由 5~8 层生精细胞和支持细胞组成。前者是形成精子的细胞，后者是起支持、营养和分泌等作用的细胞。

　　1. 生精细胞与精子发生　青春期前，生精小管内仅有支持细胞和精原细胞。自青春期开始，在垂体促性腺激素的作用下，生精细胞不断增殖发育形成精子。此时生精小管壁内可见不同发育阶段的生精细胞，包括精原细胞、初级精母细胞、次级精母细胞、精子细胞和精子（图 5-3）。它们从基底到腔面依次顺序排列。从精原细胞到形成精子的过程称精子发生。在人类，精子发生约需 64 天。而在生精小管的不同节段，精子的发生是不同步的，后一节段比前一节段的精子发生稍晚，故生精小管可以一批接一批持续不断地产生精子。

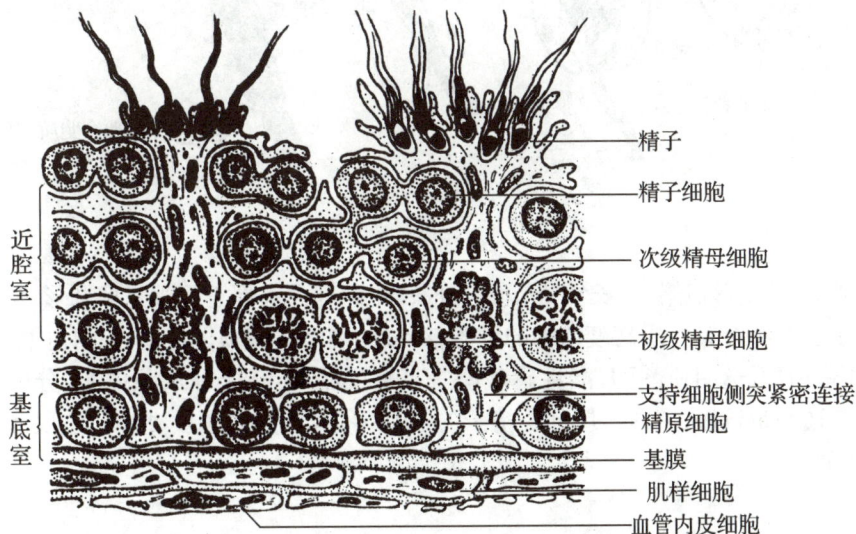

图 5-3　生精小管上皮细胞电镜模式图

（1）精原细胞：是最幼稚的生精细胞，紧贴生精上皮基膜，圆形或椭圆形，直径约 $12\mu m$。精原细胞分 A、B 两型。A 型精原细胞是生精细胞中的干细胞，经过不断地分裂增殖，一部分 A 型精原细胞体积不增大，继续作为干细胞保持在基膜上，并保留继续分裂产生新的精原细胞的能力，另一部分分化为 B 型精原细胞。B 型精原细胞经过数次分裂后，体积增大，离开基膜向腔面移动，形成初级精母细胞（图 5-2，图 5-3）。

（2）初级精母细胞：初级级精母细胞位于精原细胞近腔侧，体积较大，直径约 $18\ \mu m$，核大而圆，染色体核型为 46，XY。细胞经过 DNA 复制后进行第一次成熟分裂，形成 2 个次级精母细胞。由于第一次成熟分裂的分裂前期历时较长（达 22 天），所以在生精小管的切面中常可见到处于不同增殖阶段的初级精母细胞（图 5-2，图 5-3）。

（3）次级精母细胞：次级精母细胞位置靠近管腔，直径约 $12\ \mu m$，核圆形，染色较深，染色体核型为 23，X 或 23，Y。次级精母细胞不进行 DNA 复制，即进入第二次成熟分裂，形成两个精子细胞，精子细胞的染色体核型为 23，X 或 23，Y。由于次级精母细胞存在时间短，故在生精小管切面中不易见到（图 5-3）。

（4）精子细胞：位置靠近管腔，细胞圆而小，核亦小，圆形，染色深，胞质较少。精子细胞不再分裂，它经过一系列的复杂形态变化，由圆形的精子细胞变成蝌蚪形的精子（图 5-2，图 5-3）。此过程主要变化为：①核极度浓缩变长，移至一侧，形成精子头部的主要结构；②高尔基复合体形成顶体泡，并凹陷成双层囊，覆盖在核前部，成为顶体；③中心粒移至顶体对侧并发出轴丝，形成精子尾部；④线粒体由周边向轴丝起始部聚集，形成线粒体鞘；⑤多余细胞质脱落。精子细胞经形态演变，最终形成精子，此过程称为精子形成（图 5-4）。精子形成过程中，常常会出现形态异常的精子，如巨大形、短小形、双头、双尾、小头、大头和无尾等畸形精子。畸形精子如超过 20%，可能出现男性不育。

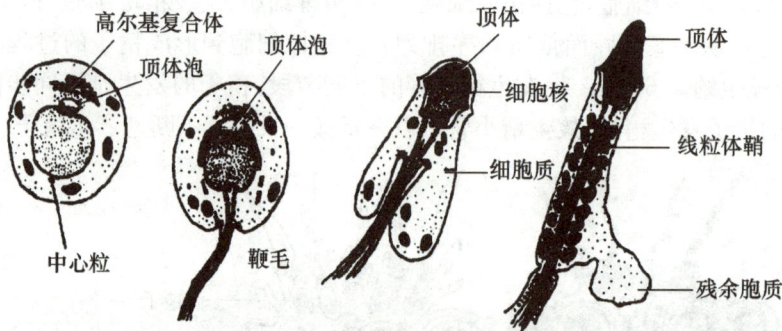

图 5-4　精子形成模式图

（5）精子：精子形似蝌蚪，长约 $60\ \mu m$，分头、尾两部。头部正面观呈卵圆形，侧面观呈梨形。头内主要有一个染色质高度浓缩的细胞核，核的前 2/3 有顶体覆盖。顶体内含多种水解酶，如顶体蛋白酶、透明质酸酶、酸性磷酸酶等。在受精时，精子释放顶体酶，分解卵子外周的放射冠与透明带，进入卵内。尾部是精子的运动装置，可分为颈段、中段、主段和末段四部分（图 5-5）。

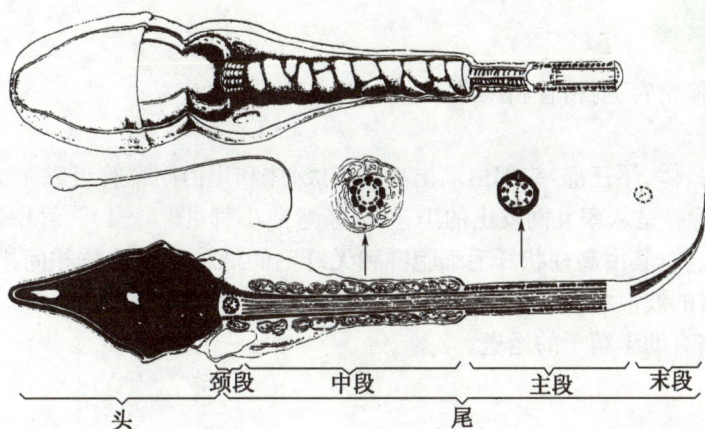

颈段　中段　主段　末段
头　　　尾

图 5-5　精子超微结构模式图

2. 支持细胞　支持细胞呈不规则的高锥体形，细胞基部附着在基膜上，顶部伸至生精小管腔面。在光镜下，支持细胞轮廓不清，常常只能以其核的形态加以辨认。支持细胞的核呈椭圆形、三角形或不规则形，染色较浅，核仁明显；在电镜下，可见支持细胞侧面和顶部有许多陷窝，其内嵌入各级生精细胞。相邻支持细胞侧面近基部的胞膜形成紧密连接，将生精上皮分成基底室和近腔室两部分。基底室位于生精上皮基膜和支持细胞紧密连接之间，内有精原细胞；近腔室位于紧密连接上方，与生精小管管腔相通，内有精母细胞、精子细胞和精子（图 5-3）。支持细胞具有支持、保护和营养各级生精细胞及分泌雄激素结合蛋白等功能。

血-睾屏障

生精小管与血液之间存在着血-睾屏障，其由毛细血管内皮及其基膜、结缔组织、生精小管的基膜和支持细胞间的紧密连接等构成，该屏障可阻止间质内大分子物质进入管腔，从而保持生精小管内较稳定的微环境，还能防止精子抗原物质溢出生精小管而发生自身免疫反应。

（二）睾丸间质

生精小管之间的睾丸间质为疏松结缔组织，富含血管和淋巴管。间质内除有通常的结缔组织细胞外，还有睾丸间质细胞（图 5-2）。细胞成群分布，体积较大，圆形或多边形，核圆居中，胞质嗜酸性较强。睾丸间质细胞受腺垂体嗜碱性细胞分泌的间质细胞刺激素（黄体生成素）的作用，能合成和分泌雄性激素，主要是睾酮。雄激素可促进精子的发生、促进男性生殖管道及附属腺的发育、激发男性第二性征的形成及维持正常性功能等。

（三）直精小管和睾丸网

生精小管近睾丸纵隔处变成短而直的管道，此即直精小管（图 5-1）。直精小管管径细，管壁由单层立方或柱状细胞组成。直精小管进入睾丸纵隔后，管腔变成大而不规则，互相吻合成网，称为睾丸网。睾丸网管壁由单层立方上皮组成。直精小管和睾丸网是运输精子的管道。

二、生殖管道

包括附睾、输精管、射精管和尿道。

(一) 附睾

附睾分为头、体、尾三部,头部由输出小管组成,体和尾由附睾管组成。

1. 输出小管　是从睾丸网发出的 10～15 条弯曲小管(图 5-1)。管壁黏膜的上皮为假复层柱状纤毛上皮,其由高柱状纤毛细胞群和无纤毛的低柱状细胞群相间排列而成,所以管腔面呈高低起伏的波浪状。上皮基膜明显,其外有薄层平滑肌(图 5-6)。上皮纤毛的摆动和平滑肌的收缩有助于精子的运送。

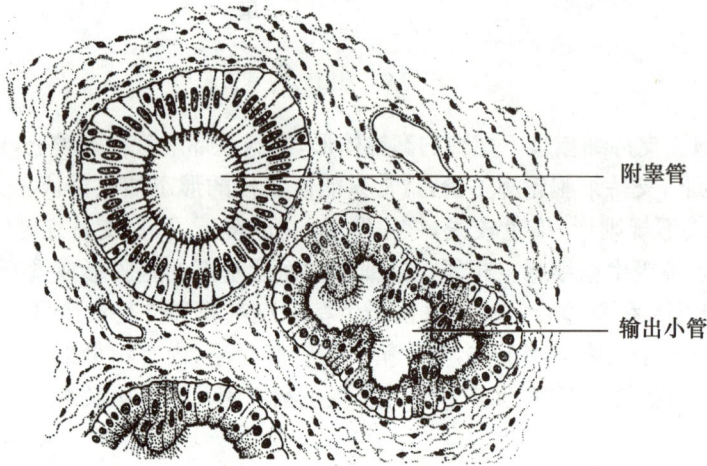

附睾管

输出小管

图 5-6　输出小管和附睾管结构

2. 附睾管　是一条长 4～6 m 的高度弯曲的管道,近端与输出小管相连,另一端与输精管相移行。附睾管的黏膜上皮是假复层柱状纤毛上皮,由于细胞高度相仿,所以管面平整(图 5-6)。细胞表面有许多粗长的微绒毛,又称静纤毛。这些细胞除有吸收功能外,还能分泌肉毒碱、甘油磷酸胆碱和唾液酸等物质,可以营养精子。上皮基膜外有较多的平滑肌,肌层的收缩有助于管腔内的精子向输精管方面缓慢移动。当精子进入附睾管后,由于附睾管长而弯曲,精子移动缓慢,使精子在附睾管内历时 8～17 天,并经历一系列成熟变化,获得运动能力,达到功能上的成熟。

(二) 输精管

输精管管壁由黏膜、肌层和外膜组成。黏膜由假复层柱状上皮与固有膜构成,上皮细胞较矮,固有膜中弹性纤维较丰富,肌层较厚,平滑肌强烈收缩能将精子迅速排出。外膜由疏松结缔组织构成(图 5-7)。

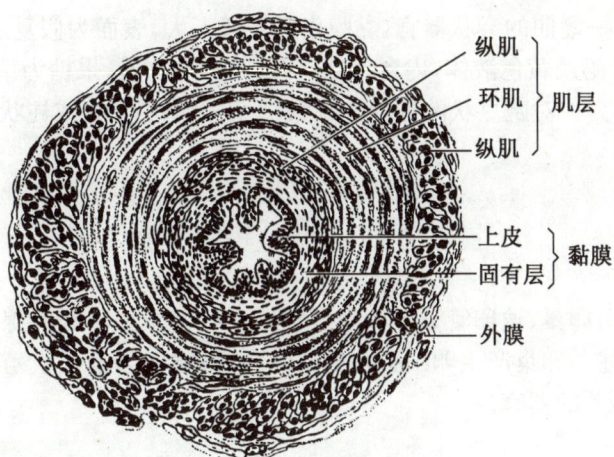

纵肌 ｝
环肌 ｝肌层
纵肌 ｝

上皮 ｝
固有层 ｝黏膜

外膜

图 5-7 输精管结构

三、附属腺

附属腺包括前列腺、精囊腺和尿道球腺,它们的分泌物与精子共同构成精液。

1. 前列腺 呈栗状,表面覆有被膜,被膜伸入腺内构成支架组织。腺实质由 30～50 个复管泡状腺组成,腺泡由单层立方、单层柱状及假复层柱状上皮构成,故腺腔不规则。腔内常可见分泌物浓缩而成的凝固体,为嗜酸性板层状小体,钙化后称前列腺结石(图 5-8)。

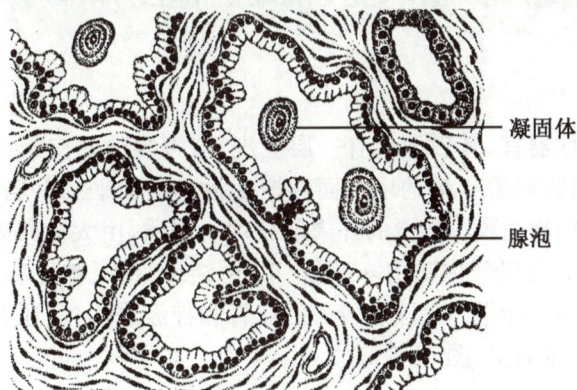

凝固体

腺泡

图 5-8 前列腺结构模式图

前列腺的生理与病理

前列腺的分泌活动与雄激素密切相关。青春期后,前列腺在雄激素的刺激下分泌增强,分泌物为稀薄的乳白色液体,富含酸性磷酸酶和纤维蛋白溶酶,还有柠檬酸和锌等物质。老年时,雄激素分泌减少,腺组织逐渐萎缩。但某些老年人的前列腺增生肥大,压迫尿道,造成排尿困难,此时分泌物中的锌含量增多。慢性前列腺炎易出现纤维蛋白溶酶异常继而引起精液不液化,影响精子的运动及受精能力。前列腺癌主要发生在腺的外带,此时分泌物中的酸性磷酸酶含量增多,而锌的含量下降。

2. **精囊腺**　为一蟠曲的囊状器官,黏膜表面皱襞高大,表面为假复层柱状上皮。在雄激素作用下,精囊腺分泌淡黄色液体,内含果糖、前列腺素等物质,果糖为精子活动提供能量。

3. **尿道球腺**　为一对豌豆状的复管泡状腺,上皮为单层立方或柱状,腺体分泌的黏液可润滑尿道。

第二节　女性生殖系统

女性生殖系统由卵巢、输卵管、子宫、阴道和外生殖器组成。因乳腺是哺育婴儿的器官,因此亦列入本节叙述。卵巢产生卵细胞并分泌性激素;输卵管输送生殖细胞,也是卵受精的场所;子宫是孕育胎儿的器官。

女性生殖器官的年龄性变化

女性生殖器官有明显的年龄性变化,10岁以前生殖器官生长缓慢,10岁以后,生殖器官和乳腺逐渐发育生长。至青春期(13~18岁),生殖器官迅速发育成熟,卵巢开始排卵并分泌性激素,子宫内膜出现周期性变化,乳房增大,月经来潮和第二性征出现,开始具有生育能力。女性一般在45~55岁进入更年期,卵巢功能逐渐减退,月经渐停,生殖器官逐渐萎缩,进入绝经期。绝经期以后,卵巢退变,结缔组织增生,不再排卵。

一、卵巢

卵巢是一个实质性器官,其表面包有一层上皮,与腹膜的间皮相连,称为表面上皮。年幼时为单层立方或柱状,随着年龄的增加而逐渐变为单层扁平。上皮下方有一薄层致密结缔组织,新鲜时呈白色,称白膜。卵巢的外周部分称为皮质,由大量卵泡、黄体、白体、闭锁卵泡和结缔组织构成。中央部分称髓质,范围较小,由结缔组织、神经和血管组成。卵巢的皮质与髓质并无明显分界。卵巢门处除有较大的血管和神经进出外,还有一种内分泌细胞,称门细胞,该细胞可分泌雄激素(图5-9)。

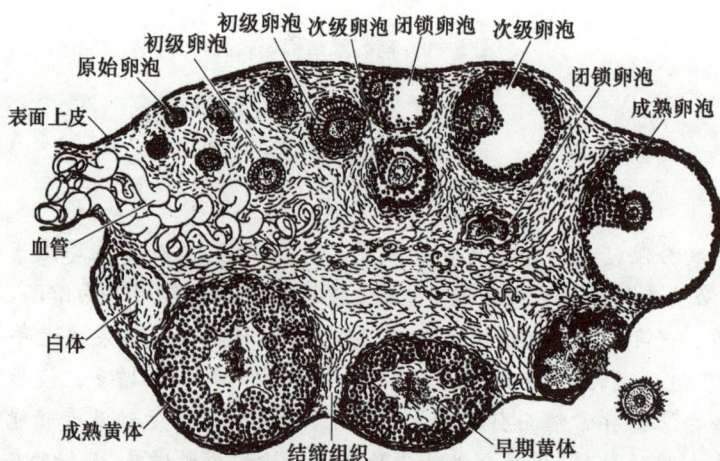

图5-9　卵巢结构模式图

(一)卵泡的发育

卵泡由卵母细胞和卵泡细胞组成。生育期女性卵巢在垂体促性腺激素的作用下,每个月经周期有一批卵泡发育,一个卵泡从发育至成熟约需 85 天。在一个月经周期通常只有一个卵泡发育成熟并排卵。卵泡发育是一个连续的过程,根据其结构的变化分为原始卵泡、生长卵泡(初级卵泡、次级卵泡)和成熟卵泡三个阶段。

1. 原始卵泡 位于卵巢皮质浅层,数量多,体积小,由中央一个初级卵母细胞及周围单层扁平的卵泡细胞组成。初级卵母细胞,圆形,直径 30～40 μm,胞质嗜酸性,核大而圆,染色浅,核仁大而明显。初级卵母细胞由卵原细胞在胚胎时期增殖分化而成,然后迅即进行第一次成熟分裂,但长期停留在分裂前期(12～45 年),直到排卵前 36～48 小时才完成第一次成熟分裂。卵母细胞周围的卵泡细胞体积较小,核扁圆形,染色较深。卵泡细胞外有一层较薄的基膜(图 5-9)。

2. 生长卵泡 青春期后,在卵泡刺激素(FSH)的作用下,部分静止的原始卵泡开始生长发育,称为生长卵泡。原始卵泡的卵泡细胞从扁平变为立方或柱状是卵泡开始生长的形态学标志。生长卵泡又可分为初级卵泡和次级卵泡两个阶段(图 5-9)。

(1)初级卵泡:凡是卵泡细胞间未出现液腔的生长卵泡均称为初级卵泡。由原始卵泡转变为初级卵泡的主要结构变化是:①初级卵母细胞体积增大;②卵泡细胞增殖,由扁平变为立方或柱状,由单层变为多层(5～6 层),此时的卵泡细胞称为颗粒细胞;③在卵母细胞和卵泡细胞之间出现一层较厚的均匀的嗜酸性膜,即透明带,透明带是初级卵母细胞和卵泡细胞共同分泌的物质,电镜下可见初级卵母细胞的微绒毛及卵泡细胞的突起伸入其内(图 5-9,图 5-10);④初级卵泡周围的结缔组织逐渐分化成卵泡膜,但与周围的结缔组织无明显分界。

(2)次级卵泡:卵泡除体积进一步增大外,还有下列结构的出现:①卵泡腔的形成,卵泡细胞分裂增殖到 6～12 层时,在颗粒细胞之间逐渐出现一些腔隙,开始为大小不等,最后融合成一个较大的卵泡腔。卵泡腔内充满着卵泡液。卵泡液对卵细胞有营养作用。②卵丘的形成,由于卵泡液不断增多,卵泡腔不断扩大,将初级卵母细胞及周围的一些颗粒细胞挤到卵泡腔的一侧,形成凸入卵泡腔内的丘状隆起,称为卵丘(图 5-11)。③放射冠的形成,紧靠透明带表面的一层颗粒细胞,增大变成柱状,呈放射状排列,称为放射冠。④颗粒层的形成,除初级卵母细胞周围的卵泡细胞外,其余的卵泡细胞密集,层数增多构成卵泡壁,称为颗粒层。⑤卵泡膜的形成,随着卵泡的增大,其周围的结缔组织亦增多,卵泡膜更加明显,且能分出内、外两层。内层含有较多的多边形或梭形的膜细胞、丰富的毛细血管;外层细胞及毛细血管均少,纤维较多,并有少量平滑肌。

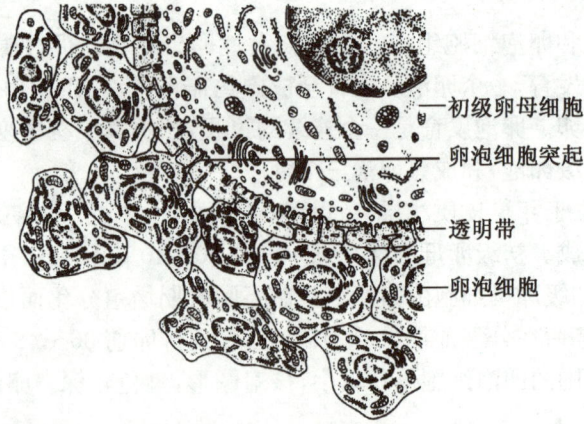

图 5-10　卵母细胞、透明带及卵泡细胞超微结构模式图

初级卵母细胞
卵泡细胞突起
透明带
卵泡细胞

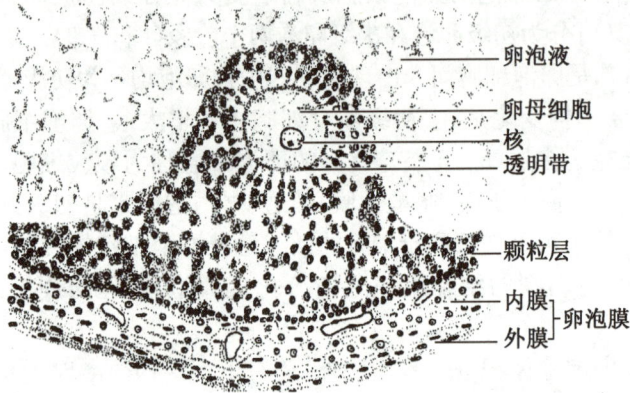

图 5-11　卵泡膜及卵丘切面结构

卵泡液
卵母细胞
核
透明带
颗粒层
内膜 ┐
外膜 ┘卵泡膜

3. 成熟卵泡　成熟卵泡结构基本与次级卵泡相似,但体积很大,直径可达 1 cm,并向卵巢表面突出。此阶段卵泡腔不断增大,颗粒层细胞不再分裂增多,卵泡壁变薄,仅有 2～3 层多边形细胞,排列整齐(图 5-9)。在排卵前 36～48 小时,初级卵母细胞完成第一次成熟分裂,产生一个次级卵母细胞和一个体积很小的第一极体。第一极体位于次级卵母细胞和透明带之间的间隙中。次级卵母细胞很快进入第二次成熟分裂,但没有完成而停留在分裂中期。

成熟卵泡和生长卵泡有内分泌功能,膜细胞与颗粒细胞协同分泌雌激素,小部分进入卵泡腔,大部分进入血液作用于靶器官,能促进女性生殖器官(特别是子宫)及第二性征的发育。

(二) 排卵

成熟卵泡发育到一定阶段,明显地突出于卵巢表面,随着卵泡液的激增、内压的升高,使突出部分的卵巢组织愈来愈薄,最后破裂,次级卵母细胞及其外周的透明带和放射冠随卵泡液一起排出卵巢,这一过程称为排卵(图 5-9,图 5-12)。排出的卵细胞如在 24 小时内不受精,即退化消失;如受精,次级卵母细胞很快完成第二次成熟分裂,产生一个成熟的卵细胞和第二极体。第二极体也位于卵细胞和透明带之间的腔隙内,由于第一极体也分裂,因此前后共有三个极体形成。卵母细胞经两次成熟分裂后,染色体数目减半,即 23X。

青春期开始后,即有卵泡成熟并排出卵巢。正常情况下,卵巢每 28 天排卵一次,排卵时间约在月经周期的第12～16天。一般是左右卵巢交替排卵,每次排卵一个。

(三) 黄体

1. 黄体的形成　排卵后,卵泡壁塌陷,卵泡膜的血管和结缔组织伸入其中,在垂体产生的黄体生成素(LH)作用下,转变成一个富含血管的内分泌细胞团,因新鲜时呈黄色,称为黄体(图5-12)。颗粒细胞分化成颗粒黄体细胞,体积较大,多边形,胞质着色浅,数量多,分泌孕激素;膜细胞分化为膜黄体细胞,体积较小,圆形或多边形,染色较深,数量少,与颗粒黄体细胞协同作用分泌雌激素(图5-13)。黄体分泌的雌激素、孕激素能促进子宫内膜增厚及子宫腺的分泌。

2. 黄体的发育　黄体的发育取决于卵细胞是否受精,若卵细胞未受精,则黄体小(直径1.5～2 cm),仅维持2周,称月经黄体,黄体细胞迅速变小和退化,渐被结缔组织取代,称为白体。若卵细胞受精,黄体在绒毛膜促性腺激素(HCG)的作用下继续发育增大,直径可达4～5 cm,称妊娠黄体。妊娠黄体可保持6个月,以后也退化为白体。妊娠黄体除分泌雌激素和孕激素外还分泌松弛素,它可使妊娠子宫平滑肌松弛,以维持妊娠。

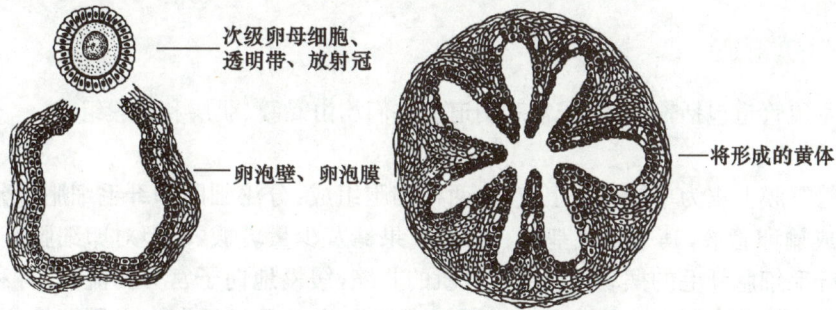

图5-12　排卵及黄体形成模式图

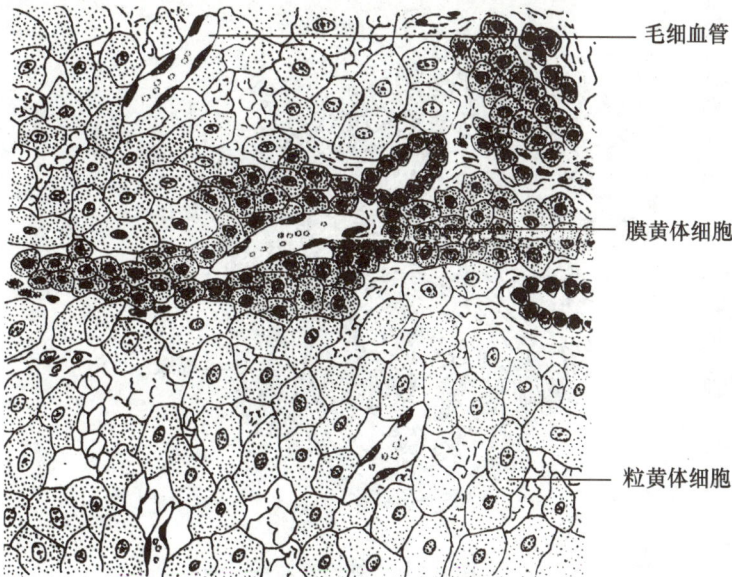

图5-13　黄体结构模式图

（四）卵泡的闭锁

第 5 个月胚胎的双侧卵巢有原始卵泡近 700 万个,以后逐渐减少,出生时尚有 70 万～200 万个原始卵泡,7～9 岁时约 30 万个,青春期时仅存 4 万个。从青春期至更年期,30～40 年的生育期内,两侧卵巢共排卵 400～500 个,其余 99% 的卵泡不能发育成熟,它们在不同发育阶段发生退化,退化的卵泡称为闭锁卵泡。

卵闭锁泡与间质腺

原始卵泡闭锁时,一般不留痕迹;初级卵泡与大部分次级卵泡闭锁时,卵母细胞溶解消失,透明带凹陷、扭曲,放射冠游离,粒层细胞松散、脱落或进入卵泡腔,卵泡腔内有中性粒细胞或巨噬细胞浸入;小部分次级卵泡和成熟卵泡闭锁后,其膜细胞一度肥大,形成不规则的细胞索团,与黄体相似,能分泌少量的雌激素,称为间质腺。人的卵巢中间质腺很少,间质腺退化后由结缔组织取代。

二、生殖管道

女性生殖管道包括输卵管、子宫和阴道。它们均由黏膜、肌层和外膜组成。

（一）输卵管

输卵管黏膜上皮为单层柱状上皮,由两种细胞组成:分泌细胞和纤毛细胞。分泌细胞的分泌物构成输卵管液,其中含氨基酸、葡萄糖、果糖及少量乳酸,不但对卵细胞有营养作用,而且可借纤毛细胞纤毛的摆动和肌层平滑肌的收缩,缓慢地向子宫方向流动,有利于受精卵的运行和防止病菌从子宫经输卵管入腹腔。黏膜上皮在月经周期中有周期性变化(图 5－14)。

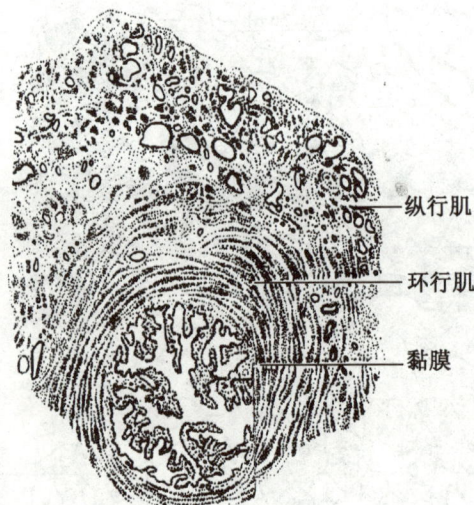

图 5－14 输卵管结构

纵行肌
环行肌
黏膜

（二）子宫

子宫为肌性器官，腔小壁厚，是胎儿发育的场所。子宫壁的结构由外向内可分外膜、肌层和内膜三层（图 5-15）。

1. 子宫底部和体部

（1）外膜：子宫外膜于底部和体部为浆膜，其余部分为纤维膜。

（2）肌层：子宫肌层甚厚，由成束或成片的平滑肌组成，肌束间以结缔组织分隔。肌层分层不明显，各层肌纤维互相交织。成年妇女子宫平滑肌纤维长 $30\sim50~\mu m$，妊娠时肌纤维显著增长，可长达 $500\sim600~\mu m$，子宫平滑肌的收缩受激素的调节，其收缩活动有助于精子向输卵管运送及经血排出和胎儿娩出。

（3）内膜：子宫内膜由单层柱状上皮和固有层组成。上皮与输卵管上皮结构相似，也由分泌细胞和少量纤毛细胞构成。内膜表面的上皮向固有层内深陷形成许多管状的子宫腺。固有层较厚，血管较丰富，并有大量分化较低的梭形或星状细胞，称为基质细胞，可合成和分泌胶原蛋白，并随妊娠及月经周期变化而增生与分化。

子宫底部和体部的内膜可分为功能层和基底层两层（图 5-16）。功能层位于浅部，较厚，自青春期起在卵巢激素的作用下发生周期性剥脱和出血。妊娠时，胚泡植入功能层并在其中生长发育。基底层较薄，位于内膜深部与肌层相邻，此层无周期性脱落变化，有修复内膜的功能。

子宫内膜的血管来自子宫动脉的分支。子宫动脉进入子宫壁后，分支行走至肌层的中间层，由此发出许多与子宫腔面垂直的放射状小动脉。在进入内膜之前，每条小动脉分为两支：短而直的分支，营养基底层，不受性激素的影响，称之为基底动脉；其主支称螺旋动脉，在子宫内膜内呈螺旋状走行，至功能层浅层时形成毛细血管网和窦状毛细血管（图 5-16）。然后汇入小静脉，经肌层汇合为子宫静脉。螺旋动脉对卵巢激素的刺激敏感，反应迅速。

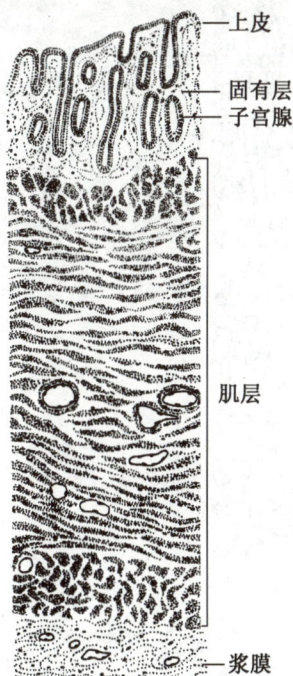

图 5-15 子宫壁结构

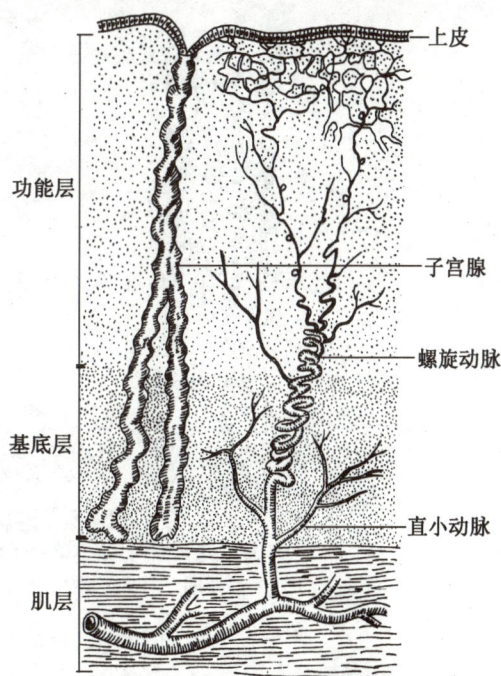

图 5-16 子宫腺与血管模式图

2. 子宫内膜的周期性变化　从青春期开始,子宫底与体的内膜功能层在卵巢激素的影响下,出现周期性变化,每隔 28 天发生一次子宫内膜的剥脱与出血、增生、肥厚,称为月经周期。内膜的周期性变化一般分三期:月经期、增生期和分泌期(图 5 - 17)。

(1) 月经期:月经周期的第 1~5 天。此时,卵巢中的月经黄体退化,雌激素和孕酮的分泌骤减,前列腺素和内皮素刺激子宫内膜中螺旋动脉收缩,造成子宫内膜功能层缺血坏死,子宫腺停止分泌,内膜萎缩。经一段时间后,螺旋动脉突然扩张,使毛细血管充血以致破裂,血液聚积于子宫内膜功能层,随着积血的增加,最后突破上皮流入宫腔,伴随脱落的子宫内膜碎片经阴道排出,即为月经。月经期的持续时间一般为 3~5 天。在月经期末,内膜基底层的子宫腺细胞及基质细胞就开始分裂增生,内膜修复而进入增生期。

(2) 增生期:月经周期的第 6~14 天。此时卵巢内一些原始卵泡又开始生长发育,故称卵泡期。在生长卵泡分泌的雌激素的作用下,剥脱的子宫内膜由基底层增生修补,并逐渐增厚到 2~4 mm。固有层内的基质细胞分裂增殖,产生大量的纤维和基质。残留子宫腺上皮向内膜增生,逐渐形成新的柱状上皮。子宫腺和螺旋动脉增长、弯曲。增生期一般历时 8~10 天,至第 14 天时,通常卵巢内有一个卵泡发育成熟并排卵,子宫内膜随之转入分泌期。

(3) 分泌期:月经周期的第 15~28 天,一般历时 14 天左右。此时卵巢内卵泡发育成熟并排卵,黄体逐渐形成,故又称黄体期。由于黄体分泌孕酮和雌激素,刺激增生期子宫内膜更进一步增厚,子宫腺更长更弯曲,分支增多,腺腔增大,腺上皮细胞开始分泌。螺旋动脉更长更弯曲,并到达内膜浅表面。基质细胞更多,合成的基质增加,使内膜更厚,可达 5~7 mm。此时如果卵细胞受精,内膜将继续增厚。如果卵细胞未受精,卵巢内的月经黄体退化,孕酮和雌激素减少,子宫内膜又将萎缩、剥脱,即进入另一个月经周期。

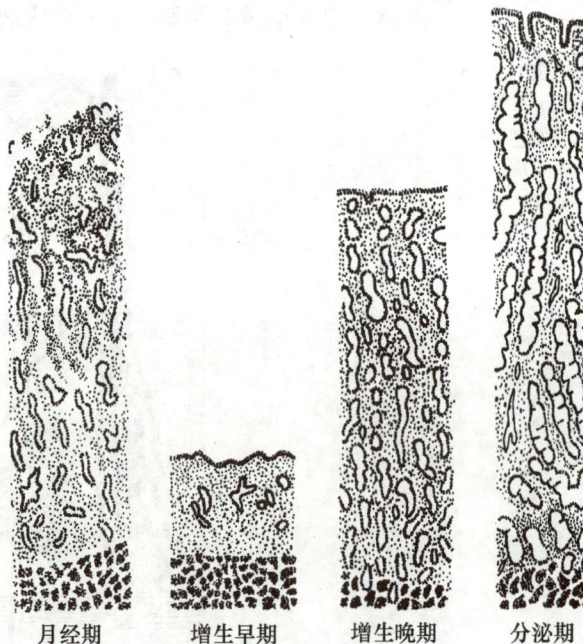

月经期　　增生早期　　增生晚期　　分泌期

图 5 - 17　子宫内膜周期性变化示意图

子宫内膜周期性变化直接受卵巢的控制,卵巢的周期性活动受腺垂体的调节,而垂体又受下丘脑弓状核的调控,血中高浓度的雌激素通过反馈而影响垂体和下丘脑的活动,所以说下丘脑、垂体、卵巢和子宫内膜之间关系非常密切,称下丘脑-垂体-卵巢-子宫轴(图5-18)。

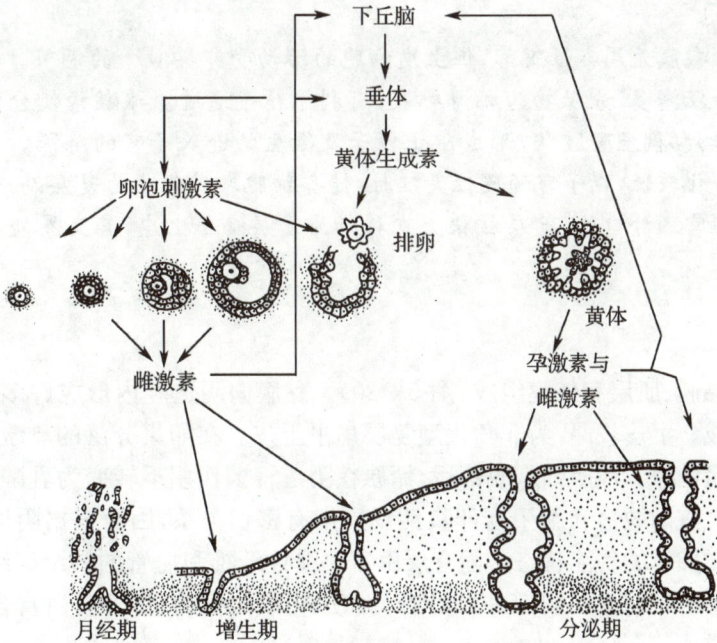

图5-18　下丘脑-垂体-卵巢和子宫的功能关系

3. 子宫颈　子宫颈壁由外向内分为纤维膜、肌层和黏膜。纤维膜为纤维性结缔组织。肌层平滑肌较少且分散,结缔组织较多。黏膜有上皮和固有层构成,上皮为单层柱状,由少量纤毛细胞和较多分泌细胞以及储备细胞构成。分泌细胞数量较多,胞质中充满黏原颗粒;纤毛细胞数量较少,纤毛可向阴道方向摆动;储备细胞小,位于柱状细胞与基膜之间,散在分布(图5-19)。

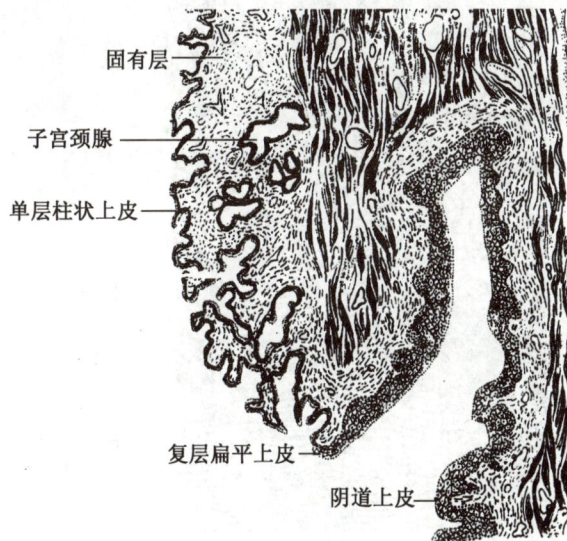

图5-19　子宫颈及阴道交界部结构

子宫颈黏膜上皮细胞的生理和病理

子宫颈黏膜无周期性脱落,但上皮细胞的活动受卵巢激素的调节。雌激素促使分泌细胞分泌增多,分泌物为稀薄黏液,有利于精子通过。孕激素使分泌细胞分泌减少,分泌物黏稠呈凝胶状,形成阻止精子及微生物进入子宫的屏障。子宫颈黏膜储备细胞分化较低,在子宫颈慢性炎症时,储备细胞增殖化生为复层扁平上皮,可发生癌变。在宫颈外口处,单层柱状上皮移行为复层扁平上皮,其交界处也是宫颈癌好发部位。

(三)阴道

阴道壁由黏膜、肌层和外膜组成(图5-20)。黏膜向阴道腔内形成许多横行皱襞,由上皮和固有层构成。上皮较厚,为非角化型复层扁平上皮。在卵巢分泌的雌激素作用下,上皮细胞内聚集大量糖原。浅层细胞脱落后,糖原在阴道杆菌作用下转变为乳酸,能防止病菌侵入子宫。阴道上皮的脱落和新生与卵巢活动周期有密切关系,因而根据阴道脱落上皮细胞类型不同可推知卵巢的功能状态。固有层由富含弹性纤维和血管的结缔组织构成。肌层由内环外纵行的平滑肌构成。阴道外口处有骨骼肌构成的括约肌,外膜由富含弹性纤维的致密结缔组织构成。

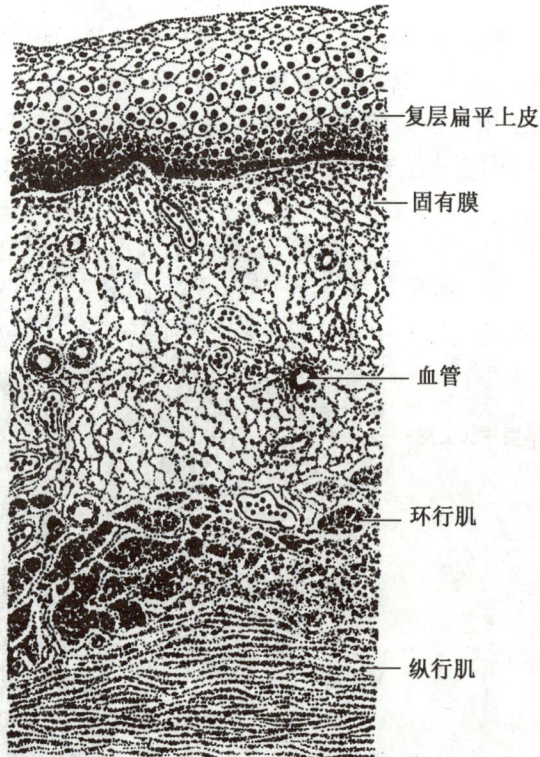

图5-20 阴道壁结构

三、乳腺

乳腺是实质性器官,外有结缔组织被膜。被膜结缔组织伸入实质,把乳腺分隔成15～20个叶,每叶又分若干小叶。乳腺内的结缔组织、神经、血管和淋巴管构成间质。乳腺为复管泡状腺,一个叶就是一个单独的腺,它们构成了乳腺的实质。每一个单独的腺均由腺泡和导管构成,腺泡上皮为单层立方或柱状,腺腔小。上皮外有基膜,上皮细胞与基膜之间有肌上皮细胞。导管逐渐汇合成总导管,称为输乳管,开口于乳头,其上皮由单层柱状逐渐移行为复层扁平上皮。乳腺的结构可随年龄和生理状态的不同而变化。妊娠和授乳期的乳腺有泌乳功能称为活动期乳腺,性成熟未孕女性的乳腺称为静止期乳腺。

(一)静止期乳腺的结构特点

导管和腺体均不发达,腺泡小而少,脂肪组织和结缔组织极为丰富(图5-21)。静止期乳腺随月经周期有些变化。月经来潮前,腺泡与导管增生和充血,因而乳腺可略增大。月经停止后这一现象消失。

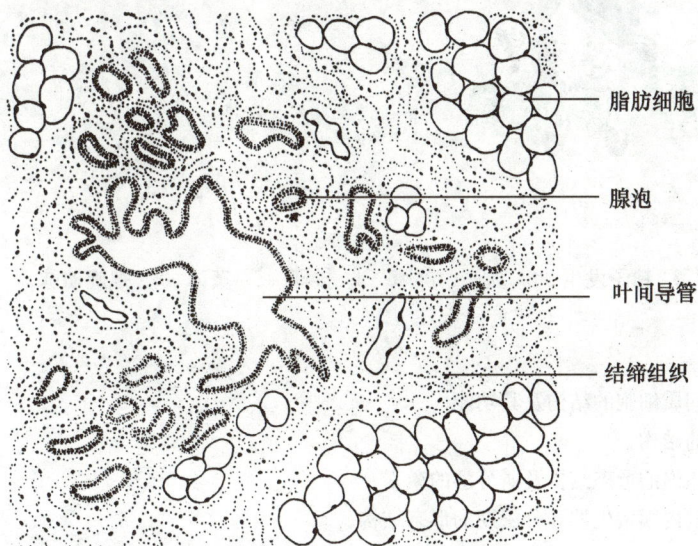

脂肪细胞

腺泡

叶间导管

结缔组织

图5-21 静止期乳腺结构

(二)活动期乳腺特点

腺体增多,由于雌激素和孕酮的作用,导管和腺泡迅速增多,腺泡增大,结缔组织和脂肪细胞减少。妊娠后期,在催乳素的作用下,腺细胞开始分泌,腺泡腔内出现初乳及初乳小体(图5-22)。

初乳及初乳小体

乳汁

腺泡

导管

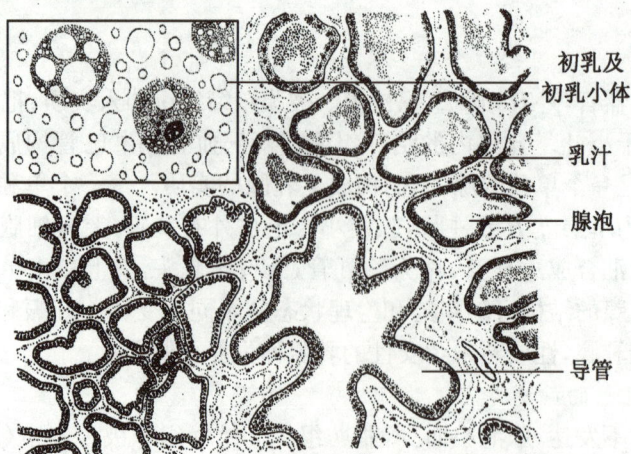

图 5－22　活动期乳腺结构

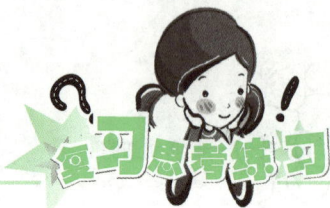

复习思考练习

一、名词解释

1. 生精上皮　2. 精子发生　3. 血—睾屏障　4. 排卵　5. 黄体　6. 螺旋动脉

二、问答题

1. 试述睾丸间质细胞的结构及其功能。
2. 试述精子的结构。
3. 试述次级卵泡的形态结构及所分泌的激素。
4. 试比较子宫内膜增生期和分泌期的形态结构。

三、选择题

1. 精子产生于　　　　　　　　　　　　　　　　　　　　　　　　　（　　）
   - A. 精曲小管
   - B. 精直小管
   - C. 附睾管
   - D. 睾丸输出管
2. 关于精子　　　　　　　　　　　　　　　　　　　　　　　　　　（　　）
   - A. 由间质细胞产生
   - B. 由支持细胞产生
   - C. 在睾丸内已具有受精能力
   - D. 由精子细胞变态形成
3. 分泌雄激素的细胞是　　　　　　　　　　　　　　　　　　　　　（　　）
   - A. 精原细胞
   - B. 生精细胞
   - C. 睾丸间质细胞
   - D. 支持细胞
4. 精子的外形呈　　　　　　　　　　　　　　　　　　　　　　　　（　　）
   - A. 圆形
   - B. 椭圆形
   - C. 蝌蚪形
   - D. 锥体形

5. 最幼稚的生精细胞是　　　　　　　　　　　　　　　　　　　　　　（　　）

    A. 精子细胞　　　　　　　　　　　　　B. 初级精母细胞

      C. 次级精母细胞　　　　　　　　　　D. 精原细胞

6. 睾丸精曲小管上皮中最不易见到的生精细胞是　　　　　　　　　　（　　）

    A. 精子细胞　　　　　　　　　　　　　B. 初级精母细胞

      C. 次级精母细胞　　　　　　　　　　D. 精原细胞

7. 精曲小管上皮属于　　　　　　　　　　　　　　　　　　　　　　　（　　）

    A. 单层立方上皮　　　　　　　　　　B. 假复层柱状上皮

    C. 单层柱状上皮　　　　　　　　　　D. 生精上皮

8. 位于早期生长卵泡中央的细胞是　　　　　　　　　　　　　　　　　（　　）

    A. 原始卵细胞　　　　　　　　　　　B. 初级卵母细胞

      C. 次级卵母细胞　　　　　　　　　　D. 成熟卵母细胞

9. 放射冠　　　　　　　　　　　　　　　　　　　　　　　　　　　　（　　）

    A. 卵原细胞的一部分　　　　　　　　B. 初级卵母细胞的一部分

    C. 由卵泡细胞构成　　　　　　　　　D. 卵泡膜细胞的一部分

10. 由卵巢排出的卵,其卵细胞为　　　　　　　　　　　　　　　　　　（　　）

    A. 成熟卵细胞　　　　　　　　　　　B. 初级卵母细胞

    C. 次级卵母细胞　　　　　　　　　　D. 成熟卵泡

11. 黄体的发育和存在时间的长短,取决于　　　　　　　　　　　　　　（　　）

    A. 黄体的血液供应状况　　　　　　　B. 输卵管运动的速度

    C. 黄体素分泌量的多少　　　　　　　D. 排出的卵是否受精

12. 黄体形成后　　　　　　　　　　　　　　　　　　　　　　　　　　（　　）

    A. 立即排入腹膜腔　　　　　　　　　B. 直接移入输卵管

    C. 仍存留于卵巢内　　　　　　　　　D. 随月经排出体外

13. 妊娠黄体维持的时间约为　　　　　　　　　　　　　　　　　　　　（　　）

    A. 14 天　　　　　　　　　　　　　　B. 6 个月

    C. 28 天　　　　　　　　　　　　　　D. 10 个月

14. 进行第二次成熟分裂的细胞是　　　　　　　　　　　　　　　　　　（　　）

    A. 初级精母细胞　　　　　　　　　　B. 次级精母细胞

    C. 精子　　　　　　　　　　　　　　D. 精子细胞

15. 月经周期中最适于受精卵植入的是　　　　　　　　　　　　　　　　（　　）

    A. 增生期　　　　　　　　　　　　　B. 月经期

    C. 分泌期　　　　　　　　　　　　　D. 修复期

（朱晓红）

第六章 循环系统

循环系统是连续而封闭的管道系统,包括心血管系统和淋巴管系统两个部分。循环系统的器官属于管腔器官,其管壁的结构一般从内向外都由三层构成,即内膜、中膜和外膜(图6-1)。

1. 内膜 内膜是管壁的最内层,由内皮和内皮下层组成,在血管壁三层中最薄。

(1)内皮:为衬贴于血管腔面的单层扁平上皮,其光滑,便于血液流动。

(2)内皮下层:内皮下层是位于内皮和内弹性膜之间的薄层结缔组织。有的动脉内皮下层深面还有一层由弹性蛋白组成的内弹性膜,在血管横切面上,内弹性膜常呈波浪状。

2. 中膜 中膜位于内膜和外膜之间,其厚度及组成成分因血管种类而异。大动脉以弹性膜为主,间有少许平滑肌;中动脉主要由平滑肌组成。

3. 外膜 外膜由疏松结缔组织组成,有的动脉中膜和外膜交界处,有密集的弹性纤维组成的外弹性膜。

由于各段血管的功能不同,其管壁的微细结构也有所不同。

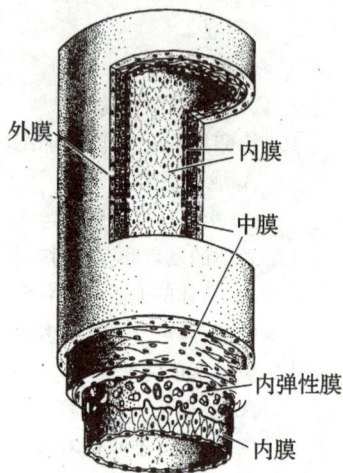

图6-1 血管壁的一般结构模式图

第一节 心 脏

心脏是循环系的动力器官,具有自动性、节律性收缩能力,是心血管系统一个高度特化的部分。

一、心壁的结构

心壁从内向外依次由心内膜、心肌膜和心外膜三层组成(图6-2)。

1. 心内膜 心内膜由内皮和内皮下层组成。内皮下层的结缔组织可分内外两层:内层薄,为细密结缔组织;外层靠近心肌膜,也称内膜下层,为较疏松的结缔组织,其中含小血管和神经。在心室,内膜下层内有传导系的分支。

2. 心肌膜 心肌膜为心壁的主体,主要由心肌构成。心房的心肌膜最薄,左心室的心肌膜最厚。心肌纤维大致可分为内纵、中环和外斜三层。心房心肌附着于纤维环的上面,心室心肌附着于纤维环的下面,两者不直接相连。

3. 心外膜　心外膜即心包的脏层,其结构为浆膜,它的表面被覆一层间皮,间皮深面为薄层结缔组织。

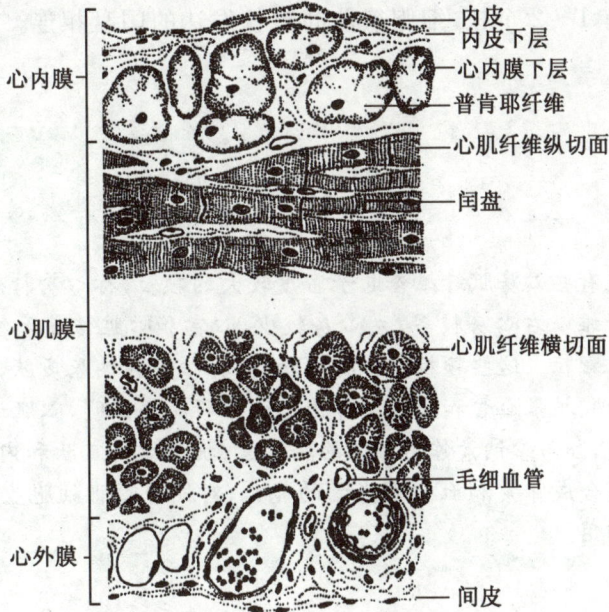

图 6-2　心壁组织结构

二、心脏的传导系统

心脏壁内有特化的心肌纤维组成的传导系统,其功能是发生冲动并传导到心脏各部,使心房肌和心室肌按一定的节律收缩。这个系统包括:窦房结、房室结、房室束、左右束支和普肯耶纤维。窦房结位于右心房心外膜深部,其余的部分均分布在心内膜下层,心脏传导系统主要由以下三型细胞组成(图 6-3)。

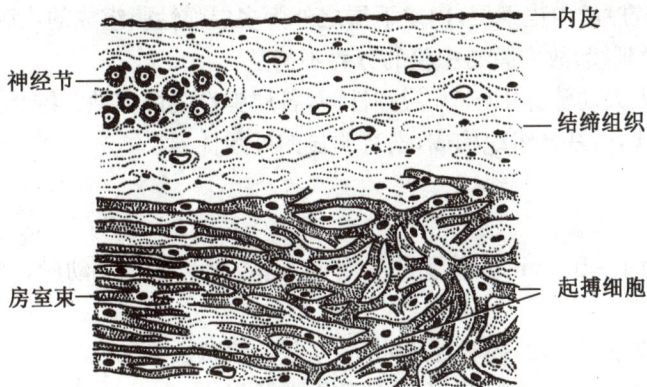

图 6-3　窦房结特殊心肌纤维

1. **起搏细胞**　起搏细胞简称 P 细胞,存在于窦房结和房室结,细胞较小呈梭形或多边形,包埋在一团较致密的结缔组织中。这些细胞是心肌兴奋的起搏点。

2. **移行细胞**　移行细胞主要存在于窦房结和房室结的周边及房室束,起传导冲动的作用。移行细胞的结构介于起搏细胞和心肌纤维之间,细胞呈细长形,比心肌纤维细而短多。

3. **普肯耶纤维**　普肯耶纤维或称束细胞,组成房室束及其分支。这种细胞比心肌纤维短而宽,细胞中央有 1～2 个核,细胞彼此间有较发达的闰盘相连。此种细胞能快速传导冲动。

心肌纤维的特殊功能

　　电镜下可见有些心房肌纤维含电子密度较大的颗粒,称心房特殊颗粒。含心房特殊颗粒的肌纤维以右心房较多,左心房较少,心室和心脏传导系统的肌纤维内也有少许心房特殊颗粒。这些颗粒中含肽类物质,称心房利钠尿多肽,简称心钠素,有很强的利尿、排钠、扩张血管和降血压作用。近年研究还证明,心肌还能分泌其他多种生物活性物质,如与心钠素作用相似的脑钠素、抗心律失常肽和内源性洋地黄素。心肌细胞还具有合成肾素和血管紧张素的能力,对促进心肌细胞生长,增强心肌收缩力等有重要作用。

第二节　动　脉

　　动脉是将心脏射出的血液运送至毛细血管的管道,按其管径大小分为大动脉、中动脉、小动脉、微动脉四种。

一、大动脉

　　大动脉管径大于 10 mm 的,其管壁中有多层弹性膜和大量弹性纤维,平滑肌则较少,故又称弹性动脉。大动脉管壁结构特点如下(图 6-4):

1. **内膜**　有较厚的内皮下层,内皮下层之外为多层弹性膜组成的内弹性膜,由于内弹性膜与中膜的弹性膜延续,故内膜与中膜的分界不清楚。

2. **中膜**　成人大动脉有 40～70 层弹性膜,各层弹性膜由弹性纤维相连。

3. **外膜**　较薄,由结缔组织构成,没有明显的外弹性膜。

二、中动脉

　　中动脉管径为 1～10 mm,其管壁的平滑肌丰富,故又名肌性动脉。中动脉管壁结构特点如下(图 6-5):

1. **内膜**　内皮下层较薄,内弹性膜明显,常呈波浪状。

2. **中膜**　较厚,由 10～40 层环形排列的平滑肌组成。

3. **外膜**　厚度与中膜相等,多数中动脉的中膜和外膜交界处有明显的外弹性膜。

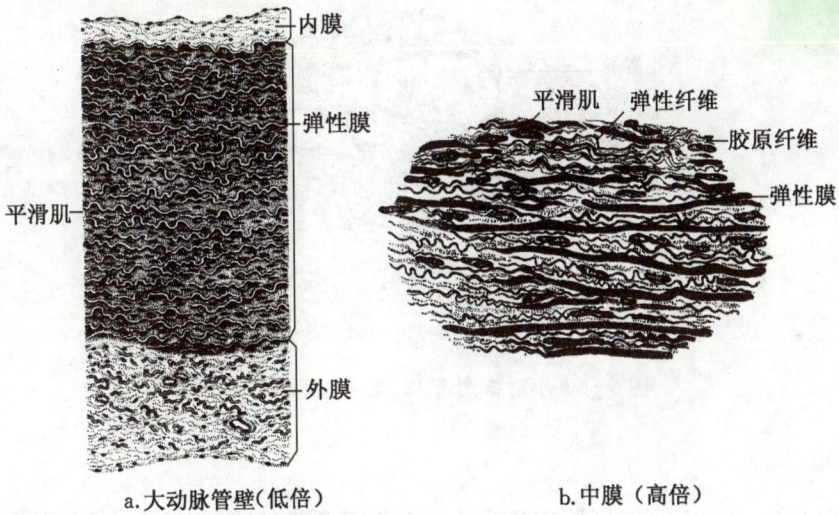

内膜
弹性膜
平滑肌
外膜

平滑肌 弹性纤维
胶原纤维
弹性膜

a.大动脉管壁（低倍）　　　　　b.中膜（高倍）

图6-4　大动脉管壁结构

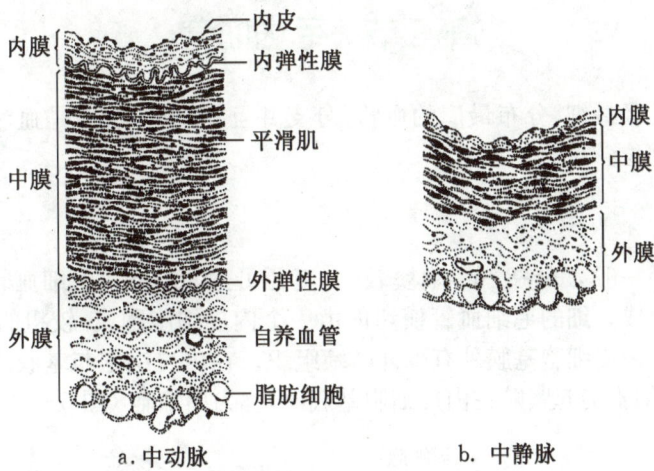

内皮
内膜
内弹性膜
平滑肌
中膜
外弹性膜
外膜
自养血管
脂肪细胞

内膜
中膜
外膜

a.中动脉　　　　　b. 中静脉

图6-5　中动脉和中静脉管壁结构

三、小动脉

　　小动脉管径为0.3～1 mm,有完整而发达的平滑肌,也属肌性动脉。小动脉管壁平滑肌收缩可改变血管管径,影响组织、器官的灌流量。小动脉管壁平滑肌受交感神经和激素的调节,产生收缩或舒张而调节血压,故又称为外周阻力血管(图6-6)。

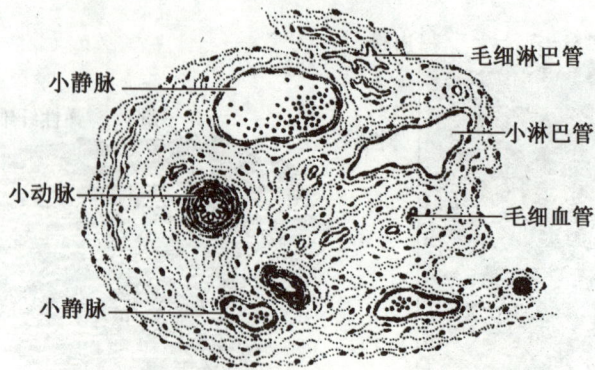

图 6-6 小动脉、小静脉、毛细血管和小淋巴管

四、微动脉

管径在 0.3 mm 以下的动脉,称微动脉。内膜无内弹性膜,中膜由 1~2 层平滑肌组成,外膜较薄。

第三节 毛细血管

毛细血管是管径最细、分布最广的血管,分支并互相吻合成网,是血液与周围组织进行物质交换的主要部位。

一、毛细血管的结构

毛细血管管径一般为 6~8 μm,血窦较大,直径可达 40 μm。毛细血管管壁主要由一层内皮细胞和基膜组成。细的毛细血管横切面由一个内皮细胞围成,较粗的毛细血管由 2~3 个内皮细胞围成。内皮细胞基膜外有少许结缔组织。在内皮细胞与基膜之间散在有一种扁而有突起的细胞,细胞突起紧贴在内皮细胞基底面,称为周细胞(图 6-7)。

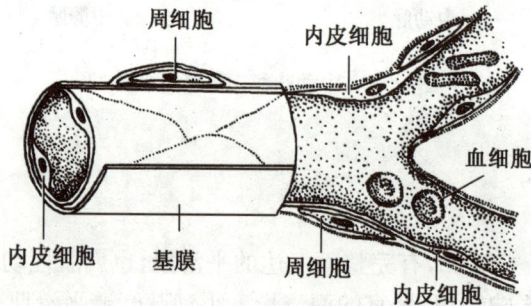

图 6-7 毛细血管结构模式图

二、毛细血管的分类

光镜下观察,各种组织和器官中的毛细血管结构相似。但在电镜下,可将毛细血管分为三型(图 6-8):

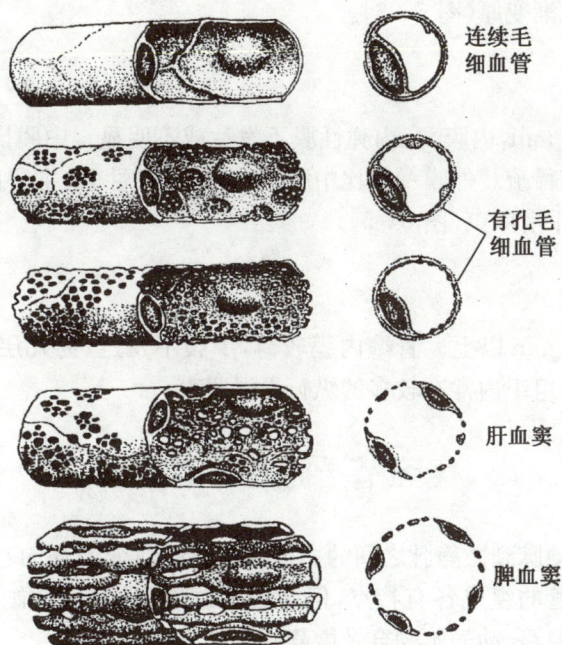

图 6-8　毛细血管类型模式图

1. 连续毛细血管　连续毛细血管的特点为内皮细胞间有紧密连接结构,基膜完整,细胞质中有许多吞饮小泡。连续毛细血管分布于结缔组织、肌组织、肺和中枢神经系统等处。

2. 有孔毛细血管　有孔毛细血管的特点是内皮细胞不含核的部分很薄,有许多贯穿细胞的孔,孔的直径一般为 $60\sim80$ nm。许多器官的毛细血管的孔有隔膜封闭,隔膜厚 $4\sim6$ nm。内皮细胞基底面有连续的基膜。此型血管主要存在于胃肠黏膜、某些内分泌腺和肾血管球等处。

3. 血窦　血窦又称窦状毛细血管,管腔较大,形状不规则,血窦内皮细胞之间常有较大的间隙,主要分布于肝、脾、骨髓和一些内分泌腺中。不同器官内的血窦结构常有较大差别。

第四节　静　脉

静脉是将血液运回心脏的一系列管道。根据管径的大小分为大静脉、中静脉、小静脉和微静脉。静脉管壁大致也可分内膜、中膜和外膜三层,但三层膜常无明显的界限。静脉壁的平滑肌和弹性组织不及动脉丰富。

一、微静脉

微静脉管腔不规则,管径 $50\sim200$ μm,内皮外的平滑肌或有或无,外膜薄。紧接毛细血管的微静脉称毛细血管后微静脉,其管壁结构与毛细血管相似,但管径略粗,内皮细胞间的间隙较大,故通透性较大,也有物质交换功能。淋巴组织和淋巴器官内的毛细血管后微静脉还具有特殊的结构和功能。

二、小静脉

小静脉管径达 200 μm 以上,内皮外有一层较完整的平滑肌。较大的小静脉的中膜有一至数层平滑肌,外膜也渐变厚(图6-6)。

三、中静脉

中静脉管径2～9 mm,内膜薄,内弹性膜不发达或不明显。中膜比其相伴行的中动脉薄得多,环形平滑肌分布稀疏。外膜一般比中膜厚,没有外弹性膜,主要由结缔组织组成,有的中静脉外膜可有纵行平滑肌束(图6-5)。

四、大静脉

大静脉管径在10 mm以上。管壁内膜较薄,中膜不发达,为几层排列疏松的环形平滑肌。外膜则较厚,结缔组织内常有较多的纵行平滑肌束。

第五节　微循环的血管

微循环是指由微动脉到微静脉之间的血循环。它是血液循环的基本功能单位。人体各部和器官中微循环血管的组成各有特点,但一般都由微动脉、毛细血管前微动脉、中间微动脉、真毛细血管、直捷通路、动静脉吻合及微静脉等组成(图6-9)。

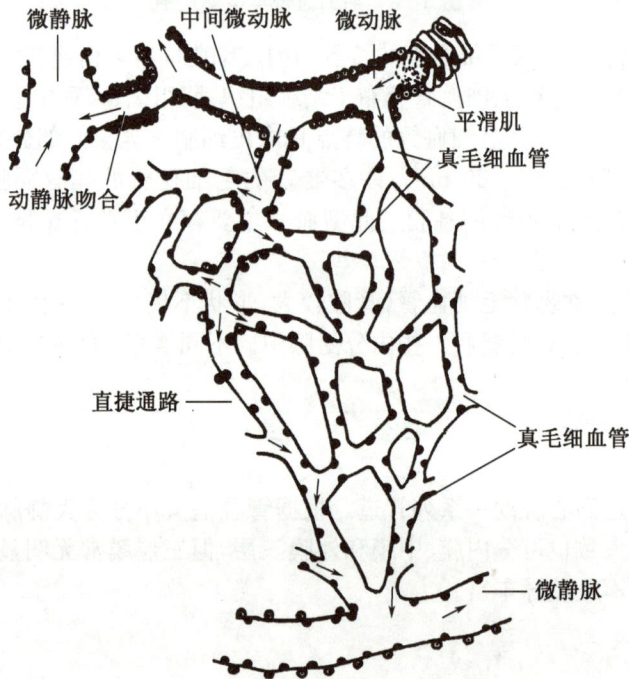

图6-9　微循环血管模式图

1. 微动脉　由于管壁平滑肌的收缩,微动脉起控制微循环的总闸门作用。
2. 毛细血管前微动脉和中间微动脉　微动脉的分支称毛细血管前微动脉,后者继而分支为中间微动脉。
3. 真毛细血管　中间微动脉分支形成相互吻合的毛细血管网,称真毛细血管。在真毛细血管的起点,有少许环形平滑肌组成的毛细血管前括约肌,是调节微循环的分闸门。

4. **直捷通路**　直捷通路是中间微动脉与微静脉直接相通、距离最短的毛细血管。

5. **动静脉吻合**　由微动脉发出的直接与微静脉相通的血管,称动静脉吻合。它也是调节局部组织血流量的重要结构。

6. **微静脉**　如前所述。

动脉的年龄变化

　　动脉管壁结构的发育到成年时才趋完善。可能是由于心脏和动脉始终不停地进行着舒缩活动,似较其他器官易发生损伤和衰老变化,其中尤以主动脉、冠状动脉和基底动脉等的变化较明显。中年时,血管壁中结缔组织成分增多,平滑肌减少,使血管壁硬度渐大。老年时,血管管壁增厚,内膜出现钙化和脂类物质等的沉积,血管壁硬度增大。因此,只有在血管壁结构的变化已超越该年龄组血管的变化标准时,方能认为是病理现象。

第六节　淋巴管系统

在大多数组织和器官中,除分布着血管系统外,还分布有淋巴管系统。淋巴管系统的起始段称毛细淋巴管,位于组织中。毛细淋巴管的起端为盲端,互相吻合成毛细淋巴管网并汇入淋巴管。淋巴管最后汇入胸导管和右淋巴导管。

一、毛细淋巴管

毛细淋巴管与毛细血管相比,管腔大而不规则;管壁薄,内皮细胞的边缘常重叠,无周细胞。电镜下,毛细淋巴管内皮细胞间有较宽的间隙,基膜不连续,故通透性大,大分子物质易进入。

二、淋巴管

淋巴管包括粗细不等的多级分支。淋巴管的结构与静脉相似,但与相对应的静脉相比,淋巴管管径大而壁薄,管壁由内皮、少量平滑肌和结缔组织构成,瓣膜较多。

三、淋巴导管

淋巴导管是最大的淋巴管,包括胸导管和右淋巴导管。其结构与大静脉相似,其特点是管壁薄,三层膜分界不明显,中膜平滑肌较发达,内膜由内皮和几层弹性纤维及胶原纤维组成,外膜中含有纵行平滑肌和胶原纤维。

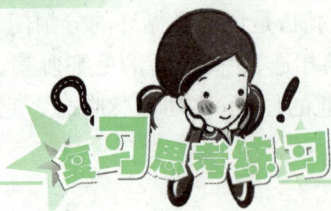

复习思考练习

一、名词解释

1. 普肯耶纤维　2. 弹性动脉　3. 外周阻力血管

二、问答题

1. 试述心壁的组织结构特点。
2. 试述中动脉管壁的组织结构特点。
3. 试述毛细血管光镜下结构和电镜下的分类。
4. 简述微循环的概念和组成。

三、选择题

1. 毛细血管结构特点是　　　　　　　　　　　　　　　　　　　（　　）
   A. 壁薄仅由内皮细胞构成　　　　　　　B. 由内皮、基膜及周围的结缔组织构成
   C. 管径直径在 1 mm 以上　　　　　　　D. 管径较细,一般不形成网
2. 血管内膜的上皮是　　　　　　　　　　　　　　　　　　　　（　　）
   A. 单层立方上皮　　　　　　　　　　　B. 单层柱状上皮
   C. 间皮　　　　　　　　　　　　　　　D. 内皮
3. 连续毛细血管的特点是　　　　　　　　　　　　　　　　　　（　　）
   A. 内皮上方有较厚的基膜　　　　　　　B. 内皮由单层扁平上皮构成
   C. 内皮上有小孔　　　　　　　　　　　D. 基膜不连续
4. 中动脉能调节器官的血流量,主要由于　　　　　　　　　　　（　　）
   A. 内、外弹性膜发达　　　　　　　　　B. 外膜厚
   C. 中膜平滑肌发达　　　　　　　　　　D. 中膜弹性纤维多
5. 中动脉的内膜由哪几层构成　　　　　　　　　　　　　　　　（　　）
   A. 内皮、内弹性膜、黏膜下层　　　　　B. 内皮、内弹性膜
   C. 内皮、内皮下层、内弹性膜　　　　　D. 内皮、基膜
6. 微循环的"总闸门"是　　　　　　　　　　　　　　　　　　（　　）
   A. 真毛细血管　　　　　　　　　　　　B. 直捷通路
   C. 微动脉　　　　　　　　　　　　　　D. 中间微动脉
7. 大动脉具备的特点是　　　　　　　　　　　　　　　　　　　（　　）
   A. 内弹性膜明显
   B. 中膜主要由弹性纤维构成
   C. 管壁中膜平滑肌对血压起调节作用
   D. 控制进入某器官的血流量
8. 静脉血管结构特点是　　　　　　　　　　　　　　　　　　　（　　）
   A. 管壁分三层,界限明显
   B. 内膜由一层内皮构成

C. 外膜较薄,由少量结缔组织构成

D. 在大静脉外膜内还含有许多的纵行平滑肌束

9. 循环系统的组成是　　　　　　　　　　　　　　　　　　　　　　（　　）

  A. 心脏、动脉、毛细血管和静脉　　　　B. 毛细淋巴管、淋巴管和淋巴导管

  C. 造血组织、血管和脾脏　　　　　　　D. 心血管系统和淋巴管系统

10. 心内膜的构成是　　　　　　　　　　　　　　　　　　　　　　　（　　）

  A. 间皮和间皮下少量结缔组织　　　　　B. 内皮和少量结缔组织

  C. 致密结缔组织和间皮　　　　　　　　D. 网状组织和间皮

11. 心传导系　　　　　　　　　　　　　　　　　　　　　　　　　　（　　）

  A. 是交感神经纤维在心内的分支　　　　B. 是特化了的心肌纤维

  C. 是副交感神经纤维在心内的分支　　　D. 是混合神经纤维在心内的分支

12. 心壁的分层是　　　　　　　　　　　　　　　　　　　　　　　　（　　）

  A. 心内膜、心肌膜、心外膜　　　　　　B. 心内膜、心外膜

  C. 内皮、内皮下层、心内膜下层　　　　D. 内膜、中膜、外膜

（杨宜辉）

第七章　免疫系统

　　免疫系统是机体保护自身的防御性系统,由免疫细胞、淋巴组织和淋巴器官组成。其主要生理功能是:①免疫防御:识别和清除侵入机体的抗原;②免疫监视:识别和清除体内表面抗原发生变异的细胞;③免疫稳定:识别和清除体内衰老死亡的细胞,维持机体内环境的稳定。

组织相容性抗原(MHC 抗原)

　　免疫系统在识别机体自身和非自身的细胞或抗原中有两类细胞表面的结构特别重要:一类是 T 细胞和 B 细胞表面的特异性抗原受体;另一类是组织相容性抗原(MHC 抗原)。MHC 抗原又分为 MHC-Ⅰ类抗原和 MHC-Ⅱ类抗原两类。除单卵性孪生儿及同一个体的所有细胞的 MHC 抗原相同外,MHC 抗原在不同种动物之间以及同种动物不同个体之间均有所不同,故具有高度的特异性,因而异体移植的组织或器官均会引起机体的排斥反应。

第一节　免疫细胞

一、淋巴细胞

　　淋巴细胞是体内分布广泛、种类繁多且功能各异的细胞群体。根据淋巴细胞的发生部位、形态结构、表面标记和生理功能,现多将淋巴细胞分为三种类型(图 7-1)。

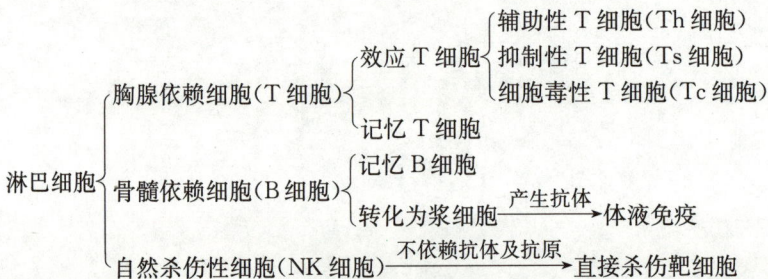

图 7-1　淋巴细胞的类型及其主要功能示意图

120

(一) 胸腺依赖细胞

来源于骨髓的淋巴干细胞,在胚胎时期到达胸腺,在胸腺微环境的培育下增殖、分化成具有免疫活性的小淋巴细胞,称胸腺依赖淋巴细胞(T 细胞)。该细胞经血液循环移至周围淋巴组织或免疫器官的胸腺依赖区定居,经抗原刺激后,T 细胞再次分裂、分化,形成大量效应T 细胞和部分记忆 T 细胞。

1. 效应性 T 细胞　具有与相应抗原发生免疫应答的能力。目前已知效应性 T 细胞至少可分为三个亚群:

(1) 细胞毒性 T 细胞(Tc 细胞):形似小淋巴细胞,它受抗原激活后可大量增殖,是行使细胞免疫的主要效应细胞,其主要功能是直接攻击带异抗原的肿瘤细胞、病毒感染的细胞和异体细胞。

(2) 辅助性 T 细胞(Th 细胞):形状与 Tc 细胞相似,数量较多,它可协助 T 细胞或 B 细胞识别抗原,引起和增强免疫应答。

(3) 抑制性 T 细胞(Ts 细胞):体积略大,数量较少,它能抑制免疫应答,与辅助性 T 细胞共同调节免疫应答的强弱。

2. 记忆 T 细胞　体积小,寿命长达数年至终生,并保留接受抗原信息的能力,积极参与再循环,是一种免疫储备力量。当相同抗原再次侵入机体时,记忆 T 细胞迅速分化、增殖,形成效应性 T 细胞,启动更大强度的免疫应答,并使机体长期保持对某种抗原的免疫力。预防接种就是利用这一原理,而达到增强免疫力的目的。

(二) 骨髓依赖细胞

由骨髓的淋巴干细胞增殖、分化而成,故称骨髓依赖淋巴细胞(B 细胞)。该细胞从骨髓随血流播散到周围淋巴组织和免疫器官定居,受抗原刺激后增殖、分化成浆细胞。浆细胞可合成和分泌与该抗原相对应的抗体(免疫球蛋白),既消除了该抗原的致病作用,又加速了巨噬细胞对该抗原的吞噬,引起体液免疫。B 细胞寿命短,一般只存活数日至数周,其中部分 B 细胞受抗原刺激可转变为记忆 B 细胞,长期保留抗原信息,当再遇到相应抗原时,迅速发生反应,产生大量抗体,引起继发性免疫。

(三) 自然杀伤性淋巴细胞

自然杀伤性淋巴细胞(NK 细胞),主要存在于脾和血液中。NK 细胞不需抗原激活,也不依赖抗体,即可直接杀伤某些靶细胞,如肿瘤细胞和病毒感染细胞,故在抗肿瘤中起重要作用。

二、巨噬细胞和单核吞噬细胞系统

巨噬细胞来源于血液中的单核细胞,分布于各组织器官,具有吞噬和防御能力。巨噬细胞在各组织器官的环境不同,其形态和功能也有一定的差异。如肝内的枯否细胞、肺内的尘细胞、骨组织内的破骨细胞、神经组织内的小胶质细胞、皮肤内的郎格汉氏细胞都来源于血液中的单核细胞,且吞噬功能相似,故把这些细胞总称单核吞噬细胞系统。

巨噬细胞的活化——一个渐进的过程

当机体或局部未受到病原体等的刺激时,巨噬细胞等常处于静息状态。在炎症或其他因子的刺激下,巨噬细胞从静息转向活化,细胞增大,代谢增强,溶酶体增多,细胞的变形运动及吞噬能力均增强。在 T 细胞分泌的淋巴因子和干扰素的刺激下,巨噬细胞可进一步活化,能处理抗原,促进免疫应答,吞噬能力增强,吞噬速度增快;继而在细菌脂多糖、内毒素和高浓度干扰素的刺激下,激活为超活化巨噬细胞,此时已不能处理抗原,但吞噬力更增强,代谢极活跃,但寿命短,不久即死亡。

三、抗原提呈细胞

抗原提呈细胞是具有捕获、处理抗原,并将抗原提呈给 T 细胞,并激发 T 细胞活化、增殖的一类免疫细胞。这类免疫细胞广泛分布于人体与外界接触部位及淋巴组织内,主要包括树突状细胞和巨噬细胞。

第二节　淋巴组织

淋巴组织以网状细胞和网状纤维为支架,网眼中充满大量淋巴细胞及其他免疫细胞等。一般将淋巴组织分为弥散淋巴组织和淋巴小结两种。

一、弥散淋巴组织

弥散淋巴组织多见于消化道和呼吸道的固有层。弥散淋巴组织无明显的境界,组织中除有一般的毛细血管和毛细淋巴管外,还常有毛细血管后微静脉,后者是淋巴细胞从血液进入淋巴组织的重要通道。

二、淋巴小结

淋巴小结又称淋巴滤泡,呈直径 1～2 mm 的圆形或卵圆形,有较明确的境界,主要由 B 细胞密集而成,也是 B 细胞增殖的场所。淋巴小结受到抗原刺激后增大,并产生生发中心(图 7-2)。机体某些部位,如回肠固有层中,淋巴小结多且密集相连,形成集合淋巴小结。

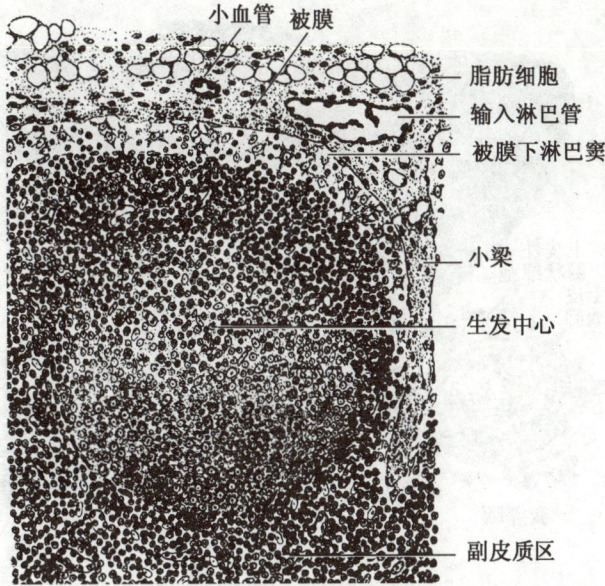

图 7 - 2　淋巴小结

第三节　淋巴器官

淋巴器官的主要构成成分为淋巴组织。根据结构和功能的不同,淋巴器官分为两类:中枢淋巴器官和周围淋巴器官。

中枢淋巴器官包括胸腺和骨髓,它们是培育各类不同淋巴细胞的场所,淋巴细胞进入其内,在胸腺形成成熟的 T 细胞,在骨髓形成 B 细胞。人在出生前数周,由中枢淋巴器官产生的成熟 T 细胞和 B 细胞不断地向周围淋巴器官和淋巴组织输送。

周围淋巴器官包括淋巴结、脾、扁桃体等,其发生较中枢淋巴器官晚,在出生数月后才逐渐发育完善。周围淋巴器官是成熟淋巴细胞定居的部位,也是这些细胞对外来抗原产生免疫应答的主要场所。

一、胸腺

(一)胸腺的一般结构

胸腺分左右两叶,表面有薄层结缔组织被膜。被膜结缔组织成片状伸入胸腺实质形成小叶间隔,随同血管、神经构成胸腺的间质,并将胸腺分成许多不完整的胸腺小叶。

(二)胸腺的实质

胸腺的实质由许多胸腺小叶构成,每个小叶都有皮质和髓质两部分。皮质内胸腺细胞密集,故着色较深;髓质含较多的上皮细胞,故着色较浅。相邻小叶髓质常在胸腺深部互相连接(图 7 - 3)。

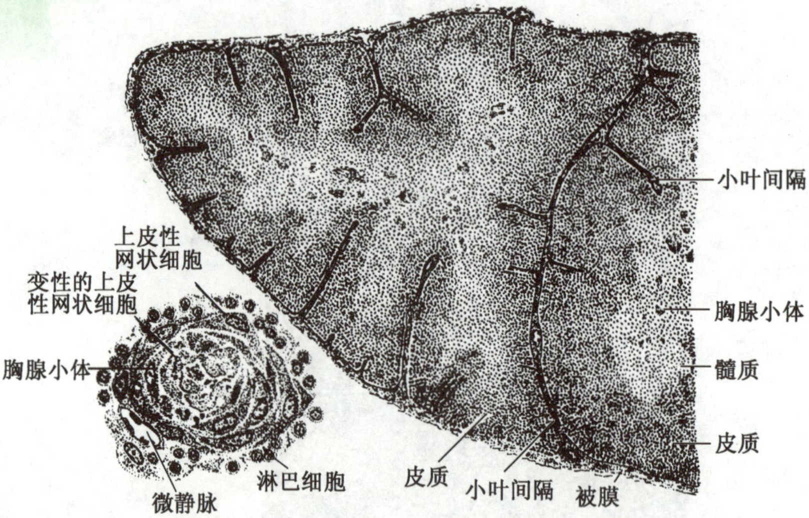

图 7 - 3　胸腺(低倍)

1.　皮质　由胸腺上皮细胞和胸腺细胞构成。胸腺上皮细胞又称上皮性网状细胞,呈星形或多边形,核仁明显,无吞噬能力,主要分泌胸腺素和胸腺生成素。胸腺细胞即胸腺内分化发育的各期 T 细胞,占皮质细胞总数的 90% 左右。皮质浅层为幼稚的大淋巴细胞,深层为小淋巴细胞,近髓质部多为退化的淋巴细胞,可被巨噬细胞吞噬。因此只有少量的 T 细胞发育成熟并从毛细血管后微静脉进入血液循环,迁移到全身各处的淋巴组织和免疫器官内的胸腺依赖区(图 7 - 4)。

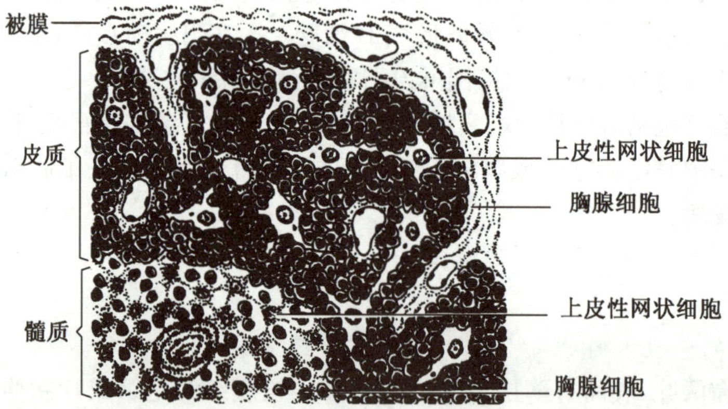

图 7 - 4　胸腺实质(高倍)

2.　髓质　髓质内含大量胸腺上皮细胞、成熟胸腺细胞和巨噬细胞等。上皮细胞有两种:

(1) 髓质上皮细胞:呈球形或多边形,胞体较大,细胞间以桥粒相连,间隙内有胸腺细胞。髓质上皮细胞是分泌胸腺素的主要细胞。

(2) 胸腺小体上皮细胞:它构成胸腺小体。胸腺小体是胸腺髓质的重要特征,直径 30~150 μm,散在分布于髓质内,由胸腺上皮细胞呈同心圆状包绕排列而成。小体外周的上皮细胞较幼稚;近小体中心的上皮细胞较成熟,核渐退化;小体中心的上皮细胞则已破碎呈均质透明状,细胞染色呈嗜酸性。胸腺小体的功能尚不太明确。

—— 124 ——

3. **血-胸腺屏障** 胸腺皮质的毛细血管及其周围结构具有屏障作用,称为血-胸腺屏障(图 7-5)。血-胸腺屏障由下列数层构成:①连续型毛细血管,其内皮细胞间有完整的紧密连接;②内皮周围连续的基膜;③血管周隙,内含有巨噬细胞;④上皮基膜;⑤连续的胸腺上皮细胞。血液内一般抗原物质和某些药物不易透过此屏障,这对维持胸腺内环境的稳定、保证胸腺细胞的正常发育起着极其重要的作用。

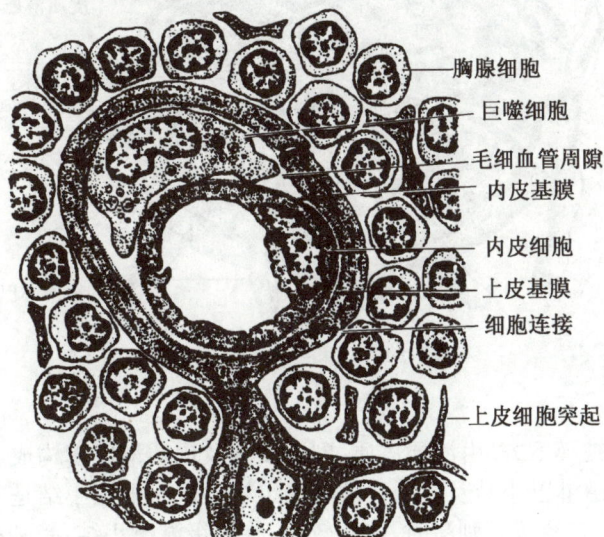

图 7-5 血-胸腺屏障模式图

(三)胸腺的功能

1. **分泌激素** 胸腺内的上皮细胞产生多种激素,主要有胸腺素、胸腺生成素等,促进 T 细胞的发育成熟。

2. **培育 T 细胞** 胸腺是 T 细胞培养成熟的场所,然后经血液、淋巴液转移到其他组织器官贮存,参与细胞免疫。

3. **免疫调节** 胸腺具有重要的免疫调节功能,对 T 细胞的成熟起重要作用,也是促进 T 细胞成熟的必要条件。某些胸腺激素在临床上可用于治疗免疫缺陷症。

胸腺的年龄性变化

胸腺有明显的年龄性变化。幼儿期的胸腺较大,重约 27 g,此后缓慢地退化,皮质渐变薄,胸腺细胞数量渐少,皮质和髓质的境界渐不明显,胸腺小体增大,脂肪细胞渐增多。85 岁以后的胸腺,皮质已很少。此外,胸腺还是一个易受损害的器官,急性疾病、肿瘤、大剂量照射或大剂量固醇类药物等均可导致胸腺的急剧退化,胸腺细胞大量死亡与空竭;但病愈或消除有害因子后,胸腺的结构可渐恢复。

二、淋巴结

(一)淋巴结的一般结构

淋巴结表面有薄层致密结缔组织构成的被膜,被膜的结缔组织伸入淋巴结实质,形成相互连接的小梁,构成淋巴结的支架,连同血管、神经一起形成淋巴结的间质。淋巴结实质由淋巴组织构成,分为皮质和髓质两部分(图7-6)。

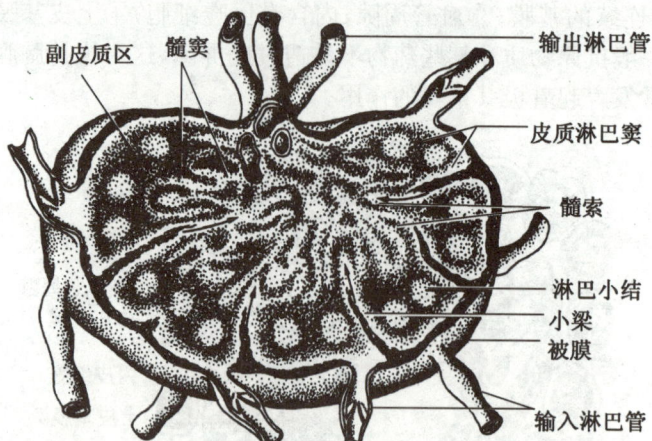

图7-6 淋巴结结构示意图

(二)淋巴结的实质

1. 皮质   位于被膜下方,由浅层皮质、副皮质区及皮质淋巴窦构成。

(1)浅层皮质:由淋巴小结及薄层弥散淋巴组织构成。淋巴小结是一个经常变化的结构(图7-6,图7-2)。未经抗原刺激时,体积较小,称初级淋巴小结;受到抗原刺激后体积即增大并产生生发中心,称次级淋巴小结。

(2)副皮质区:位于皮质深层,为大片的弥散淋巴组织,主要细胞为胸腺转移来的T细胞,故又称为胸腺依赖区。其内含有毛细血管后微静脉,是血液淋巴细胞进入淋巴组织的重要通道(图7-6)。

(3)皮质淋巴窦:位于被膜、小梁和淋巴小结之间,主要包括被膜下方和与其通连的小梁周围淋巴窦,分别称为被膜下窦和小梁周窦(图7-6,图7-7)。在被膜侧有多条输入淋巴管通入被膜下淋巴窦。淋巴窦的窦壁由内皮细胞围成。淋巴窦内有一些星形的网状细胞,其间也附有许多巨噬细胞。淋巴液在淋巴窦内流动缓慢,有利于巨噬细胞行使清除、吞噬功能。

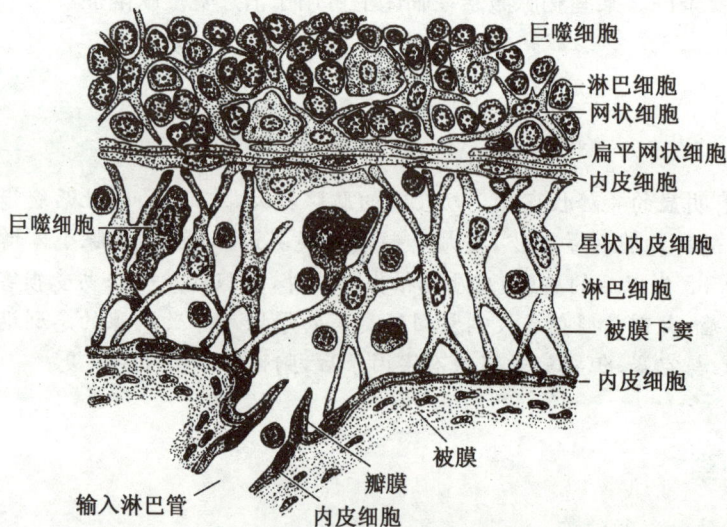

图7-7 淋巴窦结构模式图

2. 髓质 位于淋巴结深部,由髓索和髓质淋巴窦组成。髓索即淋巴索,由密集的淋巴组织构成。髓索互相连接成网,其内主要含 B 细胞,还有浆细胞和巨噬细胞等。在髓索与髓索之间,髓索与小梁之间的空隙即是髓质淋巴窦,简称髓窦(图 7-6,图 7-8)。髓窦与皮质淋巴窦结构相似,但较宽大,且腔内巨噬细胞较多,滤过功能也较强。流入髓窦的淋巴液,最后循输出淋巴管流出。

(三)淋巴结的主要功能

1. 滤过淋巴液 细菌、病毒等抗原物质进入淋巴窦后,由于淋巴液流速缓慢,可被淋巴窦内的巨噬细胞吞噬、清除,故淋巴结有滤过淋巴液的作用。

2. 免疫应答 病菌等抗原物质进入淋巴结,首先被巨噬细胞吞噬、处理。处理后的抗原物质附着在巨噬细胞的胞膜上,并传递给 B 细胞,激活 B 细胞增殖发育为浆细胞,产生抗体,行使体液免疫功能;被处理的抗原物质也可激活 T 细胞,使其分裂、增生,形成效应性 T 细胞,行使细胞免疫功能。所以淋巴结是重要的免疫器官。

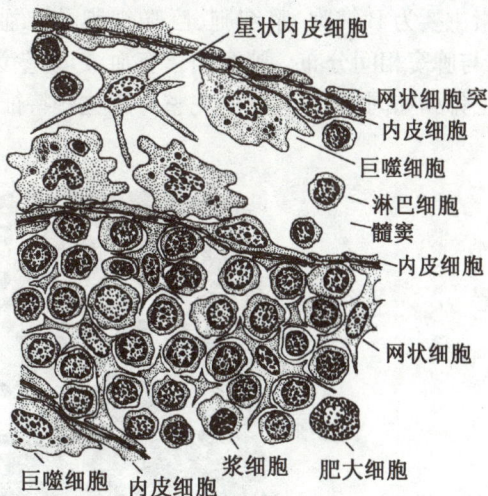

图 7-8 髓索和髓窦结构模式图

三、脾

脾位于血液循环的通路上,是人体最大的周围免疫器官。

(一)脾的一般结构

脾的表面有层被膜包裹,被膜由致密结缔组织构成,其中含有弹性纤维及少量的平滑肌纤维。被膜突入到脾实质内形成网状支架,称为脾小梁,连同神经、血管构成脾的间质。脾的实质由含有大量血细胞的淋巴组织构成,不分皮质和髓质,而分成白髓、边缘区及红髓三部分(图 7-9)。

(二)脾实质

1. 白髓 主要由密集淋巴细胞构成,形成淋巴小结以及动脉周围淋巴鞘(图 7-9)。

(1)淋巴小结:又称脾小结,类同于淋巴结内的淋巴小结,数量较少。

(2)动脉周围淋巴鞘:淋巴小结内略偏一侧有中央动脉,中央动脉周围 T 细胞围成鞘状,两者合称为动脉周围淋巴鞘,属脾的胸腺依赖区,此区的细胞可直

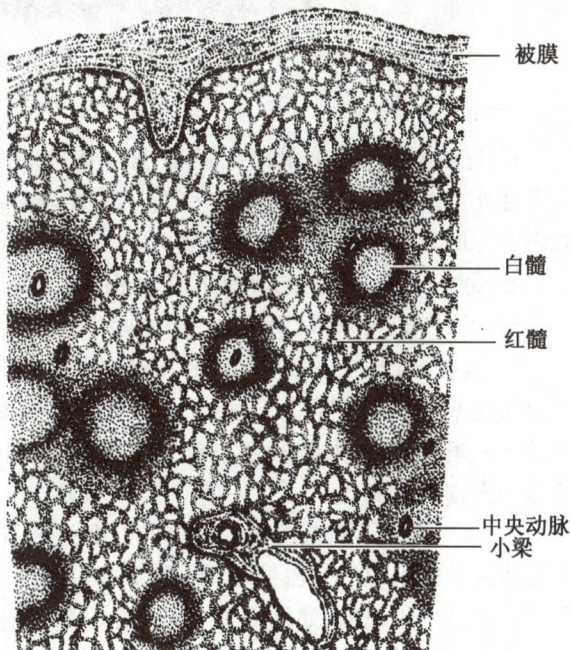

图 7-9 脾的微细结构

接杀菌和参与免疫应答。

2. 边缘区　位于白髓和红髓交界处,以 B 细胞为主,并有较多的巨噬细胞及一些血细胞。边缘区内有一些微小动脉直接开口于边缘窦,所以边缘区既是淋巴细胞从血液进入淋巴组织的重要通道,也是脾首先接触抗原并引起免疫应答的重要部位(图 7-8)。

3. 红髓　占脾实质的大部分,由脾索和脾窦组成,两者都含有大量红细胞,所以呈红色。脾索主要为 B 细胞、浆细胞、巨噬细胞及红血细胞等排列而成的条索状结构。脾索交织成网,与脾窦相间分布。脾窦内含有血液,窦壁为有孔的内皮和基膜,内皮细胞呈长杆状,在窦壁上排列如同栅栏,基膜不完整。脾这些特征都有利于血细胞自由地进出脾窦(图 7-10)。

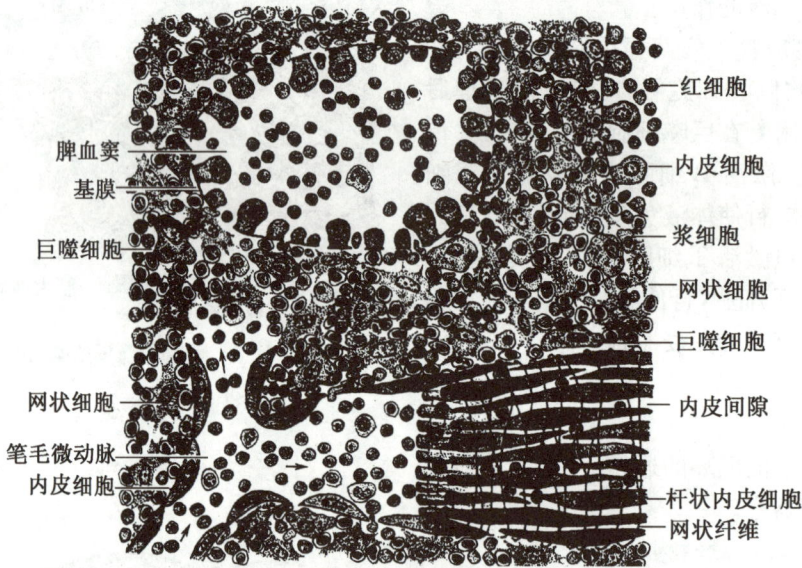

图 7-10　脾索和脾窦模式图

（三）脾的功能

1. 过滤血液　当血液流经脾时,脾窦内外的巨噬细胞可吞噬和清除血液中的异物、病毒及衰老死亡的红细胞和血小板。当脾功能亢进时,可引起血细胞或血小板减少。脾切除后,血内的异形衰老红细胞会大量增多。

2. 免疫应答　脾内的淋巴细胞中,B 细胞约占 60%,T 细胞占 40%,还有一些 NK 细胞等。侵入血内的病原体,如细菌、疟原虫和血吸虫等,可引起脾内发生免疫反应。

3. 造血、储血　胚胎早期的脾有造血功能,成年后,脾内仍含有少量造血干细胞,当机体严重缺血或某些病理状态下,脾可以恢复造血功能。脾的储血能力较小,约可储血 40 ml,主要储于血窦内,脾肿大时其储血量也增大。当机体需血时,脾被膜内的平滑肌收缩,可将脾所储的血排入血循环。

4. 参与淋巴细胞再循环　脾是淋巴细胞再循环的主要器官。淋巴细胞经淋巴管离开免疫器官或淋巴组织进入血循环,血循环内的部分淋巴细胞又经毛细血管后微静脉再返回淋巴器官和淋巴组织内,如此周而复始,使淋巴细胞从一个淋巴器官到另一个淋巴器官,从一处淋巴组织至另一处淋巴组织。这种现象称为淋巴细胞再循环(图 7-11)。

淋巴细胞再循环库

大部分淋巴细胞均参与淋巴细胞再循环，以记忆性 T 细胞和记忆性 B 细胞最为活跃。参与再循环的淋巴细胞大量位于淋巴器官或淋巴组织内，总数约为血液中淋巴细胞总数的数十倍，称为淋巴细胞再循环库。淋巴细胞通过淋巴结再循环一次需 18～20 小时，通过脾再循环较快，需 2～8 小时。淋巴细胞再循环有利于识别抗原，促进细胞间的协作，使一些具有相关特异性抗原的细胞共同进行免疫应答，并使分散于全身的淋巴细胞成为一个相互关联的有机动性的统一体。

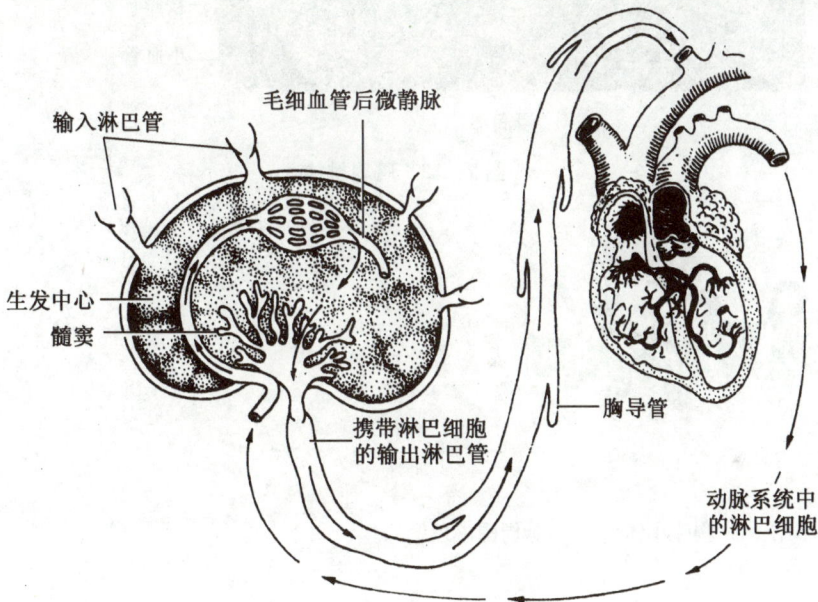

图 7-11　淋巴细胞再循环示意图

四、扁桃体

扁桃体包括舌扁桃体、咽扁桃体、腭扁桃体等，其中以腭扁桃体最大。它们的结构特点是在复层扁平上皮下的固有层内含有大量淋巴组织。上皮常向扁桃体深面凹陷形成 10～20 个隐窝，上皮深面及隐窝周围有许多弥散淋巴组织和淋巴小结（图 7-12）。扁桃体构成机体的第一道重要防线，可引起局部或全身的免疫应答，对机体有重要的防御、保护作用；同时扁桃体也容易遭受病菌侵袭，而引起炎症。

隐窝

复层扁平上皮

固有层

淋巴小结

弥散淋巴组织

毛细血管后微静脉

被膜

小血管

浸润部

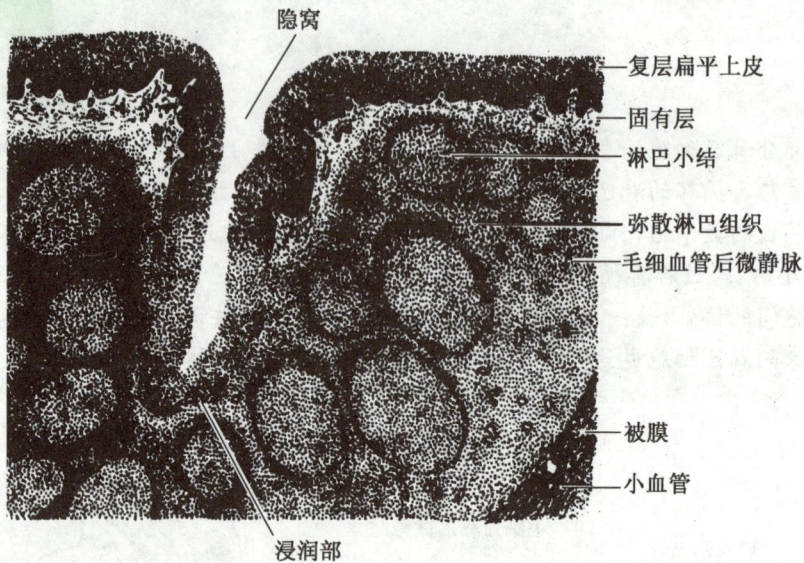

图 7-12 腭扁桃体

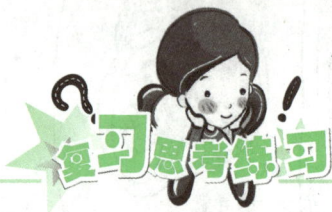

复习思考练习

一、名词解释

1. 淋巴小结　2. 胸腺小体　3. 动脉周围淋巴鞘

二、问答题

1. 简述主要免疫细胞的组成与功能。
2. 试述中枢免疫器官和周围免疫器官的组成及区别。
3. 试述淋巴结的结构和功能。

三、选择题

1. T 淋巴细胞在淋巴结内分布的最主要部位是在　　　　　　　　　　　　　　　（　　）
   A. 淋巴窦　　　　　　　　　　　　B. 髓索
   　　C. 副皮质区　　　　　　　　　　D. 淋巴小结
2. 参与细胞免疫最主要的细胞是　　　　　　　　　　　　　　　　　　　　　　（　　）
   A. 浆细胞　　　　　　　　　　　　B. T 淋巴细胞
   C. B 淋巴细胞　　　　　　　　　　D. 肥大细胞
3. 淋巴小结生发中心最主要的细胞是　　　　　　　　　　　　　　　　　　　　（　　）
   A. 巨噬细胞　　　　　　　　　　　B. T 淋巴细胞
   C. B 淋巴细胞　　　　　　　　　　D. 网状细胞

4. 再循环的淋巴细胞,进入淋巴结的主要途径是 （　　）
   A. 毛细血管后微静脉　　　　　B. 淋巴结小动脉
   C. 输入淋巴管　　　　　　　　D. 被膜下窦

5. 淋巴结毛细血管后微静脉位于 （　　）
   A. 淋巴小结　　B. 副皮质区　　C. 髓索　　D. 小梁

6. 脾脏内没有的结构是 （　　）
   A. 血窦　　B. 髓索　　C. 中央动脉　　D. 淋巴小结

7. 脾脏动脉周围淋巴鞘的主要细胞是 （　　）
   A. 巨噬细胞　　B. 网状细胞　　C. T淋巴细胞　　D. B淋巴细胞

8. 脾索内主要含有 （　　）
   A. B淋巴细胞　　B. 浆细胞　　C. T淋巴细胞　　D. 巨噬细胞

9. T淋巴细胞在脾内分布的最主要部位是 （　　）
   A. 脾小体　　B. 动脉周围淋巴鞘　　C. 边缘区　　D. 脾索

10. B淋巴细胞在脾脏内分布的主要部位是 （　　）
    A. 脾索　　　　　　　　　　B. 边缘区
    C. 脾小结的生发中心　　　　D. 动脉周围淋巴鞘

11. 脾脏贮血的主要部位是 （　　）
    A. 脾窦　　　　　　　　　　B. 脾小结
    C. 边缘区　　　　　　　　　D. 动脉周围淋巴鞘

12. 滤过血液的最主要器官是 （　　）
    A. 脾脏　　B. 淋巴结　　C. 肝脏　　D. 骨髓

13. 向周围淋巴器官输入T淋巴细胞的器官是 （　　）
    A. 肝脏　　B. 胸腺　　C. 骨髓　　D. V脾脏

14. 构成胸腺小体的细胞是 （　　）
    A. 内皮细胞　　　　　　　　B. 浆细胞
    C. 淋巴细胞　　　　　　　　D. 上皮性网状细胞

15. 分泌胸腺素的细胞是 （　　）
    A. T淋巴细胞　　　　　　　B. 上皮性网状细胞
    C. B淋巴细胞　　　　　　　D. 浆细胞

（杨治河）

第八章　内分泌系统

　　内分泌系统是由内分泌腺(如垂体、甲状腺、甲状旁腺、肾上腺和松果体等)、分布在其他器官内的内分泌组织(如胰腺的胰岛、睾丸中的间质细胞、卵巢中的黄体和门细胞等)及散在分布的内分泌细胞(如胃肠道、呼吸道和泌尿生殖道等处的内分泌细胞)组成。

APUD 细胞与 DNES

　　机体许多其他器官还存在大量散在的内分泌细胞,Pearse 根据这些内分泌细胞都能合成和分泌胺,将这些细胞统称为 APUD 细胞。随着 APUD 细胞研究的不断深入,发现神经系统内的许多神经元也合成和分泌与 APUD 细胞相同的胺和肽类物质,因此将这些具有分泌功能的神经元和 APUD 细胞统称为弥散神经内分泌系统(DNES)。DNES 细胞将神经系统和内分泌系统统一起来,共同调节、控制机体的生理活动。

　　内分泌腺的组织结构有如下特点:①腺细胞排列成索状、团状或围成滤泡状;②没有排送分泌物的管道,又称无管腺;③内分泌细胞之间有丰富的毛细血管和毛细淋巴管。

　　内分泌细胞合成和分泌的具有生物学活性的物质称为激素。大多数内分泌细胞分泌的激素通过血液和淋巴液作用于远隔的特定细胞。少部分内分泌细胞分泌的激素可通过组织液直接作用于邻近的细胞,这种现象称为旁分泌。每种激素作用的特定器官或特定细胞,称为这种激素的靶器官或靶细胞,靶细胞具有与相应激素结合的受体,激素与受体结合后产生效应。

　　内分泌细胞按其分泌激素的化学性质,可分为两大类:一类是分泌含氮激素的细胞;另一类是分泌类固醇激素的细胞。分泌含氮激素细胞的超微结构特点是:胞质内含有较多的粗面内质网和发达高尔基复合体,以及有膜包被的分泌颗粒等;分泌类固醇激素细胞的超微结构特点是:胞质内含有丰富的滑面内质网,但不形成分泌颗粒,线粒体较多,其嵴多呈管状,胞质内还有较多的脂滴。

　　内分泌系统是机体的重要调节系统,它与神经系统共同调节机体的生长发育、代谢活动,维持内环境的稳定,影响行为及控制生殖等。

　　本章重点叙述甲状腺、甲状旁腺、肾上腺、垂体和松果体等内分泌腺。

第一节 甲 状 腺

一、甲状腺的一般结构

甲状腺表面包有薄层结缔组织被膜。结缔组织伸入到腺实质,将实质分成许多大小不等的小叶,每个小叶内有 20~40 个滤泡和许多滤泡旁细胞。滤泡间的少量结缔组织和丰富的毛细血管,构成甲状腺的间质。

二、甲状腺滤泡

甲状腺滤泡大小不等,直径 0.02~0.9 mm,呈圆形或不规则形。滤泡是由单层立方上皮围成的囊泡状结构,滤泡上皮界限清楚,核圆位于中央。滤泡腔内充满透明的胶质,在 HE 染色切片上,呈嗜酸性的均质状(图 8-1)。电镜下,滤泡上皮细胞游离面有少量微绒毛和质膜凹陷,侧面有紧密连接,基底部有少量质膜内褶。胞质内有丰富的粗面内质网、线粒体及溶酶体,高尔基复合体发达,位于核上方。

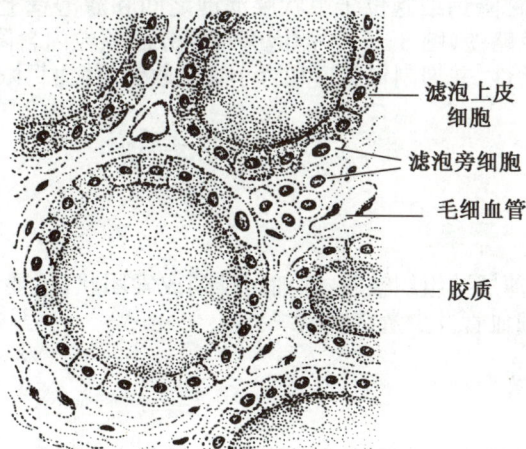

滤泡上皮
细胞

滤泡旁细胞

毛细血管

胶质

图 8-1 甲状腺的微细结构

滤泡上皮细胞合成和分泌甲状腺素。甲状腺素能促进机体新陈代谢、生长发育并提高神经兴奋性。小儿甲状腺功能低下可引起克汀病,成人甲状腺功能低下会发生黏液性水肿。成人甲状腺功能过强,称为甲状腺功能亢进。

甲状腺素的形成过程

①合成:甲状腺滤泡上皮细胞(Fc)首先从血中摄取氨基酸,在粗面内质网合成甲状腺球蛋白前体,运至高尔基复合体加糖形成甲状腺球蛋白。②贮存:甲状腺球蛋白通过分泌小泡分泌到滤泡腔贮存。③碘化:滤泡上皮细胞可从血中摄取碘离子,它与甲状腺球蛋白结合成碘化的甲状腺球蛋白。④重吸收:滤泡上皮将碘化的甲状腺球蛋白重吸收入胞质内。⑤分解:由溶酶体将碘化的甲状腺球蛋白分解为甲状腺素,即四碘甲状腺原氨酸(T_4)和三碘甲状腺原氨酸(T_3)。⑥释放:T_3、T_4 经细胞基底部释放入毛细血管。甲状腺素的形成过程见图 8-2。

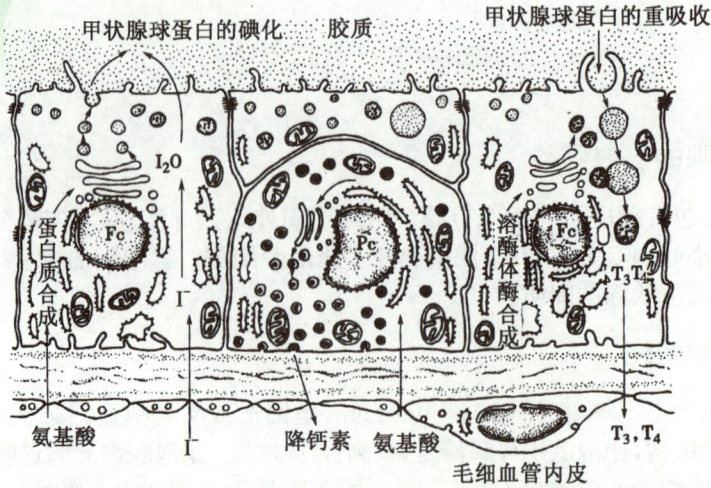

甲状腺球蛋白的碘化　胶质　　甲状腺球蛋白的重吸收

氨基酸　　降钙素　氨基酸　　　　T₃、T₄
毛细血管内皮

图8-2　甲状腺素、降钙素的合成与分泌过程

三、滤泡旁细胞

滤泡旁细胞(Pc)又称降钙细胞位于甲状腺滤泡之间和滤泡壁上,细胞体积较大,在 HE 染色的切片上,胞质染色略淡(图8-1)。滤泡旁细胞分泌颗粒内含降钙素,它能促进成骨细胞活性,降低破骨细胞活性,并抑制胃肠道和肾小管吸收钙,使血钙浓度降低。

第二节　甲状旁腺

一、甲状旁腺的一般结构

甲状旁腺表面包有薄层结缔组织被膜,腺细胞排列成索团状,主要由主细胞和嗜酸性细胞组成,其间富含有孔毛细血管及少量结缔组织。

二、甲状旁腺实质

(一)主细胞

数量最多,细胞呈圆形或多边形,核圆,居中。HE 染色,胞质染色浅。主细胞分泌甲状旁腺素,它能促进破骨细胞的活性,使骨盐溶解,并能促进肾小管吸收钙,从而使血钙升高。在甲状旁腺激素和降钙素的共同调节下,维持着血钙的稳定(图8-3)。

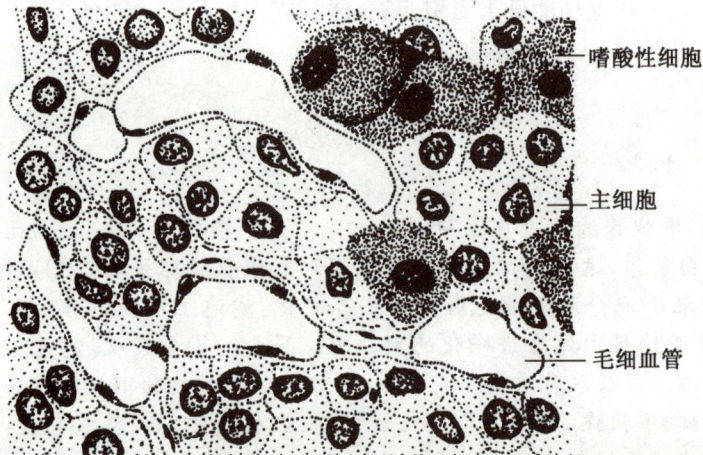

嗜酸性细胞

主细胞

毛细血管

图8-3　甲状旁腺微细结构

（二）嗜酸性细胞

数量少,体积较大,细胞为多边形,细胞核较小。胞质中有许多嗜酸性颗粒,电镜下,这些颗粒是线粒体。该细胞功能不详(图 8 - 3)。

第三节　肾上腺

一、肾上腺的一般结构

肾上腺表面有结缔组织被膜,其中少量结缔组织伴随神经和血管深入肾上腺内,构成间质。肾上腺实质由周边的皮质和中央的髓质构成。

二、肾上腺实质

（一）皮质

皮质位于肾上腺外围部分,占肾上腺体积的80%～90%。根据皮质细胞的形状、排列和功能的不同,可将皮质由外向内分为三个带,即球状带、束状带和网状带（图 8 - 4）。

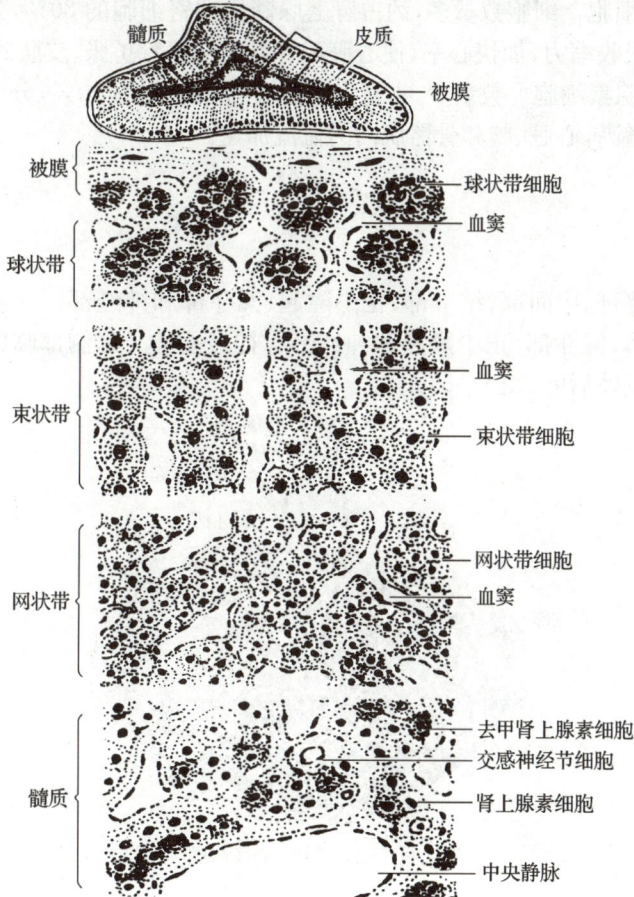

图 8 - 4　肾上腺结构

1. **球状带**　球状带位于被膜下方,较薄,占皮质总体积的15%。细胞呈球状分布,细胞较小,呈矮柱状或锥形,核小染色深,胞质较少,内含少量脂滴。细胞团之间为窦状毛细血管和少量结缔组织(图 8 - 4)。球状带细胞分泌盐皮质激素,如醛固酮,它能促进肾远曲小管和

集合小管重吸收 Na^+ 及排出 K^+,因而对维持体内电解质和体液的动态平衡起着重要作用。

2. 束状带　束状带是皮质中最厚的部分,占皮质总体积的 78%。束状带细胞体积较大,呈多边形,排列成单行或双行细胞索,索间为窦状毛细血管和少量结缔组织。细胞核圆形,较大,着色浅。胞质内含有大量的脂滴,脂滴常被溶解,故染色浅而呈空泡状(图 8-4)。束状带细胞分泌糖皮质激素,可调节糖、蛋白质及脂肪的代谢,还有降低免疫应答及抑制炎症等作用。

3. 网状带　网状带位于皮质的最内层,占皮质总体积的 7%,细胞索相互吻合成网,网间为窦状毛细血管和少量结缔组织。网状带细胞较小,胞核也小,着色较深,胞质内含较多脂褐素和少量脂滴,因而染色较束状带深(图 8-4)。网状带细胞主要分泌雄激素和分泌少量雌激素。

(二) 髓质

髓质位于肾上腺的中央,由排列成索状的髓质细胞组成。细胞索有丰富的毛细血管,少量的结缔组织,单个或成簇的交感神经节细胞。髓质细胞为多边形,用铬盐处理后,胞质内可见棕黄色的颗粒,故髓质细胞又称嗜铬细胞(图 8-4)。根据分泌颗粒内所含激素的不同,嗜铬细胞分为两种:

1. 肾上腺素细胞　细胞数量多,约占肾上腺髓质嗜铬细胞的 80%,分泌肾上腺素,这种激素可以增强心肌收缩力,加快心率,使心脏和骨骼肌的血管扩张、皮肤的血管收缩。

2. 去甲肾上腺素细胞　数量少,占肾上腺髓质嗜铬细胞的 20%,分泌去甲肾上腺素,这种激素可使血压增高,心脏、脑和骨骼肌内的血流加速。

第四节　垂　体

垂体包括远侧部、中间部、结节部、正中隆起、漏斗部和神经部。通常将结节部、远侧部和中间部称腺垂体;漏斗部、正中隆起和神经部称神经垂体。远侧部临床上又称垂体前叶;神经部临床又称垂体后叶(图 8-5)。

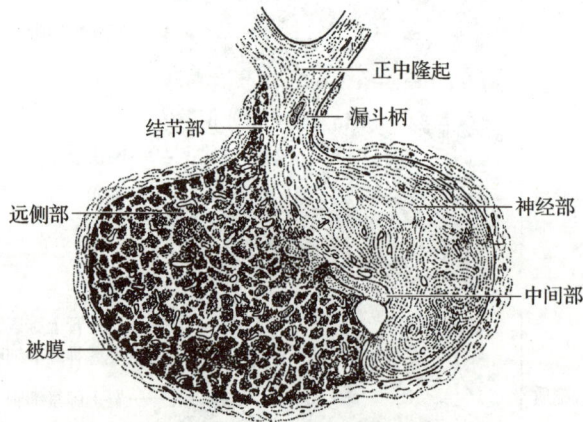

图 8-5　垂体矢状切面

一、腺垂体

(一) 远侧部

细胞排列成团索及泡状,细胞间有窦状毛细血管和结缔组织。细胞根据 HE 染色不同分为嗜酸性细胞、嗜碱性细胞、嫌色细胞三种(图 8-6)。三种细胞均具有分泌含氮类激素细胞的结构特点。

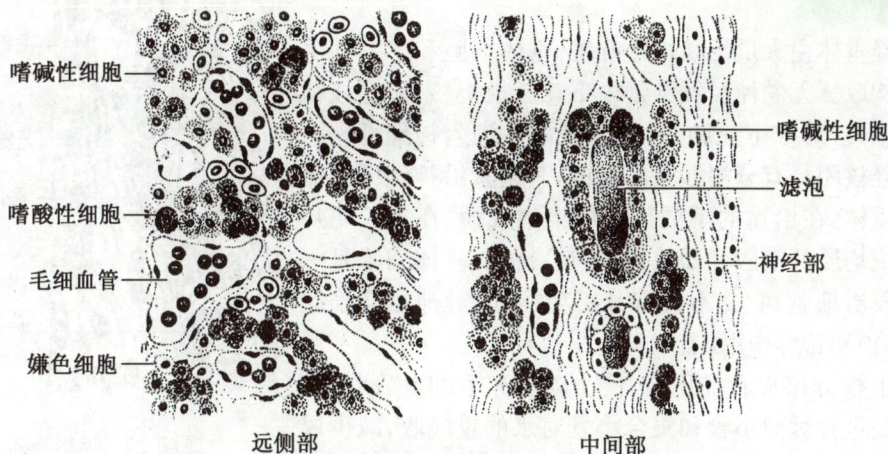

图 8-6 垂体远侧部和中间部结构

1. 嗜酸性细胞　细胞呈圆形或卵圆形,体积大,细胞质内充满嗜酸颗粒,依据细胞分泌的激素功能不同,细胞又分两种,即生长激素细胞和催乳激素细胞。

(1) 生长激素细胞:分泌生长素(GH),促进机体多器官生长发育,主要表现为骺软骨生长,使骨增长。幼儿时期该激素分泌增多可引起巨人症;分泌不足可引起侏儒症;成人分泌增多可出现肢端肥大症。

(2) 催乳素细胞:分泌催乳素(PRL),男女均有,但女性较多,尤其在分娩前期和哺乳期,分泌功能增强,促进乳汁分泌。

2. 嗜碱性细胞　数量少,大小形态不一,可分为促性腺激素细胞、促甲状腺激素细胞和促肾上腺皮质激素细胞。

(1) 促性腺激素细胞:细胞较大圆形,细胞可分泌两种激素即卵泡刺激素(FSH)和黄体生成素(LH)。FSH 在女性促进卵泡发育,在男性促进精子发育;LH 在女性促进排卵和黄体生成,在男性,促进睾丸间质细胞分泌雄激素,故又称间质细胞刺激素(ICSH)。

(2) 促甲状腺激素细胞:分泌促甲状腺激素(TSH),TSH 促进甲状滤泡上皮分泌甲状腺素。

(3) 促肾上腺皮质激素细胞:细胞呈多角形,核偏一侧,分泌促肾上腺皮质激素(ACTH),ACTH 主要促进肾上腺皮质束状带细胞分泌糖皮质激素。

3. 嫌色细胞　数量最多,体积小,电镜下胞质内有细小的分泌颗粒,目前认为这种细胞是嗜酸性细胞和嗜碱性细胞的前体细胞。

(二) 中间部

中间部位于垂体的远侧部和神经部之间,内含有滤泡、嫌色细胞和嗜碱性细胞。滤泡和嗜碱性细胞,在人类功能尚未明确(图 8-6)。

(三) 结节部

结节部是环绕垂体漏斗部的腺组织、前厚后薄或缺如。富有毛细血管,细胞呈索状排列,多为嫌色细胞。

二、神经垂体

神经垂体由大量无髓神经纤维、垂体细胞和丰富的毛细血管构成。无髓神经纤维是由下丘脑视上核、室旁核神经元的轴突，形成下丘脑垂体束，经漏斗进入神经部。下丘脑神经核团具有分泌激素的功能，其激素沿神经纤维流向神经垂体，在沿途的不同部位可聚集成团，在 HE 切片上被染成均质的嗜酸性团块，称为赫令体。垂体细胞是一种神经胶质细胞，它并不具有分泌功能，但对神经纤维起支持、保护和营养作用(图 8-7)。

视上核分泌血管加压素，使小动脉和毛细血管收缩，同时又促进肾远曲小管和集合小管对水的重吸收，减少尿量，因此又称抗利尿激素(ADH)。如果这些神经元功能受损，ADH 分泌减少时，将出现尿崩症。室旁核分泌缩宫素，使子宫收缩，加速分娩过程。

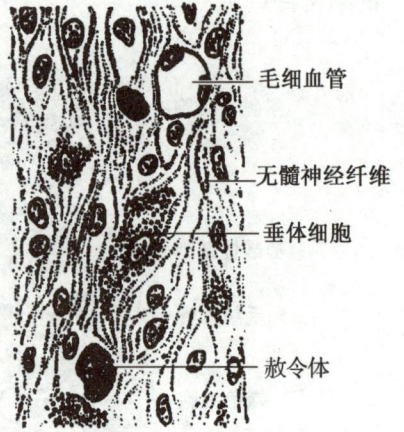

图 8-7 神经垂体

三、下丘脑与垂体的联系

下丘脑与垂体在结构和功能上有密切联系。其联系形式有两种(图 8-8)：

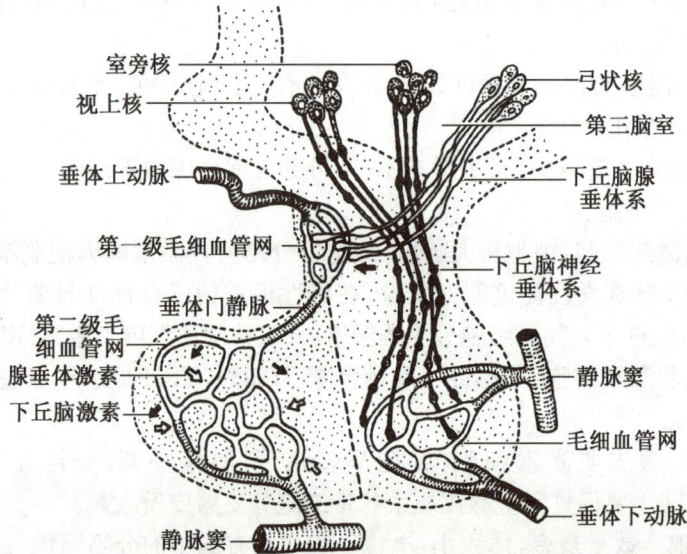

图 8-8 垂体的血管分布及其与下丘脑的关系

1. 直接联系 下丘脑内的视上核，室旁核直接与垂体的漏斗部和神经部联系，释放激素到神经垂体贮存，然后再释放到血液并作用与靶器官。

2. 间接联系

(1)垂体门脉系统：腺垂体的血液供应来源于大脑基底动脉环发出的垂体上动脉，垂体上动脉在漏斗部形成第一级毛细血管网，再汇集成数条垂体门微静脉，到腺垂体部形成第二级毛细血管网。下丘脑弓状核分泌的激素先进入漏斗部的第一级毛细血管网，再到达腺垂体部的第二级毛细血管网，对垂体起调节作用。

（2）下丘脑对垂体的调节作用：下丘脑弓状核分泌两种激素：一种为释放激素（RH），能促进腺垂体细胞分泌激素；另一种为释放抑制激素（RIH），能抑制腺垂体细胞分泌激素。

松果体与褪黑激素

　　松果体位于上丘的上方，其实质主要由松果体细胞组成，可分泌褪黑激素。褪黑激素通过抑制垂体促性腺激素而间接影响生殖腺的活动，进而具有抑制生殖腺发育的效应。近年研究报道，褪黑激素的合成分泌不足，可能会引起睡眠紊乱、情感障碍、肿瘤发生等。外源性褪黑激素具有抗紧张、抗高血压、抗衰老、抗肿瘤、增强免疫力和促进睡眠等效应。白天日照时，松果体几乎停止分泌活动，至夜间才分泌褪黑激素，故生物体能依外界的日照变化，有节奏地控制松果体的功能活动。

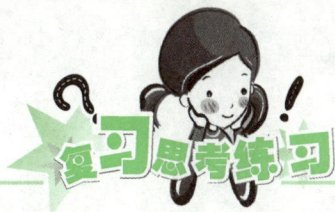

复习思考练习

一、名词解释

1. 靶器官　　2. 嗜铬细胞　　3. 垂体细胞　　4. 垂体门脉系统

二、问答题

1. 简述内分泌系统的组成及内分泌腺的结构特点。
2. 试述甲状腺实质的结构与功能。
3. 简述肾上腺皮质的结构和功能。
4. 试述垂体远侧部细胞的组成及功能。

三、选择题

1. 内分泌器官不包括　　　　　　　　　　　　　　　　　　（　　）
   A. 甲状腺　　　　　　　　　　　　B. 肾上腺
   C. 胰岛　　　　　　　　　　　　　D. 脑垂体
2. 甲状腺　　　　　　　　　　　　　　　　　　　　　　　（　　）
   A. 腺细胞排列成索状　　　　　　　B. 腺细胞只分泌甲状腺素
   C. 结缔组织内不存在腺细胞　　　　D. 腺实质主要是甲状腺滤泡构成
3. 分泌降钙素的细胞是　　　　　　　　　　　　　　　　　（　　）
   A. 甲状腺滤泡上皮细胞　　　　　　B. 甲状腺滤泡旁细胞
   C. 甲状旁腺主细胞　　　　　　　　D. 垂体细胞
4. 肾上腺皮质球状带的细胞　　　　　　　　　　　　　　　（　　）
   A. 细胞多呈圆形或立方形　　　　　B. 细胞排列成索状
   C. 分泌盐皮质激素　　　　　　　　D. 分泌性激素

5. 缩宫素的靶器官是 （　　）
   A. 卵巢、子宫
   B. 输卵管、乳腺
   C. 乳腺、子宫
   D. 乳腺、卵巢

6. 神经垂体的赫令氏体 （　　）
   A. 为下丘脑的分泌物
   B. 由结缔组织细胞钙化形成的
   C. 由神经纤维特化而成
   D. 是中间部嗜碱性细胞的分泌物

7. 神经垂体是 （　　）
   A. 独立的腺体，能分泌激素
   B. 通过分泌激素控制腺垂体的活动
   C. 是储存和释放某些下丘脑激素的场所
   D. 分泌的激素，受下丘脑结节核分泌物的控制

8. 儿童时期生长激素分泌过多可引起 （　　）
   A. 肢端肥大症
   B. 侏儒症
   C. 巨人症
   D. 黏液性水肿

9. 肾上腺皮质束状带分泌 （　　）
   A. 盐皮质激素
   B. 糖皮质激素
   C. 肾上腺素
   D. 雄性激素

10. 垂体细胞是一种 （　　）
   A. 神经胶质细胞
   B. 结缔组织细胞
   C. 神经元
   D. 腺细胞

11. 分泌缩宫素的细胞是 （　　）
   A. 室旁核细胞
   B. 视上核细胞
   C. 卵巢门细胞
   D. 垂体细胞

12. 贮存和释放抗利尿素的部位是 （　　）
   A. 中间部
   B. 神经部
   C. 结节部
   D. 漏斗

13. 生长激素是由哪种细胞产生的 （　　）
   A. 嗜酸性细胞
   B. 嗜碱性细胞
   C. 嫌色细胞
   D. 垂体细胞

（杨治河）

第九章　感觉器官

第一节　感觉器官概述

感觉器官由感受器及其辅助装置共同组成。感受器的功能是接受机体内、外环境的各种刺激,并将刺激转化为神经冲动或兴奋。根据感受器所在部位和接受刺激的来源,可将感受器区分为内感受器和外感受器两种。

一、内感受器

内感受器分布在内脏器官、血管壁、骨骼肌及其肌腱中,接受来自体内的各种刺激。例如,颈动脉小球与主动小球是感受动脉血中二氧化碳、氧分压变化的化学感受器;颈动脉窦为感受血压变化的压力感受器;肌梭与腱梭为感受肌肉收缩和舒张的本体觉感受器。

二、外感受器

外感受器接受外界环境刺激,又可分为特殊感受器和一般感受器两种。

(一) 特殊感受器

视网膜的视细胞为光感受器;内耳中螺旋器感受声音刺激,球囊斑、椭圆囊斑和壶腹嵴为位觉感受器;鼻黏膜的嗅觉感受器,能接受气味中不同化学分子的刺激,产生嗅觉;舌乳头中的味蕾,为味觉感受器,分辨味道。

特殊感受器除视网膜外,一般都由特殊感觉细胞和支持细胞组成。特殊感觉细胞感受外界环境的不同刺激。支持细胞对特殊感觉细胞起支持、营养和保护作用。

(二) 一般感受器

主要存在于皮肤。皮肤直接与外界环境接触,具有丰富的感觉神经末梢即感受器,可接受痛、温、触、压等各种刺激。皮肤还具有防止机械性损伤,阻止异物和病原体侵入,避免体液丢失、维持机体电解质平衡,调节体温,排泄一些代谢产物、吸收某些药物等功能,本章重点叙述皮肤的结构。

第二节　皮肤的结构

皮肤被覆全身表面,约占体重的 16%,总面积可达 $1.2\sim2\ m^2$。皮肤的厚度依部位不同而有所差异,平均厚度为 1～4 mm。皮肤由表皮和真皮两部分组成,借皮下组织与深部组织相连。皮肤内有毛、皮脂腺、汗腺和指(趾)甲等皮肤附属器(图 9-1)。

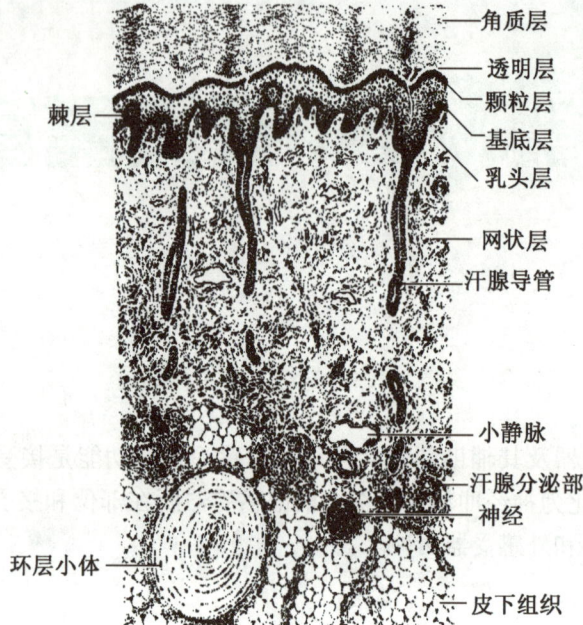

图 9-1　皮肤(低倍)纵切面

一、表皮

表皮在身体各部厚薄不一,一般厚 0.07～0.12 mm,背部、项部、手掌及足底最厚,腋窝和面部最薄。表皮位于皮肤的浅层,由角化的复层扁平上皮构成。表皮细胞分两大类:一类是角蛋白形成细胞,占表皮细胞的绝大多数;另一类是非角蛋白形成细胞,数量较少,散在于角蛋白形成细胞之间。

(一)角蛋白形成细胞

角蛋白形成细胞根据角化程度不同,由基底到表面分出典型的五层结构,即基层底、棘层、颗粒层、透明层和角化层(图 9-1,图 9-2)。

1. 基底层　由一层矮柱状的基底细胞组成,胞核椭圆形,胞质呈嗜碱性,含有丰富的游离核糖体及分散或成束排列的角蛋白丝,即光镜下的张力原纤维。相邻基底细胞之间以桥粒相连,基底面以半桥粒与基膜相连。基底细胞是未分化的幼稚细胞,有活跃的分裂能力,不断分裂增殖并向浅层推移。

2. 棘层　位于基底层上方,由 4～10 层细胞组成。细胞呈多边形,核圆形,细胞表面伸出许多棘状突起,相邻细胞的棘状突起之间以桥粒相连,胞质丰富,呈弱嗜碱性,并含有较多的张力原纤维。电镜下,胞质中可见许多卵圆形有膜包裹的膜被颗粒(板层颗粒)。

3. 颗粒层　位于棘细胞层的上方,由 3～5 层扁平的梭形细胞组成。核趋于退化,细胞形状不规则,最明显的特点是胞质内含有许多强嗜碱性透明角质颗粒。电镜下,透明角质颗粒无膜包被,呈致密均质状。胞质内膜被颗粒增多,并逐渐与细胞膜粘连,将所含的糖脂等

---
142 ---

物质释放到细胞间隙内,在细胞外面形成多层膜状结构,构成阻止物质透过表皮的主要屏障。

4. 透明层　位于颗粒层的浅层,此层由几层更扁的梭形细胞组成,细胞呈透明均质状,细胞界限不清,细胞核、细胞器已消失,胞质含透明角质,嗜酸性,被染成红色。

5. 角质层　是皮肤的最表层,由多层扁平的角化细胞组成,细胞相互嵌合,间隙中充满膜被颗粒释放的脂类物质。细胞均质状,已无细胞核和细胞器,轮廓不清,胞质含嗜酸性角蛋白。靠近表面细胞间的桥粒解体,细胞经常脱落,成为皮屑,深部细胞不断分裂增生予以补充。角质层耐摩擦,并可阻挡外来物质的侵入,起重要的屏障作用。

由表皮的基底层到角质层的结构变化,反映了角蛋白形成细胞的增殖、分化、移动、死亡和脱落的动态变化,同时也是细胞逐渐生成角蛋白和角化的过程。

(二)非角蛋白形成细胞

1. 黑素细胞　位于基底细胞之间,是生成黑色素的细胞,胞体较大,并有许多突起伸到角蛋白形成细胞之间(图9-2)。电镜下,可见胞质内有丰富的核糖体和粗面内质网,高尔基复合体发达,含有黑色素体。黑色素体由高尔基复合体生成,有膜包裹,内含酪氨酸酶,能将酪氨酸转化为黑色素,形成黑素颗粒,排入邻近的表皮细胞内。黑色素能吸收和散射紫外线,可保护表皮深层的幼稚细胞不受辐射损害。皮肤的颜色主要取决于黑素颗粒的多少,阳光和紫外线长时间照射后,可使黑色素增多并向表层转移,故长期在室外工作的人皮肤颜色较深。

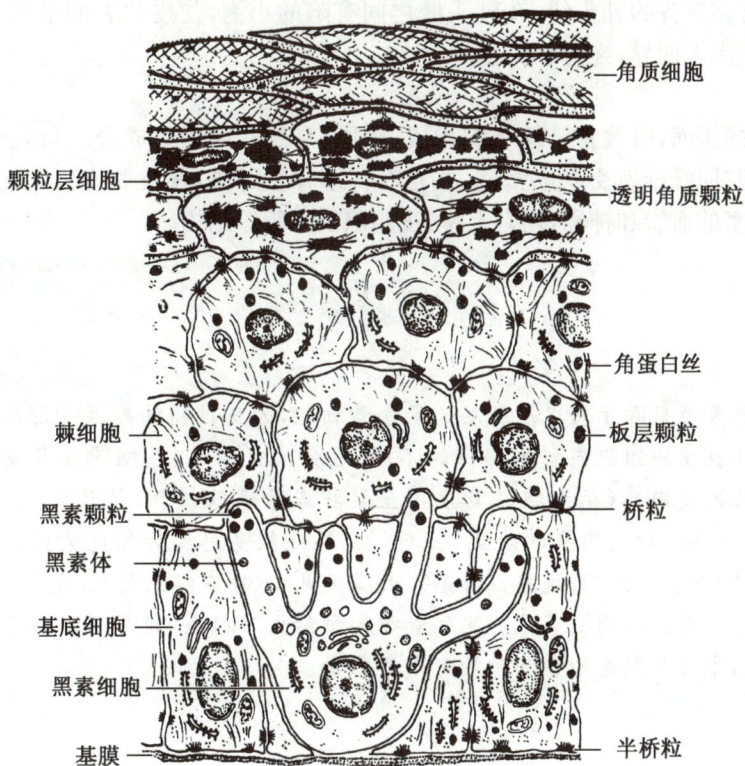

图9-2　角蛋白形成细胞和黑素细胞超微结构模式图

2. 郎格汉斯细胞　郎格汉斯细胞分散在棘细胞之间,特殊染色可显示细胞全貌,具有树枝状突起。电镜下,可见胞核呈弯曲形或分叶形,胞质密度低,无角蛋白丝和桥粒,胞质内有特征性的伯贝克颗粒,颗粒的切面为杆状或球拍形,颗粒的意义尚不了解(图9-3)。近年来,胸腺、淋巴结等处也发现有类似的树突状细胞。该细胞能捕获和处理侵入皮肤的抗原,并把抗原传送给 T 细胞,是皮肤免疫功能的重要细胞。

3. 梅克尔细胞　梅克尔细胞位于表皮基底细胞之间,需用特殊染色法显示,扁平形,具有短指状突起,细胞基底面与感觉神经末梢形成类似突触的结构,能感受触觉刺激。梅克尔细胞数目很少,但在指尖部较多。

二、真皮

真皮位于表皮的深面,由结缔组织构成,与表皮牢固相连,真皮深部与皮下组织相连。真皮的厚度因身体部位不同而异,一般厚 1～2 mm。真皮又分为乳头层和网织层(图9-1)。

图9-3　郎格汉斯细胞超微结构图

(一)乳头层

由较细密结缔组织组成,其向表皮形成真皮乳头。人手指第一节掌侧皮肤,由于真皮乳头突起,形成许多整齐的乳头线,在乳头线之间有陷的小沟,使皮肤表面呈现相应凹凸不平的指纹,其形状因人而异,终生不变。

(二)网织层

在乳头层的深面,由致密结缔组织构成,较厚,是真皮的主要成分。与乳头层无明显的分界。粗大的胶原纤维束交织成密网,并含有许多弹性纤维,使皮肤有强大的韧性和弹性,网织层内有丰富的血管和神经,还有毛囊、皮脂腺及汗腺等结构。

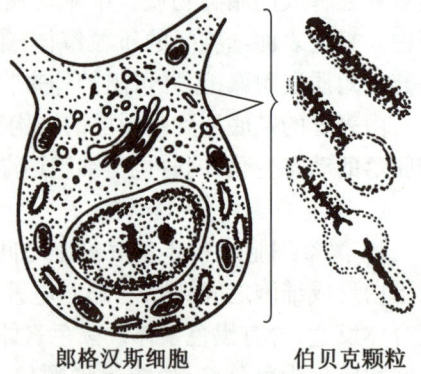

色素痣与黑色素瘤

皮肤色素痣来源于表皮基底层的黑色素细胞,为良性错构瘤性畸形的增生性病变。根据其在皮肤组织内发生部位的不同,可分为交界痣(痣细胞在表皮和真皮的交界处生长)、皮内痣(痣细胞在真皮内呈巢状或条索状排列,最为常见)和混合痣(即同时有交界痣和皮内痣的改变)三种。交界痣较易恶变为黑色素瘤。黑色素瘤是一种能产生黑色素的高度恶性肿瘤。大多数见于 30 岁以上成人,发生于皮肤者以足底部和外阴及肛门周围多见。黑色素瘤的预后大多很差,晚期可有淋巴道及血道转移,因此,本瘤早期诊断和及时治疗十分重要。

三、皮下组织

皮下组织在真皮的深面,由疏松结缔组织和脂肪构成。皮下组织不属皮肤的组成部分,但其将皮肤与深部组织相连,使皮肤有一定的活动性。皮下组织的厚薄因个体、年龄、性别和部位等不同有较大差别。皮下组织具有缓冲、保温、贮存及营养等功能。

第三节　皮肤的附属器

皮肤的附属器有毛、皮脂腺、汗腺、指(趾)甲等(9-4)。

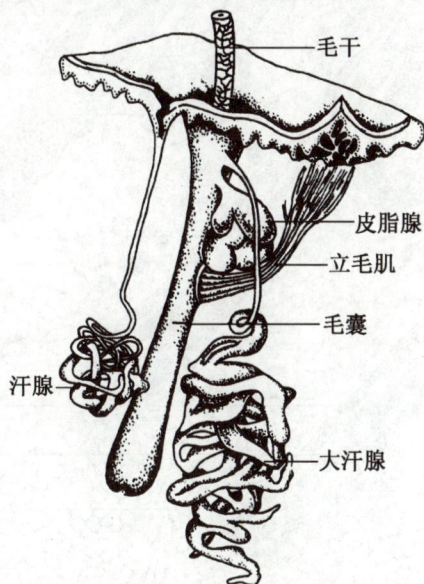

图 9-4　皮肤附属器模式图

一、毛

人体除手掌和足底外均有毛分布。毛由露出体表的毛干和埋在皮内的毛根两部分组成。毛干呈圆柱形,由同心圆排列的角化上皮细胞组成,细胞内含有黑素颗粒,黑色素的多少与毛的颜色有直接关系。毛根周围的上皮组织和结缔组织形成的鞘状结构称毛囊。毛根和毛囊的下端合为一体,成为膨大的毛球,毛球底面向内凹陷,容纳毛乳头。毛乳头是富有血管和神经的结缔组织。毛球是毛和毛囊的生长点,毛乳头对毛的生长起诱导和维持作用。毛和毛囊斜长在皮肤内,在它们与皮肤表面呈钝角的一侧,有一束平滑肌连接毛囊和真皮,称立毛肌。立毛肌受交感神经支配,收缩时使毛竖立(图9-5)。

二、皮脂腺

皮脂腺大多位于毛囊和立毛肌之间,为泡状腺,由一个或几个囊状的腺泡与一个共同的短导管构成(图9-5)。导管为复层扁平上皮,大多开口于毛囊上段,也有些直接开口在皮肤表面。腺泡周边是一层较小的幼稚细胞,有丰富的细胞器,并有活跃的分裂能力,生成新的腺细胞。新生的腺细胞渐变大,并向腺泡中心移动,胞质中的小脂滴越来越多。腺泡中心的细胞更大,呈多边形,细胞核固缩,细胞器消失,胞质内充满脂滴。最后,腺细胞解体,连同脂滴一起排出,即为皮脂。

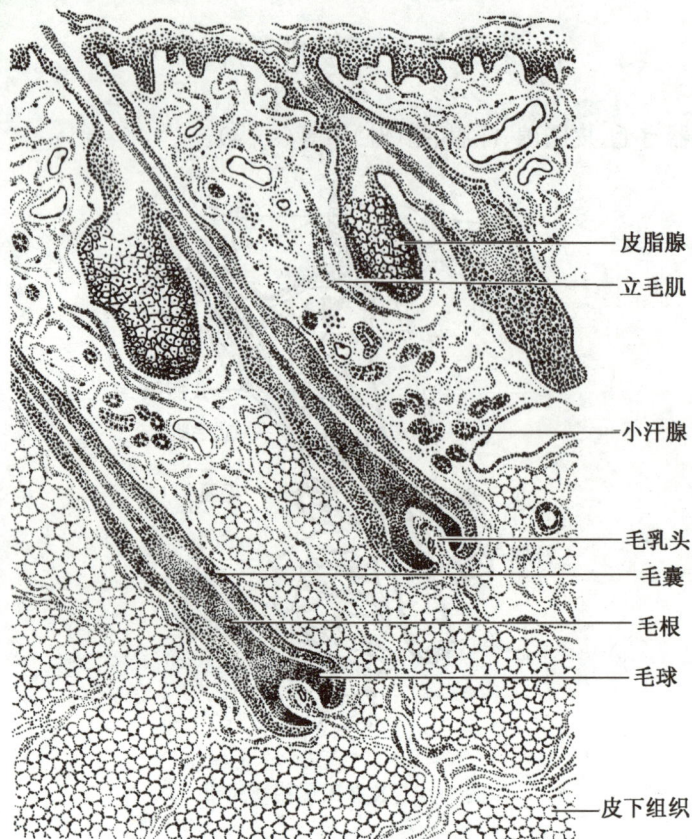

图 9-5　毛及皮脂腺

皮脂腺与青春痘

　　青春痘又叫痤疮、面疱或粉刺,是由于毛囊及皮脂腺阻塞、发炎所引发的一种皮肤病。青春期时,体内的荷尔蒙会刺激毛发生长,促进皮脂腺分泌更多油脂,毛发和皮脂腺因此堆积许多物质,使油脂和细菌附着,引发皮肤红肿的反应。由于这种症状常见于青年男女,所以才称它为青春痘。其实,青少年不一定都会长青春痘,而青春痘也不一定只长在青少年的身上。青春痘的发生一般与内分泌失调、毛囊孔的角化异常、不良的卫生习惯、锌元素的缺乏及遗传等因素有关。

三、汗腺

汗腺因分泌方式、分布部位不同,分为外泌汗腺和顶泌汗腺。

(一) 外泌汗腺

即小汗腺,遍布于全身皮肤中,是单曲管状腺。分泌部为较粗的管,居于真皮和皮下组织内,盘旋成团,管腔小,导管较细而直,开口于皮肤表面。分泌部由单层锥体形细胞组成,胞核圆形,近基底部,基膜明显(图9-6)。在基膜与腺细胞之间有肌上皮细胞,帮助排出分泌物,即为汗液。汗液除含大量水分外,还含钠、钾、氯、乳酸盐和尿素。汗液分泌也是机体散热的重要方式,对调节体温、湿润皮肤及排泄含氮废物均具有重要作用。

(二) 顶泌汗腺

即大汗腺,其主要分布在腋窝、乳晕和阴部等处。分泌部为粗管、管腔大,也盘曲成团(图9-4)。腺细胞为立方形或矮柱状,胞核圆形,胞质内含有许多分泌颗粒和溶酶体,也有肌上皮细胞。导管开口于毛囊上段,分泌物为乳状液,较黏稠,含蛋白质、糖类和脂类等。分泌物若被细菌分解,能产生特别的气味,分泌过盛、气味过浓时,则发生狐臭。

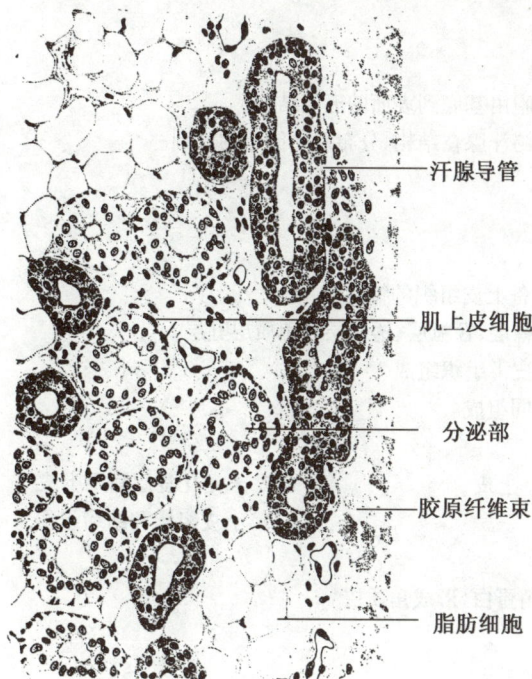

图9-6 汗腺微细结构

四、指(趾)甲

由外露的甲体及其周围的几部分组织组成。甲体由多层连接牢固的角质细胞构成,其近端埋在皮肤内的称甲根;甲体下面的复层扁平上皮和真皮为甲床;甲体周缘的皮肤为甲襞,甲体与甲襞之间的沟为甲沟;甲根附着处的甲床上皮为甲母质,该部细胞增殖活跃,是甲体的生长区(图9-7)。

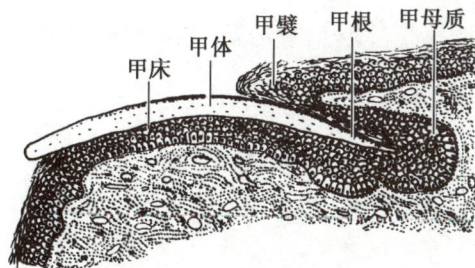

图9-7 指甲结构模式图

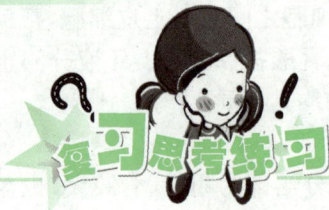

复习思考练习

一、名词解释

1. 黑素细胞　2. 郎格汉斯细胞　3. 毛球　4. 立毛肌

二、问答题

1. 简述角蛋白形成细胞由基底到表面的五层结构。
2. 试比较皮脂腺与外泌汗腺在结构、分布及功能上的区别。

三、选择题

1. 皮肤　　　　　　　　　　　　　　　　　　　　　　　　（　　）
   A. 是上皮组织,具备上皮组织的特点
   B. 可分为基底层、棘层、颗粒层、透明层和角质层五层
   C. 由表皮、真皮和皮下组织组成
   D. 由表皮、真皮共同组成
2. 真皮是　　　　　　　　　　　　　　　　　　　　　　　（　　）
   A. 角化型复层扁平上皮　　　　B. 未角化复层扁平上皮
   C. 结缔组织　　　　　　　　　　D. 上皮组织和结缔组织
3. 角蛋白形成细胞　　　　　　　　　　　　　　　　　　　（　　）
   A. 可合成和分泌角蛋白,形成角质层
   B. 是上皮细胞
   C. 是结缔组织细胞
   D. 是软骨细胞
4. 皮下组织　　　　　　　　　　　　　　　　　　　　　　（　　）
   A. 为皮肤下的结缔组织　　　　B. 为表皮下的结缔组织
   C. 与皮肤有明显的分界线　　　D. 是皮肤的一个组成部分

（姚玉芹）

第十章　人体胚胎发育概要

人体胚胎发育的过程可分为胚期和胎期。在胚期，受精卵发育为初具人形的胎儿，这是整个胚胎发育的关键时期。本章叙述其总体的发生过程，以及胚胎与母体的关系。

第一节　生殖细胞的发育与受精

人体的胚胎发生和发育过程始自两性生殖细胞的结合，止于胎儿出生。两性生殖细胞的发生和成熟是胚胎发生的前提，两性生殖细胞的结合即受精，是新个体形成的开端。

一、生殖细胞的发育

（一）精子的发生、成熟和获能

1. 精子的发生与成熟分裂　睾丸生精小管中的精原细胞，从青春期开始，在垂体促性腺激素的刺激下，经过 2～3 次有丝分裂后，部分细胞演变成初级精母细胞，其染色体核型为 46，XY。初级精母细胞很快进入第一次成熟分裂，形成 2 个次级精母细胞，每对同源染色体分别进入子细胞，因此次级精母细胞所含染色体数目比正常体细胞减少一半，即只有 23 条，性染色体只有 1 条，X 或 Y。次级精母细胞，未经 DNA 合成和染色体复制即进行第二次成熟分裂，每条染色体的着丝粒分开，使每条染色体的 2 个单体分别进入新的子细胞即精子细胞，因此精子细胞仍含 23 条染色体（单体），但其 DNA 含量减少了一半。一个初级精母细胞经过二次成熟分裂，形成 4 个精子细胞，每个精子细胞的染色体数和 DNA 含量均减少一半。精子细胞不再分裂，经过复杂的形态变化形成蝌蚪状的精子，精子半数为 23，X，半数为 23，Y（图 10-1）。

2. 精子的成熟和获能　精子形成后进入附睾，在附睾液的作用下最后成熟，但仍不能释放顶体酶，因而不能穿越卵细胞周围的放射冠和透明带，无受精能力。精子通过女性生殖管道时，在管道上皮，主要是输卵管上皮分泌的某些化学物质的作用下，获得释放顶体酶和穿越放射冠、透明带的能力，从而获得使卵子受精的能力，这就是精子的获能。

（二）卵子的发生和排卵

卵细胞的发生类似精子的发生，也要经过两次成熟分裂，染色体数和 DNA 含量比正常体细胞减少一半（图 10-1），但尚有下列特点。

1. 卵细胞的两次成熟分裂，胞质分配不均，结果只形成 1 个大而圆的卵细胞、3 个小而圆的极体。

2. 出生后卵巢内不含卵原细胞,只有静息在第一次成熟分裂前期阶段的初级卵母细胞。

3. 青春期后,初级卵母细胞在垂体促性腺激素的作用下,随着月经周期的周而复始分期分批地发育,于排卵前完成第一次成熟分裂,随即开始第二次成熟分裂但停留在分裂中期,排卵后,在精子穿入的激发下,完成第二次成熟分裂,形成成熟的卵细胞。如未能与精子相遇,将在 12~24 小时内退化。

4. 卵细胞不需要经过形态变化。

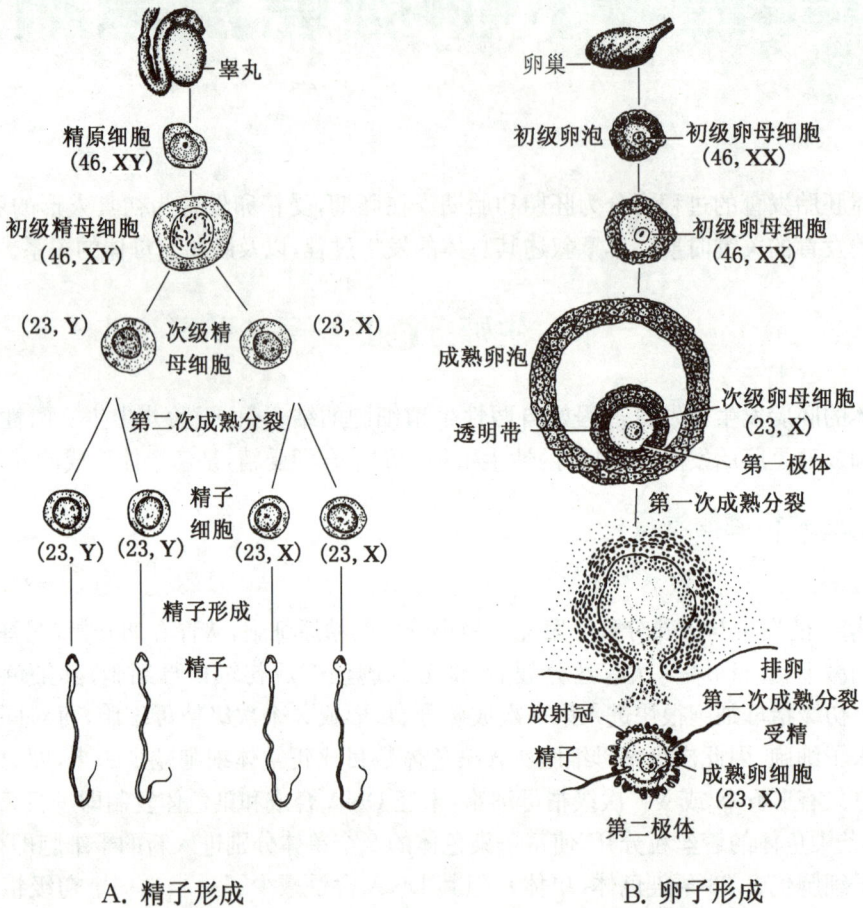

A. 精子形成   B. 卵子形成

图 10-1 精子和卵子发生示意图

二、受精

受精是精子穿入卵子形成受精卵的过程,它始于精子细胞膜与卵子细胞膜的接触,终于两者细胞核的融合。受精一般发生在输卵管壶腹部。

(一)受精的必备条件

发育正常并已获能的精子与发育正常的卵细胞在限定的时间相遇是受精的基本条件。

1. 卵细胞发育正常,在排卵前必须处于第二次成熟分裂中期。

2. 精子必须成熟和获能。

3. 精子与卵子必须在限定时间内相遇。精子在女性生殖管道内只能存活 1 天,卵子在排出后 12~24 小时内死亡。受精一般发生在排卵后 24 小时以内,其余时间精子和卵子即使相遇也难受精。

---

4. 精子必须发育正常和有足够的数量。正常男子每次射精 2～6 mL，每毫升含精子 1 亿个左右。精子数量低于 500 万个/mL 时可造成男性不育，若精液中形态异常的精子占 20% 以上，或活动能力明显减弱，也可引起男性不育。

5. 男性和女性生殖管道必须畅通。避孕套、子宫帽、输精管结扎及输卵管结扎等，就是根据这一原理而设计的避孕或绝育方法。

(二) 受精过程

正常成年男性一次可出 3 亿～5 亿个精子，但由阴道穿过子宫颈、子宫腔和输卵管而达到输卵管壶腹部的精子只有 300～500 个。受精过程如下（图 10-2）：

1. 获能精子接触放射冠，顶体释放顶体酶，溶解放射冠与透明带，进入卵周隙。当精子穿越卵细胞周围的放射冠及透明带时，其顶体发生一系列变化并释放顶体酶，这一过程被称为顶体反应。

2. 精子头部外侧与卵细胞膜相贴，两膜相互融合，精子核及胞质进入卵细胞的胞质，精子的细胞膜则与卵膜融为一体。随即，透明带发生结构改变，使其失去了接受精子穿越的功能，这一过程称透明带反应。这一反应防止了多精入卵和多精受精的发生，保证了人类单精受精的生物学特性。

3. 在精子穿入的激发下，卵细胞很快完成了第二次成熟分裂，生成了成熟的卵子，第二极体则进入卵周隙。

4. 进入卵质中的精子核膨大，形成雄原核，并进行染色体复制。卵子的核也膨大，形成了较小的雌原核，也进行染色体复制。两性原核向细胞中部靠拢并相互融合，核膜消失，染色体混合，形成了二倍体的受精卵。

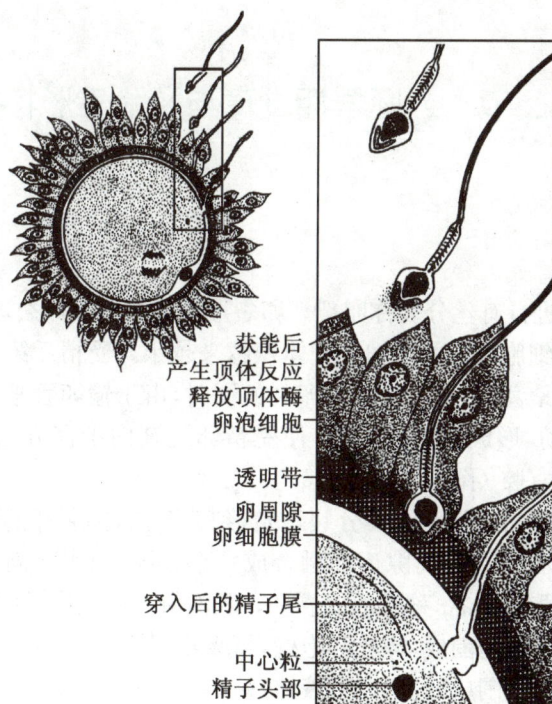

图 10-2 精子顶体反应与受精示意图

（三）受精的意义

1. 受精是两性生殖细胞相互融合和相互激活的过程,是新生命的开端。受精卵能不断地进行细胞分裂和分化,直至发育成一个新个体。

2. 受精是双亲的遗传基因随机组合的过程,并使受精卵恢复二倍体核型,因而由受精卵发育来的新个体既保持了双亲的遗传特征,又有着比双亲更丰富多样的遗传特征和更强的生命力。

3. 受精决定新个体的遗传性别。如果核型为 23,X 的精子与卵子(核型为 23,X)结合,受精卵的核型即为 46,XX,由此发育成的新个体的遗传性别就是女性;如果核型为 23,Y 的精子与卵子结合,受精卵的核型便为 46,XY,新个体的遗传性别就是男性。

人工受精与"试管婴儿"

人工受精是用非性交的方法,将精液植入女性生殖管道内,使精子与卵子自然结合,以达到妊娠目的的一种辅助生殖技术。而常规"试管婴儿"培养技术,包括体外受精(IVF)及胚胎移植(ET)两个主要步骤:①人工取出卵细胞,使其与获能的精子在体外受精形成受精卵,在体外继续培养发育到桑葚胚或早期胚泡;②将胚移植到母体正处于分泌期的子宫内,继续发育生长,直至足月分娩。应用 IVF 和 ET 技术于 1978 年在英国诞生了第一例"试管婴儿",我国大陆于 1988 年春天诞生了首例"试管婴儿"。

第二节　人胚早期发育与胚胎外形特征

一、胚泡的形成和植入

（一）卵裂和胚泡形成

1. 卵裂　受精卵进行有丝分裂称卵裂。卵裂形成的细胞称卵裂球。因细胞被透明带包绕,因而随分裂次数和细胞数目的增加细胞体积越来越小。受精后第 3 天形成了 12~16 个卵裂球的实心球,形似桑葚,称桑葚胚。在卵裂的同时,由于输卵管平滑肌的节律性收缩、管壁上皮细胞纤毛的摆动,形成管内液体流,使受精卵逐渐向子宫方向移动。桑葚胚继续分裂,并由输卵管进入子宫腔(图 10-3,图 10-4)。

2. 胚泡形成　桑葚胚的细胞继续分裂增殖,到第 5 天,卵裂球的数目增至 100 个左右,细胞间出现若干小的间隙,小的间隙逐渐融合成一个大腔,腔内充满液体。此时,透明带开始溶解,细胞重新排列形成泡状,称胚泡或囊胚。胚泡由三部分构成(图 10-3):

(1) 滋养层:由单层细胞围成,构成胚泡壁,可吸收营养。

(2) 胚泡腔:由滋养层围成的腔,内有液体。

(3) 内细胞群:胚泡腔一侧的滋养层内面有一团细胞附着,称内细胞群,未来发育为胚体和部分胎膜。此外,覆盖在内细胞群表面的滋养层称极端滋养层。

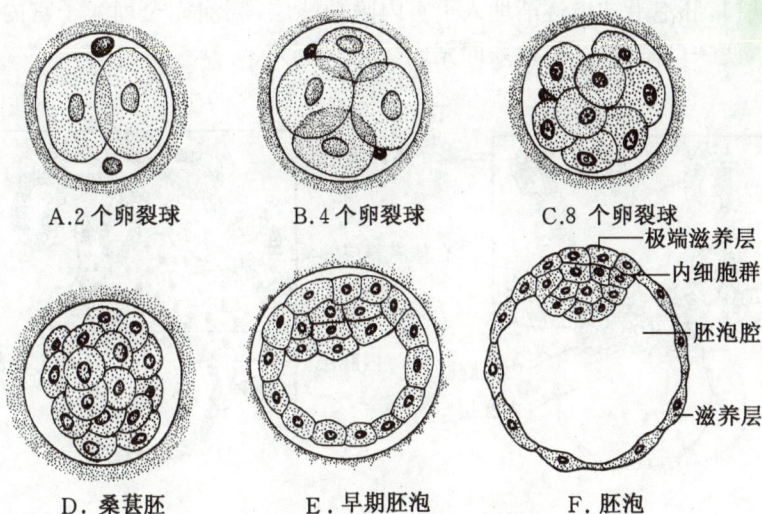

A.2 个卵裂球　　　　B.4 个卵裂球　　　　C.8 个卵裂球

D. 桑葚胚　　　　E.早期胚泡　　　　F.胚泡

图 10－3　卵裂、桑葚胚和胚泡

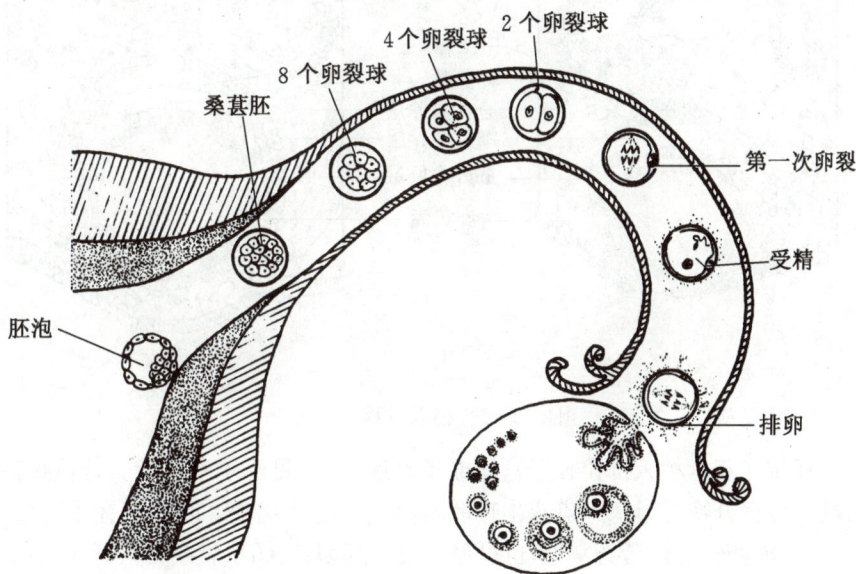

图 10－4　排卵、受精与卵裂过程图

(二) 植入

胚泡埋入子宫内膜的过程,称植入或着床,植入开始于受精后的第 5～6 天,完成于第 11～12 天。

1. 植入条件　植入过程受着多种因素的调控和影响,其复杂机制至今仍未完全阐明。但已经肯定,植入过程受着雌激素和孕激素的精细调节,如果这种激素调节紊乱,植入就不能完成。胚泡与子宫内膜的同步发育、宫腔的正常内环境等都是正常植入所必需的条件。若人为地干扰植入条件,如口服避孕药,使母体内分泌紊乱,导致胚的发育与月经周期变化不同步,或在宫腔内放入避孕环,影响宫腔的正常内环境,就可干扰植入过程,从而达到避孕目的。

2. 植入过程　植入是遗传构成截然不同的胚泡和子宫内膜相互识别、相互黏附、相互容纳的过程。植入时,极端滋养层首先黏附在子宫内膜上,并分泌蛋白酶,溶解与其接触的内膜组织,形成缺口,胚泡沿缺口逐渐埋入子宫内膜功能层,胚泡完全埋入子宫内膜后,缺口周围的上皮增生,使缺口完全封闭,植入即完成(图 10 - 5)。

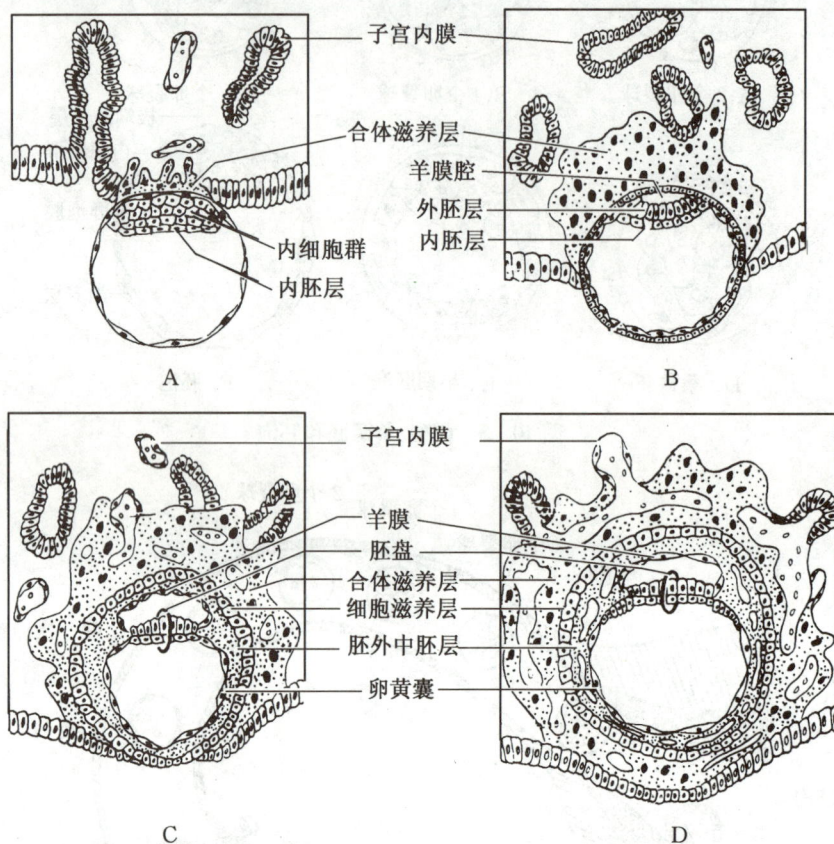

图 10 - 5 植入过程模式图

3. 植入部位   正常植入部位在子宫体或子宫底,最多见于子宫后壁。若植入在宫颈附近将形成前置胎盘,在分娩时阻塞产道或出现胎盘早剥引起大出血。若植入在子宫以外的部位,称宫外孕。其中输卵管妊娠最为常见,也可见于子宫阔韧带、肠系膜或卵巢等处(图 10 - 6)。

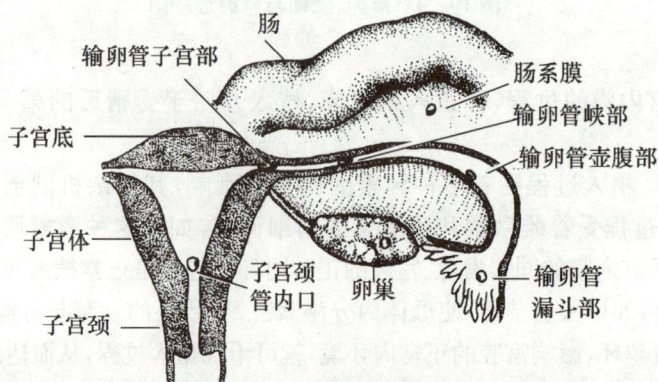

图 10 - 6 异位植入模式图

宫外孕的主要临床表现

宫外孕早期最常见的症状有：①腹痛：下腹坠痛，有排便感，有时呈剧痛，伴有冷汗淋漓。破裂时患者突感一侧下腹撕裂样疼痛，常伴恶心呕吐。②停经：输卵管妊娠流产或破裂前，症状和体征均不明显，除短期停经及妊娠表现外，有时出现一侧下腹胀痛。检查时输卵管正常或有肿大。③阴道出血：常是少量出血。④晕厥与休克：由于腹腔内急性出血，可引起血容量减少及剧烈腹痛，轻者常有晕厥，重者出现休克。⑤其他症状：可以有恶心、呕吐、尿频等。

4. 植入后子宫内膜的变化　植入后的子宫内膜称蜕膜。植入时子宫内膜处于分泌期，植入后的内膜血液供应更丰富，子宫腺增大弯曲，分泌更加旺盛；功能层的基质细胞变肥大，胞质充满糖原和脂滴，称蜕膜细胞。内膜的这些变化称蜕膜反应。根据蜕膜与胚泡的位置关系，可将蜕膜分为三部分（图10-7）。

（1）基蜕膜：是胚泡深部的蜕膜。

（2）包蜕膜：是覆盖在胚泡宫腔面的蜕膜。

（3）壁蜕膜：是子宫其余部分的蜕膜。

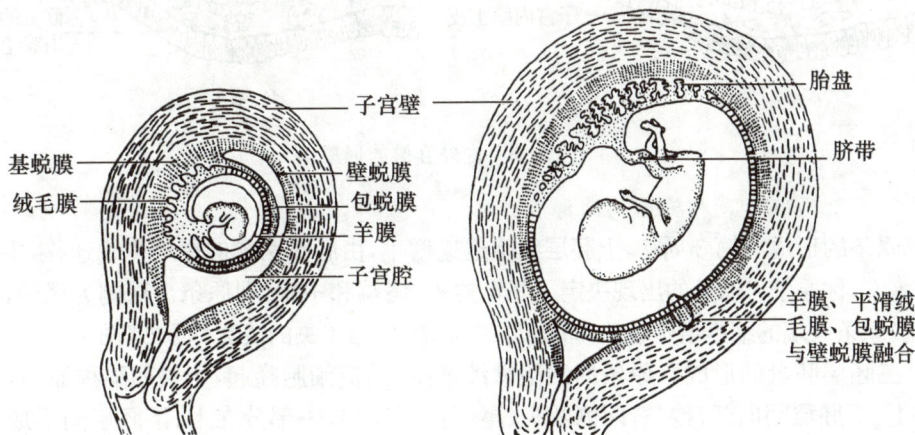

图10-7　胚胎与子宫蜕膜的关系

二、三胚层的形成与分化

（一）二胚层胚盘及相关结构的形成

1. 二胚层胚盘的形成　受精后第2周初，内细胞群面向胚泡腔一侧的细胞分裂增殖，形成一层立方形细胞，称下胚层，而极端滋养层侧的内细胞群细胞则形成一层柱状细胞，称上胚层。上胚层和下胚层的细胞借基膜紧密相贴，形成一个椭圆形的盘状结构，为二胚层胚盘，它是胚体的原基（图10-5，图10-8）。

2. 羊膜囊和卵黄囊的形成　受精后第8天，上胚层细胞间出现含液体的小腔，其逐渐变大，形成羊膜腔，内含的液体称羊水。上胚层为羊膜腔的底。羊膜腔周围的上胚层细胞分化形成羊膜上皮，羊膜上皮包绕羊膜腔形成的囊，称羊膜囊。下胚层周缘的细胞增生并向下迁移围成一个囊,称卵黄囊,其顶为下胚层。在羊膜囊和卵黄囊之间是二胚层胚盘。胚盘的羊膜腔面为胚的背侧,卵黄囊面为胚的腹侧(图10-5,图10-8)。

3. 胚外中胚层的形成　随着二胚层胚盘的形成,胚泡腔内形成并充填着星状多突的细胞,称胚外中胚层,胚泡腔因之消失。继而胚外中胚层中出现一些小腔,并逐渐合并成大腔,称胚外体腔。由于胚外体腔的出现,使胚外中胚层分隔为两层:铺衬在羊膜表面和滋养层内面的称胚外中胚层壁层;覆盖于卵黄囊表面的称胚外中胚层脏层。随着胚外体腔的扩大,羊膜囊顶壁与滋养层之间的胚外中胚层缩小变细形成索状,称体蒂。体蒂是构成脐带的主要成分(图10-8)。

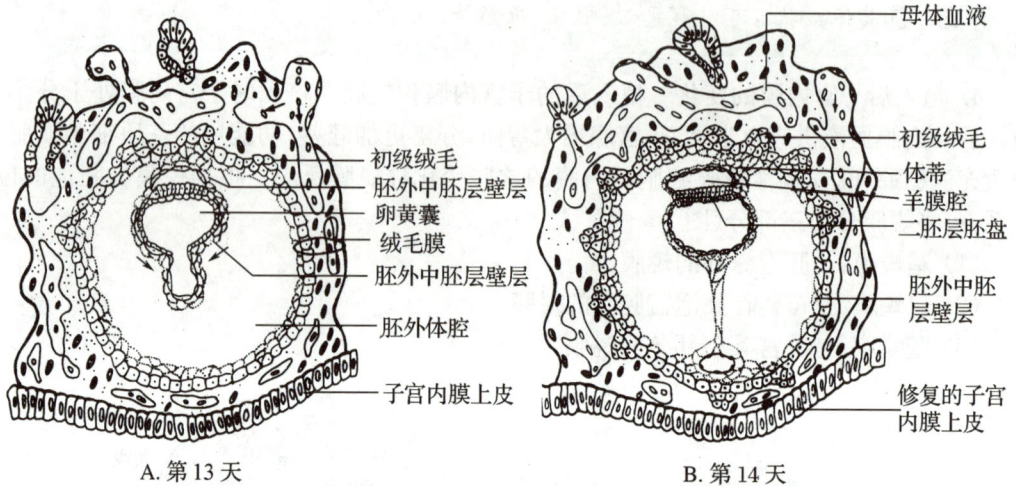

A. 第13天　　　　　　　　　　　　　　　B. 第14天

图10-8　内外胚层的形成

（二）三胚层胚盘及相关结构的形成

1. 原条的形成　第3周初,上胚层细胞迅速增生,由胚盘两侧向尾端中线迁移,集中形成一条细胞索,称原条。原条的出现决定了胚盘的头、尾端和中轴,即原条出现侧为尾端,其对侧为头端。原条头端的细胞增殖较快,略膨大,称原结,原结中央的浅窝称原凹(图10-9)。

2. 三胚层胚盘的形成　原条的细胞继续增生,两侧细胞隆起,中央凹陷称原沟,沟底的细胞在上、下胚层间向胚盘左右两侧及头、尾侧扩展迁移,一部分在上、下胚层间形成一新细胞层,即胚内中胚层,简称中胚层,其在胚盘边缘与胚外中胚层衔接;另一部分细胞迁入,并逐渐全部替换下胚层细胞,形成另一新的细胞层,称内胚层。当内胚层和中胚层形成之后,上胚层改称外胚层。此时的胚由内、中、外三个胚层组成,称三胚层胚盘。在胚盘头端和尾端各有一小区域没有中胚层,致使内、外胚层直接相贴,分别构成口咽膜(头端)和泄殖腔膜(尾端)。口咽膜前端的中胚层称生心区,是发生心的部位(图10-9)。

3. 脊索的发生与神经管的形成　原结的细胞继续增殖并下陷,同时在内、外胚层间向头端长出一条杆状细胞索,称脊索。原条和脊索构成了胚盘的中轴,并成为该发育阶段的支持组织,成人椎间盘中央的髓核即为脊索的遗迹。脊索形成后,在其诱导下,脊索背侧的外胚层细胞增生,形成一增厚的细胞层,称神经板。不久,神经板两侧隆起构成神经褶,中央凹下为神经沟。第3周末,神经褶从胚体中部开始愈合成神经管,并向头、尾两端延长,神经管头、尾两端分别留有前神经孔和后神经孔(图10-10)。

口咽膜
羊膜切缘
胚盘外胚层
原结
表示细胞增殖迁移方向
原条
泄殖腔膜

A. 胚盘背面观

外胚层 脊索
中胚层 内胚层

B. 胚盘横切面（经脊索）

外胚层 脊索
内胚层

C. 胚盘正中纵切面

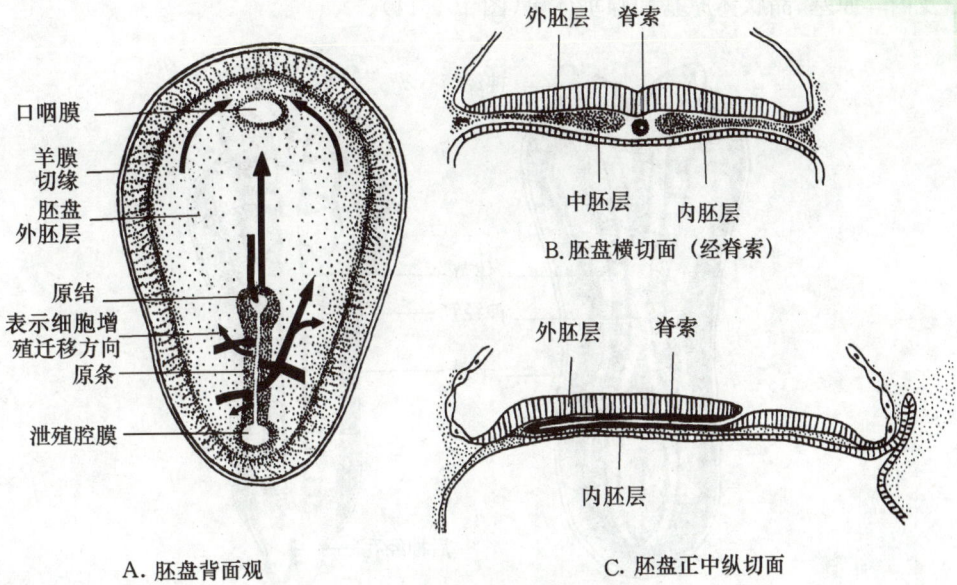

图 10-9 三胚层及脊索的形成

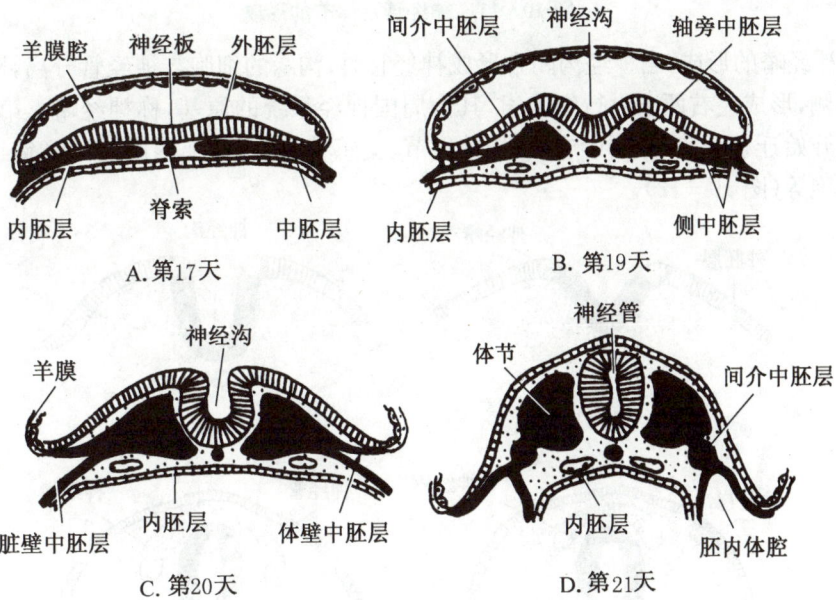

羊膜腔 神经板 外胚层
内胚层 脊索 中胚层

A. 第17天

间介中胚层 神经沟 轴旁中胚层
内胚层 侧中胚层

B. 第19天

羊膜 神经沟
脏壁中胚层 内胚层 体壁中胚层

C. 第20天

体节 神经管
间介中胚层
内胚层 胚内体腔

D. 第21天

图 10-10 中胚层早期分化及神经管形成

(三) 三胚层的分化和胚体的形成

胚胎发育至第 3 周,内、中、外三个胚层已先后发生,从第 4 周至第 8 周,三个胚层分化并形成各种组织和器官的原基。

1. 外胚层的分化

(1) 神经管的分化:神经管头端膨大形成脑的原基,其余部分较细形成脊髓原基。神经管中央的腔将来分化为脑室和脊髓中央管。胚胎发育至 25 天左右,前神经孔闭合;27 天左右,后神经孔闭合,若不闭合则形成无脑儿和脊髓裂,后者多兼脊柱裂。外胚层除形成上述结构外,其余部分被覆在整个胚体的外表面,称体表外胚层,将分化形成皮肤的表皮和附属器,以及内耳原基、晶状体原基和腺垂体等(图10-11)。

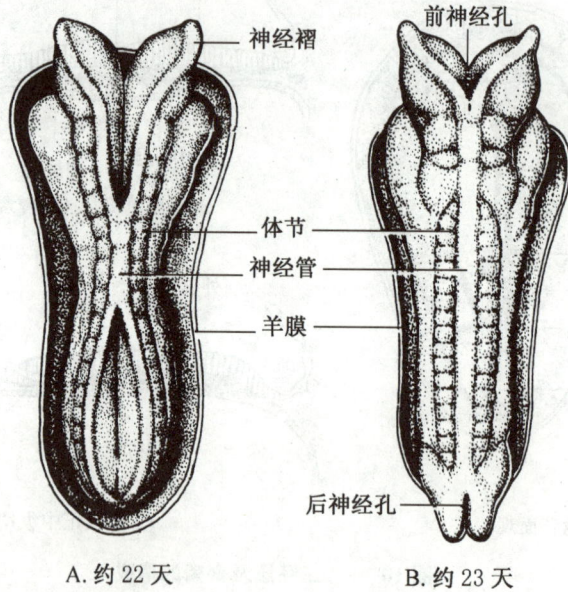

A.约22天　　　　　　B.约23天

图 10-11　神经管及体节的形成

(2)神经嵴的形成:当神经沟闭合形成神经管时,沟缘的细胞与神经管分离,附着在神经管背部两侧,形成左右两条纵行细胞索,其为周围神经系统的原基,称神经嵴。第4周末,神经嵴细胞开始迁移分节,分别形成脑、脊神经节、交感神经节、肾上腺髓质的嗜铬细胞及皮肤的黑素细胞等(图10-12)。

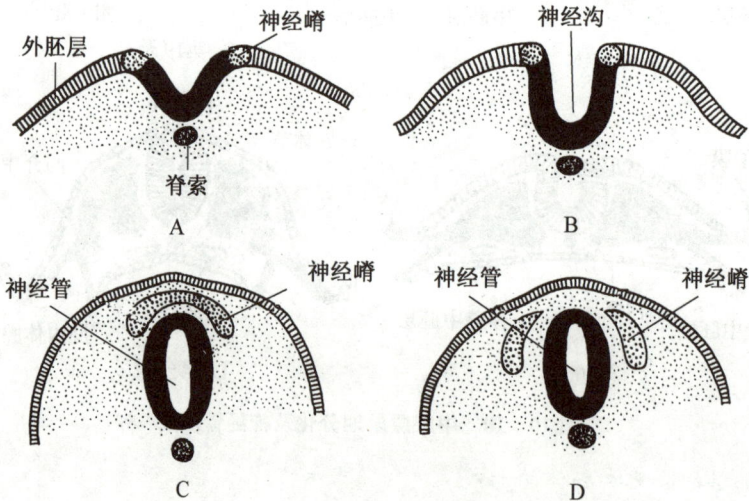

图 10-12　神经管及神经嵴发生示意图

2. 中胚层的分化　位于脊索两侧的中胚层,起初呈均匀的一层,第3周末则分化为三部分,由中轴向两侧依次为轴旁中胚层、间介中胚层和侧中胚层(图10-10,图10-13)。

(1)轴旁中胚层:第3周末,轴旁中胚层细胞增殖呈分节状称体节,又称体节中胚层。第3周末,体节先在颈部发生,向尾端逐渐发展,每天出现3～4对,至第5周初,体节可达40～44对,在胚体表面即可分辨,是推测胚龄的重要标志之一。体节是形成脊柱、肌肉及真皮的原基(图10-11)。

(2) 间介中胚层:是体节与侧中胚层之间的细窄区域。间介中胚层细胞不断增殖并向体腔突出,形成两条纵行的细胞索,该细胞索是形成泌尿、生殖器官的主要原基(图10-10)。

(3)侧中胚层:又称侧板,初为单一的薄板状结构,随着胚体的发育,在侧板中先出现一些小的腔隙,然后融合为一个大的胚内体腔。它将侧板分为两层:与外胚层相贴者称体壁中胚层,与内胚层相贴者称脏壁中胚层(图10-10)。体壁中胚层是形成体腔壁层及体壁骨骼与肌肉的原基;脏壁中胚层是形成体腔脏层及内脏平滑肌与结缔组织的原基。胚内体腔将来分化为心包腔、胸膜腔及腹膜腔。

此外,中胚层还分化出一些星形细胞,充填在各个胚层之间,称间充质,将来分化为各种结缔组织、肌组织和心血管等。

3. 内胚层的分化　随着胚体由扁平状向圆柱状变化,致使卵黄囊顶壁的内胚层卷入胚体内形成一条位于神经管和脊索腹侧方的纵行管,称原始消化管。原始消化管头端部分为前肠,有口咽膜封闭;尾端部分为后肠,有泄殖腔膜封闭;位于前后肠之间与卵黄囊相连的部分为中肠。原始消化管是消化系统和呼吸系统上皮发生的原基(图10-10,图10-13)。

4. 胚体外形的建立　人胚3周后,伴随三胚层的分化,由于胚盘各部分生长速度的不同,外胚层的速度大于内胚层,使体表外胚层包于胚体的表面。胚盘中部的原条、脊索和中胚层形成后,相继分化发育成为神经管和体节,这些中轴结构,使胚体向背侧隆起凸向羊膜腔。又由于羊膜腔的迅速增大和卵黄囊的退化缩小,促使胚盘两侧向腹侧包卷形成侧褶,内胚层卷到胚体内。同时胚头部的神经管发育为脑泡,生长速度又快于尾部,形成向腹侧弯曲的头褶,口咽膜和原始心管也随头褶转位到腹侧。尾部也向腹侧弯曲形成尾褶,体蒂、泄殖腔膜随尾褶逐渐移向腹侧。这样,扁圆形的胚盘卷成头大尾细的圆柱体(图10-13)。

圆柱形胚体形成后,胚体呈"C"形凸入羊膜腔,继而头部逐渐抬起,躯干变直。眼、耳、鼻及颜面逐渐生长并出现肢芽。外生殖器渐发生,但不能分辨性别。体蒂及卵黄囊连于胚体的腹侧,外包羊膜形成原始脐带,胚体借脐带悬浮于羊水中。至第8周末,胚体颜面形成,可见耳、眼、鼻和上、下肢等,神经、肌肉已发育,胚体已初具人形,并能进行轻微运动(图10-14)。

胚胎组织的相互影响

在胚胎的细胞分化和形态发生中,组织或细胞之间常是互以对方为条件而相互影响的。当相互作用的一方导致另一方的发育发生变化时,称此现象为诱导。诱导的实例甚多,如脊索诱导其背侧的外胚层发生神经管;眼发生中的视泡诱导表面外胚层发生晶状体,后者再诱导表面外胚层和邻近的间充质形成角膜。诱导作用具有严格的组织特异性和发育时期的限制,若过程受到干扰,改变原有的时空关系,就可能发生先天性畸形。关于诱导作用的机制,虽有不少实验研究,但迄今仍无明确结论。

图中标注：

A₁ 组：口咽膜、胚内体腔、A₂、A₃、泄殖腔膜

A₂ 组：口咽膜、脑、羊膜、体蒂、尿囊、卵黄囊

A₃ 组：体节、神经管、卵黄囊、胚内体腔

B₁ 组：B₃、体蒂

B₂ 组：脊索、心、泄殖腔膜、体蒂、尿囊

B₃ 组：神经嵴、侧褶、脊索、胚体壁

C₁ 组：C₃

C₂ 组：头褶、中肠、尾褶、卵黄囊

C₃ 组：胚内体腔、中肠、卵黄囊

D₁ 组：D₃

D₂ 组：脐带

D₃ 组：侧腹壁、中肠、前腹壁

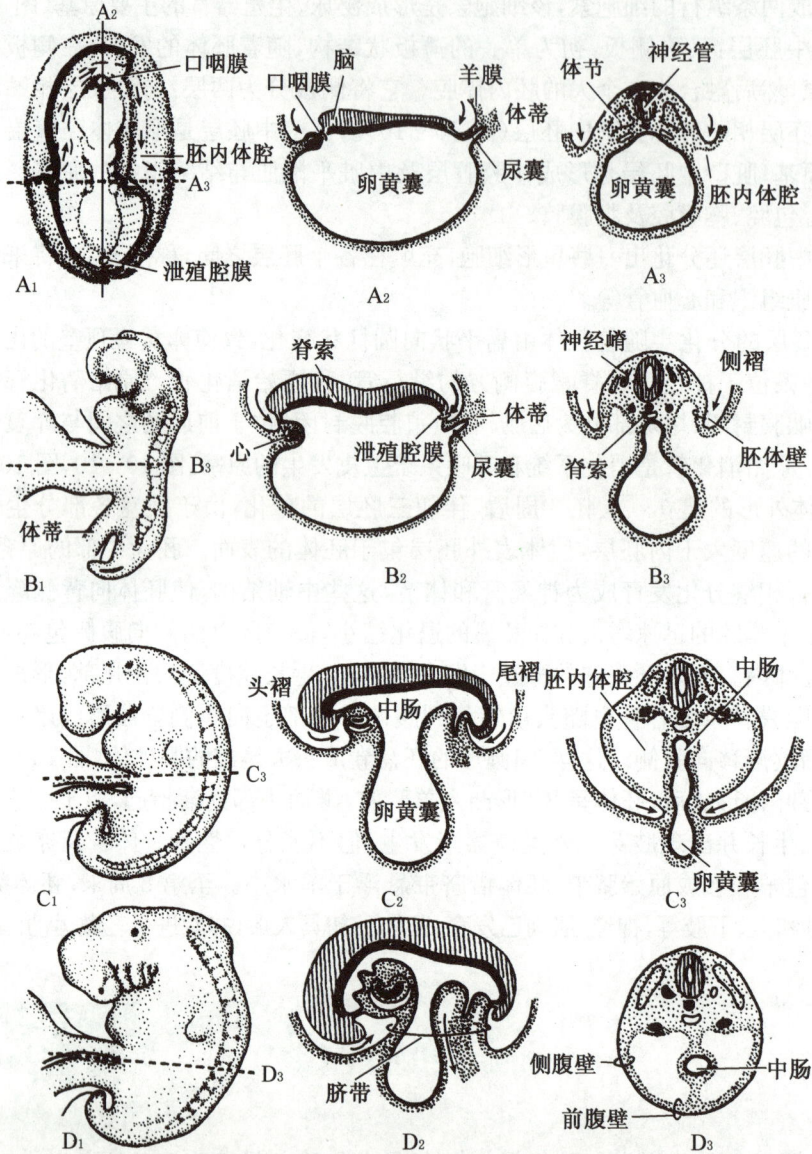

图 10 - 13　胚体外形的变化

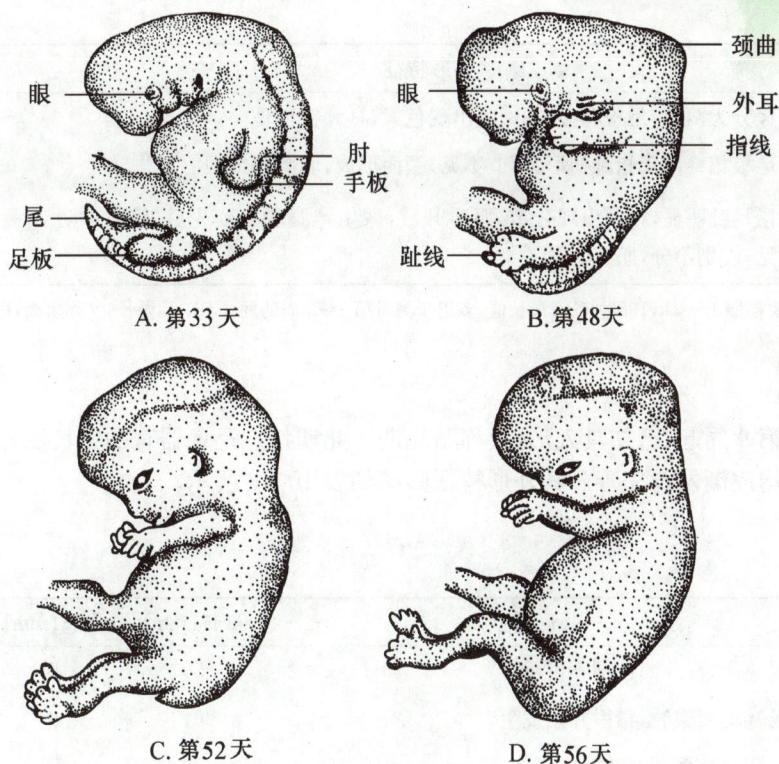

图 10-14 人胚外形的建立

三、胚胎各期外形特征

推算胚胎龄的方法有月经龄及受精龄两种,月经龄是从孕妇末次月经的第一天算起至胎儿娩出为止,共计 280 天。以 28 天为一个妊娠月,则为 10 个月。妇产科常用此法;上述月经龄计算法与实际胎龄并不一致,因为排卵通常是在月经周期的第 14~15 天左右,故实际胎龄应从受精日算起,即受精龄应为 280 天-14 天=266 天,实为 9 个半月,胚胎学推算胚胎龄常采用受精龄的方法。

(一)胚的外形特征

胚的外形在第 1~3 周,主要为胚的发育状况和胚盘的结构;第 4~5 周,为体节数及鳃弓与眼耳鼻等始基的出现情况;第 6~8 周,则表现为四肢与颜面的发育特征。其外形特征归纳如表 10-1 所示。

表 10-1 胚的外形特征与长度

胚龄(周)	外形特征	长度(mm)
1	受精、卵裂、胚泡形成,开始植入	
2	圆形两胚层胚盘,植入完成,绒毛膜形成	0.1~0.4(GL)
3	梨形三胚层胚盘,神经板和神经褶出现,体节初现	0.5~1.5(GL)
4	胚体渐形成,神经管形成,体节 3~29 对,鳃弓 1~2 对,眼鼻耳始基初现,脐带与胎盘形成	1.5~5.0(CRL)
5	胚体屈向腹侧,鳃弓 5 对,肢芽出现,手板明显,体节 30~40 对	4~8(CRL)

续表 10-1

胚龄(周)	外形特征	长度(mm)
6	肢芽分为两节,足板明显,视网膜出现色素,耳郭突出现	7～12(CRL)
7	手足板相继出现指趾初形,体节不见,颜面形成,乳腺嵴出现	10～21(CRL)
8	手指足趾明显,指趾出现分节,眼睑开放,尿生殖膜和肛膜先后破裂,外阴可见,性别不分,脐疝明显	19～35(CRL)

注:此表主要参照 Jirasek(1983);GL:最长值,多用于测量第1～3周的胚;CRL:顶臀长,又称坐高,用于测量第4周及以后的胚胎。

（二）胎儿期外形特征

胚胎从第9周起,已初具人形,故称胎儿期。此期特点是各器官的生长发育、组织细胞的分化及机能均逐渐发育完善。其外形特征归纳如表10-2所示。

表 10-2 胎儿外形主要特征及身长、足长与体重

胎龄(周)	外形特征	身长(mm)	足长(mm)	体重(g)
9	眼睑闭合,外阴性别不可辨	50	7	8
10	肠袢退回腹腔,指甲开始发生	61	9	14
12	外阴可辨性别,颈明显	87	14	45
14	头竖直,下肢发育好,趾甲开始发生	120	20(22.0)	110
16	耳竖起	140	27(26.3)	200
18	胎脂出现	160	33(32.9)	320
20	头与躯干出现胎毛	190	39(37.9)	460
22	皮肤红、皱	210	45(43.2)	630
24	指甲全出现,胎体瘦	230	50(49.8)	820
26	眼睑部分打开,睫毛出现	250	55(54.0)	1 000
28	眼重新打开,头发出现,皮肤略皱	270	59(61.9)	1 300
30	趾甲全出现,胎体平滑,睾丸开始下降	280	63(63.4)	1 700
32	指甲平齐指尖,皮肤浅红光滑	300	68(67.4)	2 100
36	胎体丰满,胎毛基本消失,趾甲平齐趾尖,肢体弯曲	340	79(73.4)	2 900
38	胸部发育好,乳腺略隆起,睾丸位阴囊或腹股沟管,指甲超过指尖	380	83(77.1)	3 400

注:足长括弧内数据是应用B超测国人妊娠胎儿足长所得均数,其他数据均参照 Moore(1988年)直接测量胎儿结果。

预产期的计算

　　俗话说"十月怀胎,一朝分娩"。由于我们不能准确判断妇女受孕的具体日期,所以,医学上规定,以末次月经的第一天起计算预产期,其整个孕期共为 280 天,10个妊娠月,每个妊娠月为 28 天。推算方法为从末次月经第 1 天起,减去 3 个月加 7天再加 1 年。可概括为:年加 1,月减 3,天加 7。例如孕妇末次月经是 2012 年 12 月3 日,其预产期是 2013 年(年加 1)9 月(月减 3)10 日(天加 7)。预产期只是一个预计生产的日期,并非十分准确。所以在预产期前 2 周或后 2 周内生产,都属于正常现象。

第三节　胎膜与胎盘

　　胎膜和胎盘是对胚胎起保护、营养、呼吸和排泄等作用的附属结构,有的还有一定的内分泌功能。胎儿娩出后,胎膜和胎盘完全脱离子体和母体并被排出,总称为衣胞。

一、胎膜

　　胎膜主要包括绒毛膜、羊膜、卵黄囊、尿囊和脐带。

(一)绒毛膜

　　1. 绒毛膜的形成　由滋养层和胚外中胚层的壁层构成。胚泡植入子宫内膜后,滋养层迅速增生为两层,即内面的细胞滋养层和外面的合体滋养层,两层滋养层细胞在胚泡表面形成一些绒毛状突起,突起的表面为合体滋养层,中央为细胞滋养层。这就是最初的绒毛,称初级干绒毛。胚外中胚层和胚外体腔的出现,使滋养层的内面增添了一层胚外中胚层的壁层,胚外中胚层伸入到初级干绒毛内,使初级干绒毛变成了次级干绒毛。此后滋养层改称为绒毛膜。胚胎第 3 周末,绒毛膜的胚外中胚层内形成血管网,并与胚体内的血管相通,此时的绒毛改称三级干绒毛(图 10－15)。

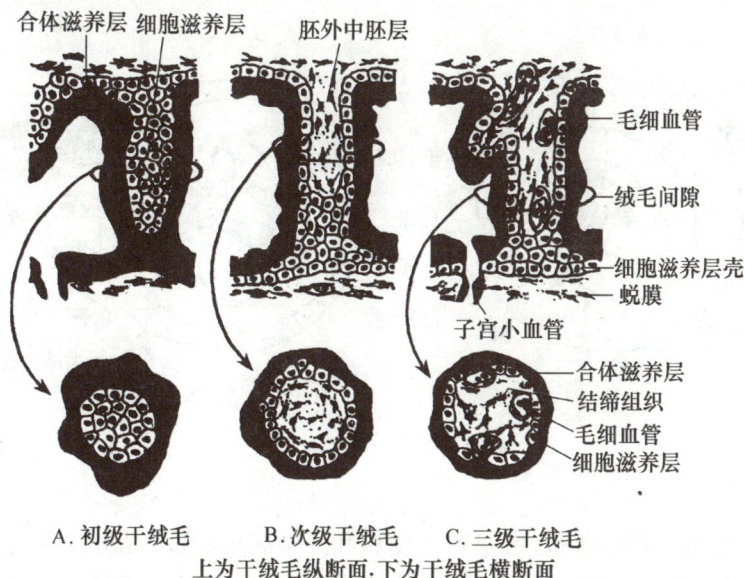

A.初级干绒毛　　　B.次级干绒毛　　　C.三级干绒毛
上为干绒毛纵断面;下为干绒毛横断面

图 10－15　绒毛发育示意图

2. 绒毛膜的演变　在胚胎发育的前6周,绒毛膜的表面均匀地分布着绒毛。之后,伸入基蜕膜中的绒毛由于营养丰富而生长茂盛,并发生若干分支,该处的绒毛膜称丛密绒毛膜。伸入包蜕膜中的绒毛因缺乏营养而逐渐萎缩退化,使该处的绒毛膜变得光滑平坦,故称平滑绒毛膜。随着胚胎的发育,丛密绒毛膜与底蜕膜共同构成了胎盘,而平滑绒毛膜则和包蜕膜一起逐渐与壁蜕膜融合(图10-16)。

葡萄胎与绒毛膜上皮癌

如果在绒毛膜的发育中血管发育不良,或者与胚体血管连通不良,就会使胚胎发育不良甚至死亡。在绒毛膜的发育过程中,如果绒毛表面的滋养层细胞过度增生,绒毛变成囊泡状,绒毛中轴部分的间质水肿,血管消失,形成很多大小不等的葡萄状水泡样结构,形似葡萄称葡萄胎或水泡状胎块;如果滋养层细胞恶性变则为绒毛膜上皮癌。葡萄胎与绒毛膜上皮癌不仅严重影响胚胎的发育,还危及母体健康。

绒毛浸浴在绒毛间隙内的母血中,胚胎通过绒毛从母血中吸收氧气和营养物质并排出代谢废物。绒毛膜还有内分泌功能和屏障作用。

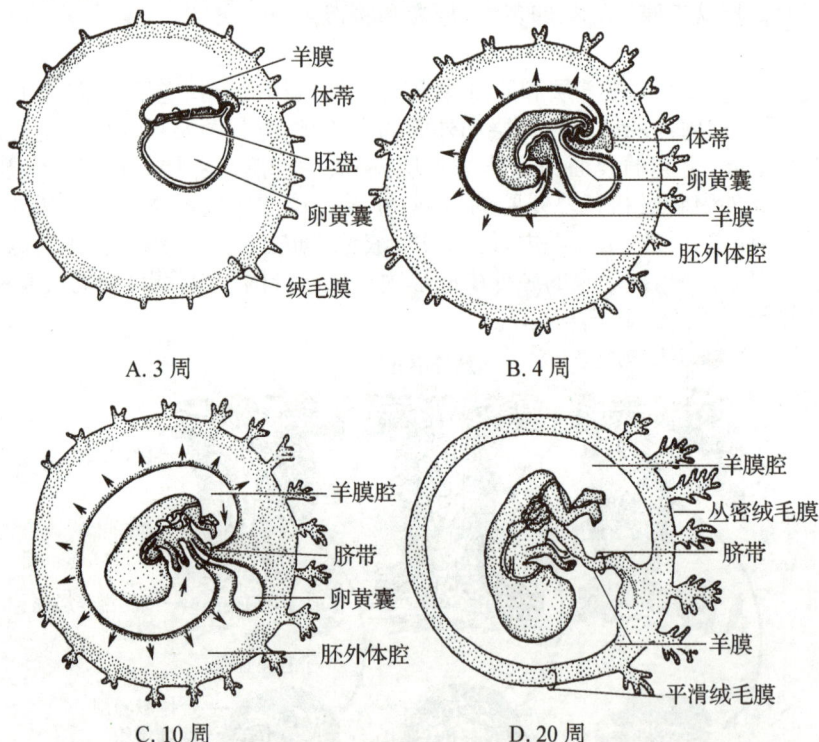

A. 3周　　　　　　　B. 4周

C. 10周　　　　　　D. 20周

图10-16　胎膜的形成与发展

(二)羊膜

羊膜是一层半透明的薄膜,由羊膜上皮和胚外中胚层构成。最初羊膜囊位于胚盘的背侧,囊腔中充满羊水;随着胚盘向腹侧包卷和羊膜囊的扩大,胚体逐渐陷入了羊膜腔,当胚胎由盘状变为圆桶状时,整个胚被羊膜腔所包绕,游离于羊水之中(图10-16)。

羊膜腔内充满羊水。羊水来自羊膜上皮细胞的分泌物和胚胎的排泄物。羊水内含有胎儿的脱落上皮细胞、无机盐、蛋白质、碳水化合物、脂肪、酶与激素等,其中98%～99%为水分。羊水去路主要是胎盘的胎儿面和脐带表面的吸收、胎儿体表的吸收和胎儿的吞咽,使羊水动态循环,不断更新。

足月胎儿的羊水约有1 000 ml。若羊水少于500 ml为羊水过少,易发生羊膜与胚体粘连出现畸形;若羊水多于2 000 ml为羊水过多,可使子宫异常增大。羊水的过多过少,常预示胎儿有某种先天畸形。如羊水过多常见于消化管闭锁、无脑儿和脑积水等;羊水过少常见于胎儿无肾或尿道闭锁等。

羊水具有保护作用,可防止胎儿肢体粘连,能缓冲外部对胎儿的振动和压迫,在分娩时还有扩张宫颈和冲洗产道的作用。此外,通过羊膜穿刺术吸取羊水进行细胞学检查或测定某种物质的含量,可确定胎儿染色体有无异常、胎儿的性别以及代谢异常等,为优生工作提供科学根据。

(三)卵黄囊

人胚卵黄囊小,内无卵黄。已经失去了为胚胎发育提供营养物质的作用,并且很快退化。第4周,卵黄囊顶壁的内胚层随着胚盘向腹侧包卷形成原始消化管,其余部分留在胚外。第5周时,卵黄囊缩小呈梨形,仅以卵黄蒂与原始消化管相连(图10-16)。第6周末,逐渐与原始消化管脱离并入脐带中,残存于脐带根部(胎盘侧)。如果卵黄蒂基部没有退化消失,则在成人回肠壁上(距回盲部约1米以内的部位)保留一段盲囊,称为麦克尔憩室或回肠憩室,大约有2%的成人有此畸形。如果卵黄蒂与中肠在出生后仍保持通畅,则中肠在脐部与外界相通,肠内容物即可由此溢出,称脐粪瘘。第3～6周,卵黄囊外面的胚外中胚层多处形成血岛,是最早形成血细胞和血管的部位。第5～6周时,近尿囊起始部的卵黄囊背侧内胚层分化形成原始生殖细胞,迁入生殖嵴,将形成精原细胞或卵原细胞,诱导生殖腺的发生。

(四)尿囊

人胚的尿囊很不发达,仅存数周即退化,没有呼吸和排泄功能。尿囊发生于第3周,卵黄囊顶部尾侧的内胚层向体蒂内长出的盲管,即为尿囊(图10-13)。尿囊壁的胚外中胚层分化形成一对尿囊动脉和一对尿囊静脉。随着圆柱状胚体的形成,尿囊根部纳入胚体内将来形成膀胱顶部及脐尿管,其余部分逐渐退化闭锁并卷入脐带内,如果胎儿出生后尿囊管仍未闭锁,膀胱中的尿液就会通过此管溢出脐外,这种畸形称脐尿瘘。而尿囊动、静脉这两对血管不是随着尿囊的退化而退化,而是越来越发达,逐渐演变成脐动脉和脐静脉。

(五)脐带

是羊膜将体蒂、尿囊及卵黄蒂等结构包围到胚体腹侧而形成的一条圆柱状条索,它是胎儿与胎盘间物质运输的通道(图10-16)。

早期脐带表面包有羊膜,内有卵黄囊、尿囊、两条脐动脉、一条脐静脉以及胶样结缔组织。以后卵黄囊和尿囊闭锁消失,脐带内仅有脐动、静脉及胶样结缔组织,后者是一种未分化的结缔组织,由细胞和细胞间质构成,细胞间质呈胶状,内有较细的胶原纤维和黏多糖,该组织使脐带具有较大的抗机械作用。

脐带长平均为55 cm,直径1～2 cm,脐带过短可影响胎儿娩出或分娩时引起胎盘早期剥离而出血过多。脐带过长可发生缠绕胎儿颈部或其他部位,甚至打结而影响胎儿发育,严重时可导致胎儿死亡。

脐带血是胎儿娩出、脐带结扎并离断后残留在胎盘和胎带中的血液。近十几年的研究发现,脐带血中含有可以重建人体造血和免疫系统的造血干细胞,可用于造血干细胞移植,治疗多种疾病。因此,脐带血已成为造血干细胞的重要来源。脐带血中的造血干细胞可以用来治疗多种血液系统疾病和免疫系统疾病,包括血液系统恶性肿瘤、血红蛋白病、骨髓造血功能衰竭、先天性代谢性疾病、先天性免疫缺陷疾患、自身免疫性疾患、某些实体肿瘤等。也是一种非常重要的人类生物资源。

二、胎盘

胎盘来自胚泡的丛密绒毛膜与母体子宫基蜕膜。胎盘是胎儿与母体进行物质交换的重要结构,同时还具有重要的屏障作用和内分泌功能。

(一)胎盘的形态结构

足月胎盘呈圆盘状,重约 500 g,直径 15~20 cm,平均厚 2~3 cm,胎盘的胎儿面被覆羊膜而光滑,中央或近中央处有脐带附着,透过羊膜可见下方的血管从脐带附着处向周围呈放射状行走。胎盘母体面粗糙,由不规则浅沟将其分为 15~30 个稍为突起的胎盘小叶(图 10 - 17)。

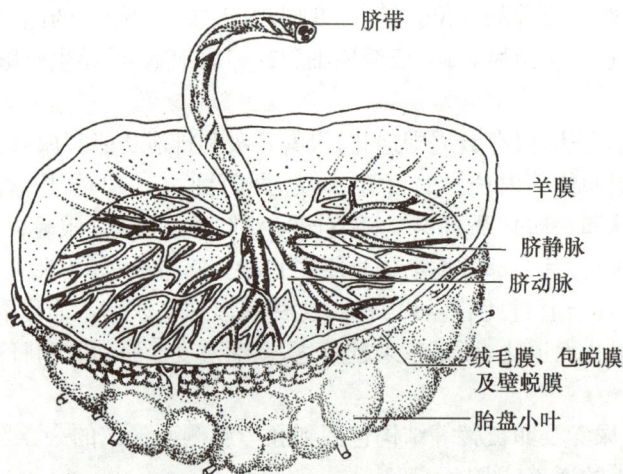

图 10 - 17　胎盘的外形

胎盘由两部分构成,即胎儿部分和母体部分。

1. 胎儿部分　由丛密绒毛膜构成,胎儿面被覆羊膜。在绒毛膜上有 60 个左右的三级干绒毛,各呈树状分支,分支绒毛游离于绒毛间隙的母血中,称游离绒毛,干绒毛末端的细胞滋养层细胞增生,并穿出于末端的合体滋养层细胞,伸抵蜕膜组织,形成细胞滋养层壳,将干绒毛固定于基蜕膜称固定绒毛。每 1~4 个绒毛干及其所属分支形成一个胎盘小叶。绒毛的合体滋养层细胞游离面具有微绒毛,可增加表面积,有利于与母体间的物质交换。合体滋养层细胞具有吸收营养、排除废物与合成激素的功能。

2. 母体部分　由基蜕膜构成,基蜕膜朝向绒毛一侧有细胞滋养层壳被覆起固定绒毛作用,基蜕膜间隔一定距离向绒毛间隙发出胎盘隔,胎盘隔不完全分隔绒毛间隙,所以绒毛间隙互相连通,子宫动脉和静脉穿过基蜕膜开口于绒毛间隙(彩图 3)。

(二)胎盘的血液循环和胎盘膜

胎盘内有母体和胎儿两套血液循环。母体血由子宫内膜的螺旋动脉注入绒毛间隙,经物质交换后,由子宫内膜小静脉返回子宫静脉。胎儿血来自脐动脉,脐动脉分支进入绒毛中轴形成毛细血管网,然后汇入脐静脉返回胚体。两套血管各自循环互不相通,两者间隔以胎盘膜(又称胎盘屏障)。胎盘膜早期由四层结构组成,从绒毛表面到绒毛内的毛细血管依次为:①合体滋养层;②细胞滋养层及基膜;③绒毛内的结缔组织;④绒毛内毛细血管基膜及内皮。随着妊娠的发展,绒毛内的结缔组织逐渐减少,细胞滋养层退化,因此,胎盘屏障越来越薄,最后绒毛内的毛细血管直接与合体滋养层相贴,两者间仅隔一层基膜,这种结构更有利于物质交换(彩图 3)。

(三)胎盘的功能

1. 物质交换　胎儿与母体间的物质交换是在绒毛间隙中通过胎盘膜完成,胎儿发育所需要的氧、营养物质以及代谢产物的排出都必须通过胎盘。因此,胎盘既是胎儿的营养器官,又是胎儿进行呼吸和排泄的器官。

2. 屏障功能　胎盘膜在正常情况下能阻挡母血内大分子物质进入胎体,对胎儿具有保护作用,但是大部分药物和激素可以通过胎盘膜进入胎体,某些病毒(如风疹、麻疹、水痘、脊髓灰质炎及艾滋病病毒)也可通过胎盘屏障进入胎体,使胎儿感染,有些病毒(如风疹)和药物(反应停)还可引起先天性畸形。

3. 内分泌功能　胎盘的合体滋养层细胞能分泌多种激素,对维持妊娠、保证胎儿正常发育起着极为重要的作用。

(1) 绒毛膜促性腺激素:该激素在受精后第 2 周即可从孕妇尿中测出,第 8 周达高峰,以后逐渐减少,第 20 周降到最低水平,产后数天内消失。绒毛膜促性腺激素可使月经黄体发育成妊娠黄体,从而维持妊娠。此外,因该激素在受孕早期可从孕妇尿中检出,所以临床上常用来作为早孕诊断的指标之一。

(2) 胎盘催乳素:又称绒毛膜催乳素,该激素于受精后两个月开始出现,第 8 个月达高峰,直至分娩。催乳素能促进母体乳腺生长、发育。

(3) 孕激素、雌激素:妊娠第 4 个月开始分泌,以后逐渐增多并逐渐代替了母体卵巢孕激素和雌激素的功能,维持妊娠。

三、胎儿血液循环

(一)胎儿血液循环途径

来自胎盘的富含氧和营养物质的血液,经脐静脉流入胎儿肝脏后,大部分经静脉导管直接注入下腔静脉,小部分经肝血窦再入下腔静脉。下腔静脉还收集由下肢和盆、腹腔器官来的静脉血,下腔静脉将混合血(主要是含氧高和营养丰富的血)送入右心房。从下腔静脉导入右心房的血液,少量与上腔静脉来的血液混合,大部分血液通过卵圆孔进入左心房,与由肺静脉来的少量血液混合后进入左心室。左心室的血液大部分经主动脉弓及其三大分支分布到头、颈和上肢,以充分供应胎儿头部发育所需的营养和氧;小部分血液流入降主动脉。从头、颈部及上肢回流的静脉血经上腔静脉进入右心房,与下腔静脉来的小部分血液混合后经右心室进入肺动脉。由于胎儿肺尚未建立功能,肺动脉的血液仅 5%~10% 进入发育中的肺脏,而其中 90% 以上的血液则经动脉导管注入降主动脉。降主动脉血液除经分支分布到盆、腹腔器官和下肢外,还经脐动脉将血液运送至胎盘,在胎盘内与母体血液进行气体和物质交换后,再由脐静脉送往胎儿体内(彩图 4)。

(二)胎儿出生后血液循环的变化

胎儿出生后,胎盘血循环中断,新生儿肺开始呼吸活动,动脉导管、静脉导管和脐血管均废用,血液循环遂发生一系列改变。主要变化如下:①脐静脉(腹腔内部分)闭锁,成为由脐部至肝的肝圆韧带;②脐动脉大部分闭锁成为脐外侧韧带,仅近侧段保留成为膀胱上动脉;③肝的静脉导管闭锁成为静脉韧带;④卵圆孔关闭,闭合后留下卵圆窝;⑤动脉导管闭锁成为动脉韧带。

第四节　双胎、多胎、联体双胎

一、双胎

一次分娩两个新生儿称双胎,又称孪生。双胎可以来自两个受精卵,也可来自一个受精卵,双胎每 80~90 胎出现 1 例,其中 2/3 是双卵双胎。

1. 双卵双胎　是由一次排出两个卵细胞分别受精后发育而成,每个胚胎都有独立的绒毛膜、脐带、胎盘和衣胞。如果两个胚胎植入部位靠近,绒毛膜和胎盘可以融合。两个胎儿的性别、容貌及生理特性的差异犹如普通兄弟姐妹。

2. 单卵双胎　是由单个卵细胞受精后发育成两个胎儿。单卵双胎性别相同,容貌性格极为相似,遗传基因型完全相同,两个个体之间可以互相进行组织和器官移植而不引起免疫排斥反应。单卵双胎的发生可以有下列几种情况(图 10-18):

(1)卵裂球分离:当两个卵裂球时期,两者分开,各自发育成一个胎儿,有各自的胎盘、绒毛膜、羊膜腔和脐带。

(2)形成两个内细胞群:在胚泡时期形成两个内细胞群,各自形成一个胎儿,它们具有共同的绒毛膜和胎盘,但各有自己的羊膜囊和脐带。

(3)形成两个原条:在一个胚盘上形成两个原条,各自诱导周围组织细胞形成一个完整的胎儿,两个胎儿共用一个绒毛膜、羊膜囊和胎盘,各有一条脐带。这种双胎如果原条分离不全,易形成联体双胎。

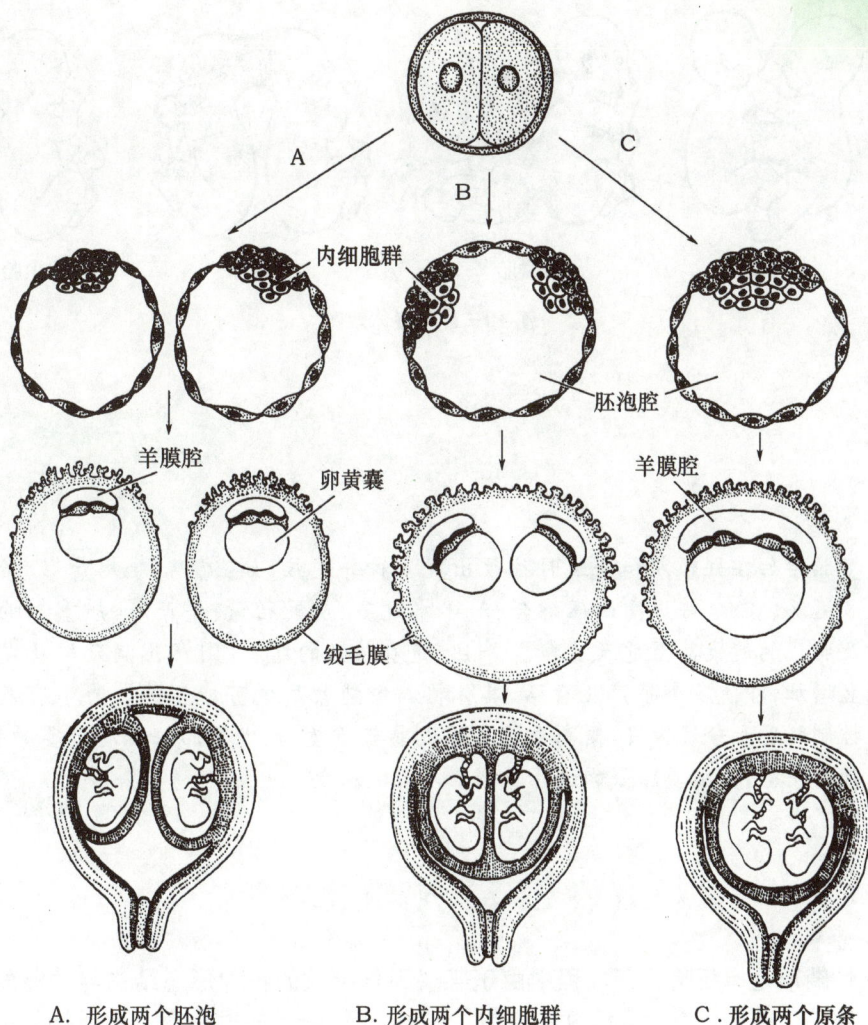

A. 形成两个胚泡   B. 形成两个内细胞群   C. 形成两个原条

图 10 - 18   单卵双胎的形成示意图

二、多胎

多胎的发生率很低,四胎以上者更为罕见且新生儿的死亡率高。多胎可来自一个受精卵,称单卵多胎;来自多个受精卵的多胎称多卵多胎;如果多胎中既有单卵性的,也有多卵性的,则称为混合性多胎。

三、联体双胎

联体双胎来自两个未完全分离的单卵双胎。胚体的某一部分还不同程度地联在一起。如果头联在一起,称头联双胎;如果臀部联在一起,称臀联双胎;如果胸部或腹部联在一起,称胸联或腹联双胎。如果两个联体胎儿发育相当、大小一致,称对称型联体双胎;否则,称不对称型联体双胎。在不对称型联体双胎中,如果一个胎儿很小且发育不完整,常称寄生胎(图 10 - 19)。

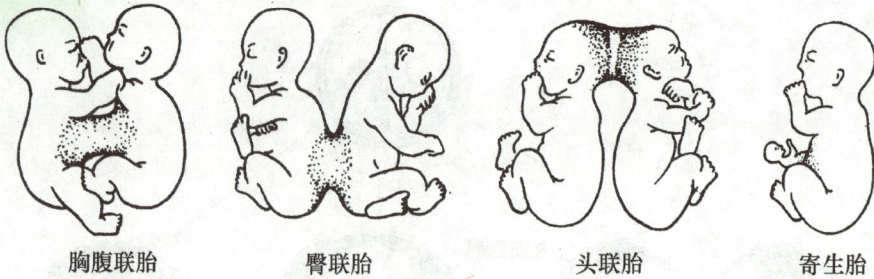

胸腹联胎　　　　臀联胎　　　　头联胎　　　　寄生胎

图 10‑19　联体双胎

多胎妊娠减胎术

多胎孕妇在妊娠期和分娩时往往出现多种并发症,如:流产、胎儿畸形、胎儿宫内生长迟缓、贫血、妊娠高血压综合征、羊水过多、前置胎盘、早产等,严重影响了孕产妇及胎儿的健康甚至危及生命。并且,随着胎数的增加,围产儿病死率及发病率也明显增加,即使多个早产儿存活,其体格与智能素质也可能下降。为了有效而安全地控制胚胎和分娩数目,提高存活儿的成熟与质量,减少多胎妊娠对母婴的损害,确保母婴安全,实施多胎妊娠选择性减胎术非常必要。

第五节　先天性畸形

先天性畸形是指胚胎发育过程中由于某些因素导致的各种形态结构与功能的异常,又称为出生缺陷。由于环境污染程度的增加,人类先天性畸形的发生率有明显增长的趋势,先天性畸形已成为威胁人类健康及优生、优育的重要疾病。

一、先天性畸形的种类

先天性畸形的表现形式多种多样,发生过程错综复杂,主要分为下列类型:

1. 整体胚胎发育障碍　指由于严重遗传缺陷而引起的一类畸形,胚胎不能正常成形,大都早期死亡、吸收或自然流产。

2. 胚胎局部发育畸形　指由于胚体局部发生紊乱而引起的一类畸形,往往同时累及几个器官,例如头面发育不全畸形、并腿畸形等。

3. 器官或器官局部畸形　指由于某一器官或器官的局部不发生或发育不良而引起的一类畸形,例如单侧或双侧肺不发生、无肾、心脏的房室间隔缺损等。

4. 组织分化不良性畸形　指由于组织分化的紊乱而引起的一类畸形,其发生时间较晚且肉眼不易分辨,例如骨发育不全、克汀病、巨结肠等。

5. 发育过度性畸形　指由于器官或器官的某一部分过度生长而引起的一类畸形,例如多指(趾)畸形等。

6. 吸收不全性畸形　系由于在胚胎发育过程中,有些应全部或部分被吸收、消失的结构没有消失,而引起的一类畸形,例如蹼状指(趾)、不通肛、食管闭锁等。

7. 超数或异位发生性畸形　指由于器官原基超数发生并发育或器官原基发生于异常位置并发育而引起的一类畸形,例如多乳房、异位乳房、双肾盂、双输尿管等。

8. 发育滞留性畸形　指由于器官发育中途停止在某一阶段上,因而产生了在形态、结构、位置和功能上不同程度的异常,例如双角子宫、隐睾、骨盆肾等。

9. 重复畸形　指由于单卵孪生的两个胎儿未能完全分离,致使胎儿整体或部分结构以不同形式的重复出现,例如联体胎儿、双头胎儿等。

10. 寄生畸形　指由于单卵孪生的两个胎儿未完全分离,而引起其中一个胎儿发育正常,另一个发育不完整的小胎儿附着在大胎儿的某一部位而形成的一类畸形。

二、先天性畸形的原因

先天性畸形发生的原因,已知的有遗传因素(25%)、环境因素(10%)、遗传因素和环境因素相互作用,大部分原因不明(65%)。

(一)遗传因素

是指生殖细胞或受精卵因遗传物质的改变而引起先天性畸形,可分为染色体畸变和基因突变两类。

1. 染色体畸变　是指染色体数目和结构发生改变。

(1)染色体数目异常:①染色体数目减少,常见于单体型,即缺少一条染色体。常染色体的单体型胚胎几乎不能存活;性染色体的单体型胚胎存活率仅有 3%,且有畸形,如先天性卵巢发育不全,又称 Turner 综合征($45,X_0$)。②染色体数目增多,常见于三体型,即多一条染色体。如先天性愚型,又称 Down 综合征,它的 21 号染色体有三条。性染色体三体型($47,XXY$)可引起先天性睾丸发育不全,即 Klinefelter 综合征。

(2)染色体结构异常:是指染色体断裂的片段发生易位、缺失、倒位等,如 5 号染色体短臂末端断裂缺失,可引起猫叫综合征。

2. 基因突变　是指 DNA 分子碱基组成或排列顺序发生改变,而染色体外形看不见异常。基因突变引起的先天性畸形较染色体畸变少,如软骨发育不全、肾上腺肥大、多囊肾、多发性结肠息肉、皮肤松垂症和小头畸形等。

(二)环境因素

引起先天性畸形的环境因素称致畸因子。致畸因子主要有以下五类:

1. 生物性致畸因子　目前已确定的致畸因子有风疹病毒、巨细胞病毒、单纯疱疹病毒、弓形体和梅毒螺旋体等。

2. 物理性致畸因子　各种射线、机械性压迫和损伤。

3. 致畸性药物　引起先天性畸形的药物较多,如抗肿瘤药物、抗惊厥药物、抗生素、抗凝血药物和激素等。如使用酞胺哌啶酮(又名反应停),可引起短肢畸形,新生儿形似海豹称海豹畸形。

4. 化学性致畸因子　对人类有致畸作用的化学因子有某些多环芳香碳氢化合物、亚硝基化合物、烷烃和苯类化合物、含磷的农药和重金属等。

5. 其他致畸因子　吸烟、酗酒、缺氧,甚至严重营养不良等均有致畸作用。如孕妇过量饮酒可引起胎儿多种畸形,称胎儿酒精综合征。

（三）遗传因素与环境因素的相互作用

多数先天性畸形是遗传因素与环境因素相互作用的结果,胚胎的遗传特性即基因型,可决定并影响胚胎对环境中致畸因子的易感程度。据此可以解释在相同条件下,孕妇同时感染风疹病毒,为什么有的孕妇娩出的新生儿正常,而有的却出现先天性畸形。

三、致畸敏感期

胚胎发育是否出现畸形,不仅决定于致畸因子的性质和胚胎的遗传特性,而且决定于致畸因子作用时胚胎所处的发育阶段。处于不同发育阶段的胚胎对致畸因子作用的敏感程度不同。受到致畸因子作用最易发生畸形的胚胎发育时期称致畸敏感期。大多数器官的致畸敏感期在第3～8周,此期正是主要器官发生及形态形成期,该期若受致畸因素的作用,往往产生较严重的畸形,甚至引起死亡。由于各器官发生时期不同,所以致畸敏感期的先后与长短也不相同(图10-20)。

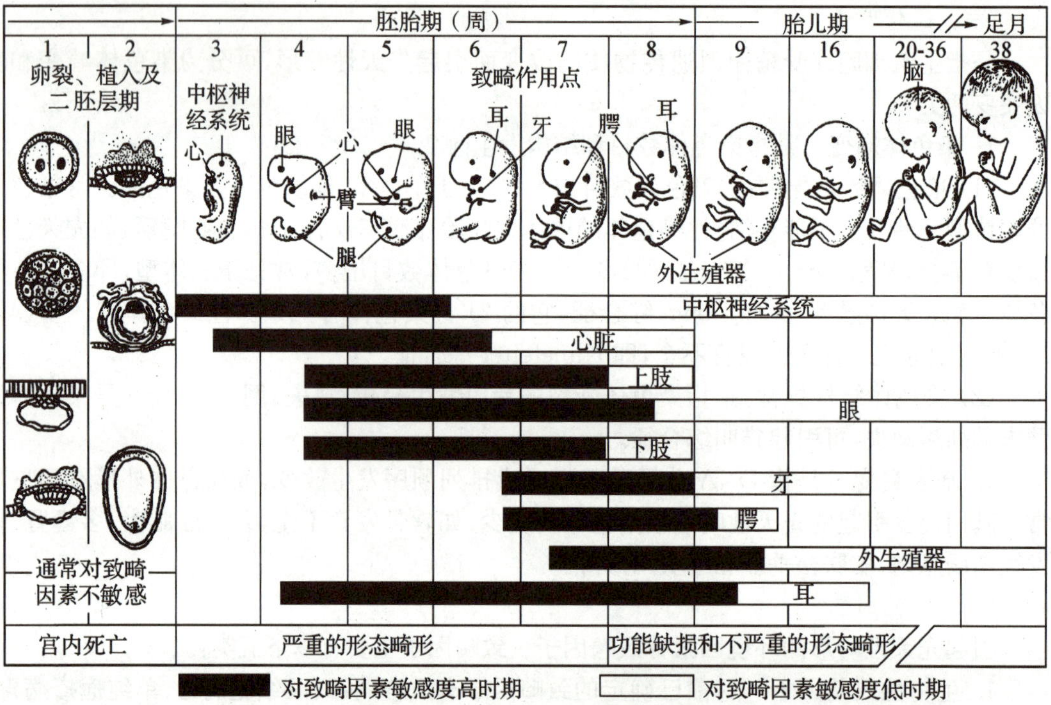

图 10-20　致畸敏感期

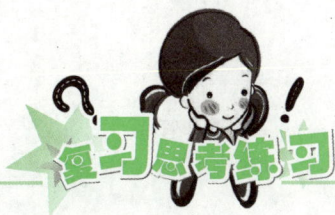

复习思考练习

一、名词解释

1. 精子获能　2. 顶体反应　3. 胚泡　4. 原条　5. 神经管　6. 致畸敏感期

二、问答题

1. 试述胚泡植入的定义、植入过程、部位以及植入后的子宫蜕膜分部。
2. 试述胚内中胚层形成过程以及该过程中相应结构的形成与变化。
3. 简述三级干绒毛的形成以及绒毛膜的演变。
4. 试述胎盘的结构及胎盘膜。

三、选择题

1. 人正常精子染色体数是　　　　　　　　　　　　　　　　　　　（　　）
   A. 23 条常染色体和两条不同的性染色体
   B. 22 对常染色体和两条不同的性染色体
   C. 22 条常染色体及一条 X 性染色体和一条 Y 性染色体
   D. 22 条常染色体和一条 X 或 Y 染色体
2. 卵细胞第二次成熟分裂完成的时间是在　　　　　　　　　　　　（　　）
   A. 排卵前　　　　　　　　　　　B. 受精时精子进入卵细胞后
   C. 排卵时　　　　　　　　　　　D. 排卵后 24 小时
3. 受精时精子能穿过放射冠和透明带的条件是　　　　　　　　　　（　　）
   A. 精子的运动　　　　　　　　　B. 顶体酶的释放
   C. 精子的运动和顶体酶的释放　　D. 精子的运动和输卵管黏膜的作用
4. 羊膜腔底的一层细胞为　　　　　　　　　　　　　　　　　　　（　　）
   A. 外胚层　　　　B. 内胚层　　　　C. 滋养层　　　　D. 胚外中胚层
5. 卵黄囊顶的一层细胞为　　　　　　　　　　　　　　　　　　　（　　）
   A. 内细胞群　　　B. 内胚层　　　　C. 外胚层　　　　D. 胚外中胚层
6. 精子获得受精能力的部位在　　　　　　　　　　　　　　　　　（　　）
   A. 精曲小管　　　　　　　　　　B. 附睾
   C. 射精管　　　　　　　　　　　D. 女性生殖管道
7. 桑葚胚的形态结构是　　　　　　　　　　　　　　　　　　　　（　　）
   A. 体积比受精卵大　　　　　　　B. 由卵裂球构成
   C. 有 32 个细胞　　　　　　　　 D. 透明带已消失
8. 蜕膜是指　　　　　　　　　　　　　　　　　　　　　　　　　（　　）
   A. 分泌期的子宫内膜　　　　　　B. 妊娠后的子宫内膜
   C. 胎膜　　　　　　　　　　　　D. 植入以后的子宫内膜
9. 卵黄囊是由何结构形成的　　　　　　　　　　　　　　　　　　（　　）
   A. 内细胞群　　　B. 外胚层　　　　C. 滋养层　　　　D. 内胚层
10. 胚内中胚层由何结构形成　　　　　　　　　　　　　　　　　　（　　）
    A. 滋养层　　　　B. 外胚层　　　　C. 羊膜　　　　　D. 绒毛膜

11. 胚泡植入时,子宫内膜处在 （　）

    A. 月经期　　　　　B. 增生期　　　　C. 分泌期　　　　D. 排卵期

12. 最常见的正常植入部位是 （　）

    A. 子宫颈　　　　　B. 子宫底和体　　　C. 腹膜　　　　　D. 输卵管

13. 胚泡植入何处可以形成前置胎盘 （　）

    A. 子宫底部　　　　　　　　　　　B. 子宫前壁

    C. 子宫体下部靠近子宫颈处　　　　D. 子宫口处

14. 体蒂属于 （　）

    A. 外胚层　　　　　　　　　　　　B. 内胚层

    C. 胚内中胚层　　　　　　　　　　D. 胚外中胚层

15. 神经板起源于 （　）

    A. 外胚层　　　　　　　　　　　　B. 内胚层

    C. 胚内中胚层　　　　　　　　　　D. 胚外中胚层

16. 三胚层开始分化的时间在 （　）

    A. 第一周　　　　　　　　　　　　B. 第二周

    C. 第三周　　　　　　　　　　　　D. 第四周

17. 第 2 周的胚盘由 （　）

    A. 外胚层形成　　　　　　　　　　B. 内胚层形成

    C. 中胚层形成　　　　　　　　　　D. 内胚层和外胚层形成

18. 外胚层起源于 （　）

    A. 羊膜周缘的细胞　　　　　　　　B. 滋养层

    C. 内细胞群　　　　　　　　　　　D. 卵黄囊顶部的细胞

19. 胚外中胚层来自 （　）

    A. 脊索　　　　　　　　　　　　　B. 原条

    C. 外胚层　　　　　　　　　　　　D. 滋养层

20. 滋养层是 （　）

    A. 中胚层　　　　　　　　　　　　B. 胚泡的壁

    C. 外胚层　　　　　　　　　　　　D. 内胚层

21. 形成脐瘘的原因是 （　）

    A. 卵黄囊的近侧端未封闭　　　　　B. 脐尿管末闭

    C. 卵黄蒂不闭锁　　　　　　　　　D. 脐腔未封闭

22. 绒毛膜 （　）

    A. 由滋养层发育而来　　　　　　　B. 由内细胞群发育而来

    C. 由羊膜发育而来　　　　　　　　D. 由卵黄囊发育而来

23. 胎盘的绒毛间隙内含 （　）

    A. 胎儿与母体混合血　　　　　　　B. 胎儿血液

    C. 母体血液　　　　　　　　　　　D. 羊水

（胡捍卫）

模 拟 试 卷

（A卷）

一、单项选择题（选择1个正确答案,每题1分,共15分）

1. 具有屏障作用的细胞连接是　　　　　　　　　　　　　　　　（　）
   A. 桥粒　　　　　　B. 缝隙连接　　　　C. 中间连接　　　　D. 紧密连接

2. 软骨囊是指　　　　　　　　　　　　　　　　　　　　　　　（　）
   A. 软骨细胞所在的小腔　　　　　　B. 软骨细胞周围的软骨基质
   C. 软骨细胞的细胞膜　　　　　　　D. 软骨周围的结缔组织

3. 血液中数量最少的白细胞是　　　　　　　　　　　　　　　　（　）
   A. 嗜碱性粒细胞　　　　　　　　　B. 嗜酸性粒细胞
   C. 中性粒细胞　　　　　　　　　　D. 单核细胞

4. 卵巢门细胞可分泌　　　　　　　　　　　　　　　　　　　　（　）
   A. 雌激素　　　　　　B. 孕激素　　　　　C. 雄激素　　　　　D. 催乳素

5. 上皮细胞游离面有刷状缘的是　　　　　　　　　　　　　　　（　）
   A. 近端小管　　　　　B. 远端小管　　　　C. 细段　　　　　　D. 集合管

6. 睾丸内产生雄激素的细胞是　　　　　　　　　　　　　　　　（　）
   A. 初级精母细胞　　　　　　　　　B. 支持细胞
   C. 睾丸间质细胞　　　　　　　　　D. 肌样细胞

7. 肌细胞的滑面内质网特称　　　　　　　　　　　　　　　　　（　）
   A. 肌浆网　　　　　　B. 横小管　　　　　C. 密体　　　　　　D. 终池

8. 内分泌腺中,能将分泌物贮存在滤泡内的是　　　　　　　　　（　）
   A. 垂体　　　　　　　B. 肾上腺　　　　　C. 甲状腺　　　　　D. 甲状旁腺

9. 细胞核被　　　　　　　　　　　　　　　　　　　　　　　　（　）
   A. 伊红染成蓝色　　　　　　　　　B. 伊红染成红色
   C. 苏木精染成蓝色　　　　　　　　D. 苏木精染成红色

10. 睾丸内产生雄激素结合蛋白的细胞是　　　　　　　　　　　（　）
    A. 生精细胞　　　　　　　　　　　B. 支持细胞
    C. 睾丸间质细胞　　　　　　　　　D. 以上都不对

11. 气管上皮是　　　　　　　　　　　　　　　　　　　　　　（　）
    A. 单层扁平上皮　　　　　　　　　B. 假复层纤毛柱状上皮
    C. 复层扁平上皮　　　　　　　　　D. 单层立方上皮

12. 下列哪种细胞在抗原刺激下可转变为浆细胞　　　　　　　　（　）
    A. T细胞　　　　　　B. B细胞　　　　　C. 单核细胞　　　　D. 肥大细胞

13. 形成周围神经系统有髓神经纤维髓鞘的细胞是　　　　　　　（　）
    A. 星形胶质细胞　　B. 少突胶质细胞　　C. 神经膜细胞　　　D. 卫星细胞

14. 胃底腺主细胞可分泌　　　　　　　　　　　　　　　　　　（　）
    A. 盐酸　　　　　　　B. 胃蛋白酶原　　　C. 胃泌素　　　　　D. 内因子

---

15. 婴幼儿时期,甲状腺素分泌不足可导致 （ ）
  A. 侏儒症   B. 呆小症   C. 佝偻病   D. 地方性甲状腺肿

二、多项选择题(选择若干个正确答案,每题1分,共10分)

16. 上皮组织的特点包括 （ ）
  A. 细胞排列紧密   B. 细胞有极性
  C. 上皮组织内大都无血管 D. 上皮组织内大都有血管

17. 血小板 （ ）
  A. 呈双凹圆盘状   B. 呈双凸圆盘状
  C. 无核,无细胞器   D. 无核,有细胞器

18. 长骨密质骨的骨板排列形式有 （ ）
  A. 骨单位 B. 间骨板 C. 内环骨板 D. 外环骨板

19. 生精小管的生精上皮由下列哪些细胞组成 （ ）
  A. 生精细胞 B. 支持细胞 C. 间质细胞 D. 纤毛细胞

20. 血窦 （ ）
  A. 管腔大而不规则   B. 内皮细胞可有窗孔
  C. 细胞间隙较大   D. 也称窦状毛细血管

21. 脾的功能包括 （ ）
  A. 清除衰老的血细胞   B. 免疫应答
  C. 产生浆细胞   D. 贮血

22. 垂体神经部贮存和释放 （ ）
  A. 催乳激素 B. 缩宫素 C. 生长激素 D. 抗利尿激素

23. 黏膜下层中含有腺体的是 （ ）
  A. 食管 B. 胃 C. 十二指肠 D. 回肠

24. Ⅰ型肺泡细胞 （ ）
  A. 能分泌肺泡表面活性物质 B. 基底面有基膜
  C. 参与组成气血屏障   D. 能吞入表面活性物质

25. 滤过膜的组成包括 （ ）
  A. 毛细血管有孔内皮   B. 基膜
  C. 足细胞的次级突起   D. 裂孔膜

三、填空题(每空0.5分,共30分)

26. 疏松结缔组织中的纤维包括_____、_____和_____。

27. 肝门管区内3种伴行的管道分别是_____、_____和_____。

28. 气管上皮是_____上皮,由_____、_____、_____、_____和_____5种细胞构成。

29. 血细胞的发生过程一般分为_____、_____和_____三个阶段。

30. 脾的实质分为_____、_____和_____3部分。

31. 中枢神经系统的神经胶质细胞有_____、_____、_____和_____。

32. 肺的呼吸部包括_____、_____、_____和_____。

33. 心肌纤维连接处,光镜下可见_____,其在电镜下是由_____、_____和_____构成的。

34. 构成胃底腺的5种细胞是_____、_____、_____、_____和_____。

35. 心脏壁由内向外分为_____、_____和_____；组成心脏传导系统的细胞有_____、_____和_____。

36. 血胸腺屏障由_____、_____、_____、_____、和_____5部分组成。

37. 根据发育先后，可将卵泡分为_____、_____、_____和_____。

38. 胰腺的内分泌部主要由A、B、D和PP四种细胞组成，前三种细胞分别分泌_____，_____和_____。

39. 三胚层胚盘由_____、_____和_____组成。

40. 腺垂体远侧部嗜酸性细胞分泌的激素包括_____和_____。

41. 胚泡的结构包括胚泡腔、_____和_____。

四、名词解释（每题3分，共15分）

42. 滤泡旁细胞

43. 肾单位

44. 黄体

45. 肌节

46. 胎盘

五、问答题（共30分）

47. 试述成纤维细胞的形态结构特点及功能。（4分）

48. 试述消化管壁黏膜的一般结构及功能。（6分）

49. 试述肝小叶的结构和功能。（10分）

50. 试述子宫内膜的周期性变化及其内分泌调节。（10分）

模 拟 试 卷

（B 卷）

一、单选题（选择 1 个正确答案,每题 1 分,共 15 分）

1. 变移上皮分布于 （　　）
　　A. 气管　　　　　　　B. 食管　　　　　　C. 结肠　　　　　　D. 膀胱

2. 肌质网是指肌细胞内的 （　　）
　　A. 滑面内质网　　　　　　　　　　　B. 粗面内质网
　　C. 高尔基复合体　　　　　　　　　　D. 线粒体

3. 表皮的保护作用主要靠 （　　）
　　A. 角质层　　　　　　B. 棘层　　　　　　C. 基底层　　　　　　D. 颗粒层

4. 哪个部位的心肌细胞中含有分泌颗粒 （　　）
　　A. 心室肌　　　　　　B. 心房肌　　　　　C. p 细胞　　　　　　D. 束细胞

5. 形成周围神经系统有髓神经纤维髓鞘的细胞是 （　　）
　　A. 星形胶质细胞　　　　　　　　　　B. 少突胶质细胞
　　C. 神经膜细胞　　　　　　　　　　　D. 卫星细胞

6. 甲状腺滤泡上皮细胞可分泌 （　　）
　　A. 降钙素　　　　　　B. 甲状腺素　　　　C. 促甲状腺素　　　D. 甲状旁腺素

7. 原始卵泡中的卵母细胞是 （　　）
　　A. 初级卵母细胞　　　B. 卵原细胞　　　　C. 次级卵母细胞　　D. 卵细胞

8. 假复层纤毛柱状上皮分布于 （　　）
　　A. 气管　　　　　　　B. 食管　　　　　　C. 结肠　　　　　　D. 膀胱

9. 光镜下,轴突与树突的鉴别要点是 （　　）
　　A. 轴突长,树突短　　　　　　　　　B. 轴突细,树突粗
　　C. 轴突无尼氏体,树突有尼氏体　　　D. 轴突分支少,树突分支多

10. 下列哪种细胞是皮肤的抗原提呈细胞 （　　）
　　A. 角质形成细胞　　　　　　　　　　B. 黑色素细胞
　　C. 梅克儿细胞　　　　　　　　　　　D. 郎格汉斯细胞

11. 心脏壁的分层是 （　　）
　　A. 心内膜、心肌膜、心外膜　　　　　B. 内膜、中膜、外膜
　　C. 心内膜、心肌膜、心外膜、心瓣膜　D. 内皮、内皮下层、内膜下层

12. 单核细胞可演变为下列何种细胞 （　　）
　　A. 脂肪细胞　　　　　B. 肥大细胞　　　　C. 浆细胞　　　　　　D. 巨噬细胞

13. 心肌纤维横小管位于 （　　）
　　A. M 线水平　　　　　　　　　　　　B. Z 线水平
　　C. A 带与 I 带交界处　　　　　　　　D. A 带与 H 带交界处

14. 内因子由下列哪种细胞分泌 （　　）
　　A. 壁细胞　　　　　　B. 主细胞　　　　　C. 潘氏细胞　　　　　D. 内分泌细胞

15. 胆小管位于　　　　　　　　　　　　　　　　　　　　　（　　）
   A. 肝细胞间　　　　　　　　　　B. 肝板间
   C. 肝板与血窦间　　　　　　　　D. 肝细胞与窦周隙间

二、多选题(选择若干个正确答案,每题 1 分,共 10 分)

16. 能产生纤维和基质的细胞是　　　　　　　　　　　　　　（　　）
   A. 成骨细胞　　B. 软骨细胞　　C. 网状细胞　　D. 成纤维细胞

17. 壁细胞分泌　　　　　　　　　　　　　　　　　　　　　（　　）
   A. 盐酸　　　　B. 胃泌素　　　C. 内因子　　　D. 胃蛋白酶

18. 连续毛细血管分布于　　　　　　　　　　　　　　　　　（　　）
   A. 肝　　　　　B. 大脑　　　　C. 肺　　　　　D. 脾

19. 赫令小体内含　　　　　　　　　　　　　　　　　　　　（　　）
   A. 催乳激素　　　　　　　　　　B. 缩宫素
   C. 抗利尿激素　　　　　　　　　D. 催乳激素释放激素

20. 下列哪种器官的黏膜上皮内含有杯状细胞　　　　　　　　（　　）
   A. 胃　　　　　B. 小肠　　　　C. 子宫　　　　D. 气管

21. 在支气管树中,肺泡分布于　　　　　　　　　　　　　　（　　）
   A. 肺泡囊　　　B. 终末细支气管　C. 肺泡管　　　D. 呼吸性细支气管

22. 中胚层早期分化为　　　　　　　　　　　　　　　　　　（　　）
   A. 胚外中胚层　B. 侧中胚层　　C. 间介中胚层　D. 轴旁中胚层

23. Ⅱ型肺泡细胞　　　　　　　　　　　　　　　　　　　　（　　）
   A. 细胞扁平　　　　　　　　　　B. 分泌表面活性物质
   C. 胞质内含有板层小体　　　　　D. 散在于Ⅰ型肺泡细胞之间

24. 门管区内有　　　　　　　　　　　　　　　　　　　　　（　　）
   A. 小叶间动脉　B. 小叶下静脉　C. 小叶间胆管　D. 小叶间静脉

25. 睾丸支持细胞的功能　　　　　　　　　　　　　　　　　（　　）
   A. 支持和营养生精细胞　　　　　B. 参与血-睾屏障的构成
   C. 吞噬精子形成过程中脱落的残余胞质　D. 分泌雄激素

三、填空题(每空 0.5 分,共 30 分)

26. 疏松结缔组织的细胞主要有_____、_____、_____和_____等。

27. 软骨根据纤维成分的不同可分为_____、_____和_____三种,其内分别含有_____、_____和_____三种不同的纤维。

28. 单核细胞占白细胞总数的_____,穿出血管可分化为_____。

29. 心脏的传导系统由_____、_____和_____三种细胞组成。

30. 消化管壁一般结构由内向外可分为_____、_____、_____、和_____4 层。

31. 肾单位由_____和_____构成;前者由_____和_____组成,后者包括_____、_____和_____三部分。

32. 肺的呼吸部包括_____、_____、_____和_____。

33. 腺垂体远侧部细胞分泌的激素主要包括_____、_____、_____、_____、_____和_____六种。

34. 胎膜主要包括_____、_____、_____、_____和脐带。

35. 化学性突触电镜下由_____、_____和_____组成。

36. 小肠绒毛由_____和_____向肠腔突起而成。

37. 胚泡的结构包括_____、_____和_____。

38. 生精细胞包括_____、_____、_____、_____和_____。

39. 月经周期可分为_____、_____和_____三个时期。

40. 受精后第10天胚盘由_____和_____组成。

41. 胎盘由胎儿的_____和母体的_____组成。

四、名词解释(每题3分,共15分)

42. 胃底腺(细胞组成、功能)

43. 近血管球复合体(组成、功能)

44. 尼氏体(光镜、电镜结构、功能)

45. 气-血屏障(定义、组成)

46. 突触(定义、分类)

五、问答题(共30分)

47. 试述脾实质的白髓及边缘区的结构。(4分)

48. 简述电镜下毛细血管的类型及各类特征。(6分)

49. 试述近曲小管上皮细胞的光镜、电镜结构特点及其与重吸收的关系。(10分)

50. 试述卵泡的发育过程。(10分)

(朱晓红)

参考答案

（A卷）

一、单选题

1. D 2. B 3. A 4. C 5. A 6. C 7. A 8. C 9. C 10. B 11. B 12. B 13. C 14. B 15. B

二、多选题

16. ABC 17. BD 18. ABCD 19. AB 20. ABCD 21. ABCD 22. BD 23. AC 24. BCD
25. ABD

三、填空题

26. 胶原纤维 弹性纤维 网状纤维

27. 小叶间动脉 小叶间静脉 小叶间胆管

28. 假复层纤毛柱状 纤毛细胞 杯状细胞 刷细胞 基细胞 小颗粒细胞

29. 原始阶段 幼稚阶段 成熟阶段

30. 白髓 红髓 边缘区

31. 星形胶质细胞 少突胶质细胞 小胶质细胞 室管膜细胞

32. 呼吸性细支气管 肺泡管 肺泡囊 肺泡

33. 闰盘 缝隙连接 中间连接 桥粒

34. 主细胞 壁细胞 颈黏液细胞 内分泌细胞 干细胞(未分化细胞)

35. 心内膜 心肌膜 心外膜 起搏细胞 移行细胞 普肯耶细胞(束细胞)

36. 连续性毛细血管内皮 内皮基膜 血管周隙,其中含巨噬细胞 上皮基膜 连续的上皮细胞突起

37. 原始卵泡 初级卵泡 次级卵泡 成熟卵泡

38. 高血糖素 胰岛素 生长抑素

39. 内胚层 中胚层 外胚层

40. 生长激素 催乳激素

41. 滋养层 内细胞群

四、名词解释

42. 滤泡旁细胞:位于甲状腺滤泡之间和滤泡上皮细胞之间。(1分)细胞较大,在 HE 染色切片中胞质着色较浅,(1分)滤泡旁细胞分泌降钙素,使血钙浓度降低。(1分)

43. 肾单位:是肾的结构和功能的基本单位。(1分)由肾小体和肾小管组成,(1分)前者滤过血液,形成原尿,后者对原尿进行重吸收,形成终尿。(1分)

44. 黄体:成熟卵泡排卵后,残留在卵巢内的卵泡颗粒层和卵泡膜演化成具有内分泌功能的细胞团,称黄体。(1分)主要由膜黄体细胞和粒黄体细胞构成。(1分)粒黄体细胞分泌孕激素,并与膜黄体细胞协同分泌雌激素。(1分)

45. 肌节:为肌原纤维上相邻两条 Z 线之间的一段结构,(1分)一个肌节由1/2明带＋暗带＋1/2明带组成。(1分)肌节是肌原纤维结构和功能的基本单位。(1分)

46. 胎盘:胎盘是由胎儿的丛密绒毛膜和母体的基脱膜共同构成的圆盘形结构。(1分)胎儿通过胎盘从母血中获得营养和氧气,排出代谢产物和二氧化碳。(1分)此外,胎盘可分泌多种激素,如绒毛膜促性腺激素、胎盘催乳素、孕激素和雌激素等。(1分)

五、问答题

47. 是疏松结缔组织中最主要的细胞。细胞扁平,多突起。胞质较丰富,呈弱嗜碱性。(1分)胞核较大,卵圆形,着色浅,核仁明显。(1分)电镜下,胞质富于粗面内质网和高尔基复合体。(1分)成纤维细胞主要

合成纤维和基质。(1分)

48. 消化管壁黏膜:黏膜由上皮、固有层和黏膜肌层组成,是消化管各段结构差异最大、功能最重要的部分。(3分)

(1) 上皮 上皮的类型依部位而异。消化管的两端为复层扁平上皮,以保护功能为主;其余部分为单层柱状上皮,以消化吸收功能为主。(1分)

(2) 固有层 为疏松结缔组织,含细胞和纤维较多,并有丰富的血管和淋巴管。胃肠固有层内还富含腺体和淋巴组织。(1分)

(3) 黏膜肌层 为薄层平滑肌,其收缩可使黏膜活动,利于物质吸收。(1分)

49. 肝小叶是肝的基本结构和功能单位,呈多角棱柱体,由以下五部分组成:

(1) 中央静脉:位于肝小叶中央,由一层内皮细胞围成,有肝血窦开口。(1分)

(2) 肝索或肝板:肝细胞以中央静脉为中心单行排列成板状,称为肝板,肝板的断面呈索状,称肝索。肝细胞体积大,染色浅,核1-2个,染色浅,电镜下细胞器丰富。(2分)

(3) 肝血窦:肝索之间为肝血窦,血窦在肝索相互连接成网状,并开口于中央静脉管壁。肝血窦内皮细胞上有孔,内皮外无基膜,内皮细胞之间有间隙。窦腔内有肝巨噬细胞、大颗粒淋巴细胞,具有变形运动和吞噬、吞饮能力。(2.5分)

(4) 窦周隙:指肝细胞与血窦内皮细胞之间的狭窄间隙,充满来自血窦的血浆,肝细胞血窦面微绒毛浸于其中。有散在的贮脂细胞和网状纤维。(1.5分)

(5) 胆小管:相邻肝细胞局部胞膜凹陷并对合形成胆小管,胆小管相互连接在肝小叶的肝板内形成网络状管道。(1分)

功能:合成多种蛋白质,分泌胆汁,脂类代谢、激素代谢和生物转化,解毒,吞噬清除血窦中的异物、细菌等。(2分)

50. 子宫内膜的月经周期变化分为三期。

(1) 增生期(6~14天):又称卵泡期,卵巢内卵泡发育,在雌激素作用下,上皮细胞与基质细胞不断增殖。(1分)增生早期,子宫腺少、细而短。增生晚期,子宫内膜增厚,子宫腺增多、增长,腺腔增大,腺上皮细胞内出现糖原。(2分)

(2) 分泌期(15~28天):又称黄体期,卵巢内黄体形成,黄体分泌雌激素和孕激素,在两种激素作用下,子宫内膜继续增厚。(1.5分)子宫腺极度弯曲,腺腔膨胀,充满腺细胞的分泌物,内有大量糖原。(1分)固有层基质中含大量组织液而呈现水肿。基质细胞肥大,胞质内充满糖原、脂滴。(1分)

(3) 月经期(1~5天):由于黄体退化,雌激素和孕激素的水平下降,螺旋动脉收缩,内膜缺血导致包括血管壁在内的各种组织细胞坏死。(1.5分)而后,螺旋动脉短暂扩张,血液涌入内膜功能层,内膜表层崩溃,坏死的组织块及血液进入子宫腔,从阴道排出。(1分)在月经期末,功能层全部脱落,基底层的细胞迅速分裂增生,进入增生期。(1分)

（B卷）

一、单项选择题

1. D 2. A 3. A 4. B 5. C 6. B 7. A 8. A 9. C 10. D 11. A 12. D 13. B 14. A 15. A

二、多项选择题

16. ABCD 17. AC 18. BC 19. BC 20. BD 21. ACD 22. BCD 23. BCD 24. ACD 25. ABC

三、填空题

26. 成纤维细胞　巨噬细胞　肥大细胞　浆细胞

27. 透明软骨　弹性软骨　纤维软骨　胶原原纤维　弹性纤维　胶原纤维束

28. 3％～8％　巨噬细胞

29. 起搏细胞　移行细胞　蒲肯野纤维

30. 黏膜　黏膜下层　肌层　外膜

31. 肾小体　肾小管　血管球　肾小囊　近端小管　细段　远端小管

32. 呼吸性细支气管　肺泡管　肺泡囊　肺泡

33. 生长激素　催乳激素　促甲状腺激素　卵泡刺激素　黄体生成素　促肾上腺皮质激素

34. 绒毛膜　羊膜　卵黄囊　尿囊

35. 突触前成分　突触间隙　突触后成分

36. 上皮　固有层

37. 胚泡腔　滋养层　内细胞群

38. 精原细胞　初级精母细胞　次级精母细胞　精子细胞　精子

39. 月经期　增生期　分泌期

40. 上胚层　下胚层

41. 丛密绒毛膜　基蜕膜

四、名词解释

42. 胃底腺：胃底腺由主细胞、壁细胞、颈黏液细胞、内分泌细胞未分化细胞组成。（2分）主细胞分泌胃蛋白酶原,壁细胞分泌盐酸和内因子。（1分）

43. 近血管球复合体：球旁复合体由球旁细胞、致密斑、极周细胞和球外系膜细胞组成。（2分）球旁细胞分泌肾素和促红细胞生成因子,致密斑被认为是一种离子感受器,能敏锐地感受远端小管内滤液的 Na^+ 浓度变化。（1分）

44. 尼氏体：光镜下神经元胞体和树突内可见蓝紫色团块。（1分）电镜下为聚集的粗面内质网、游离和多聚核糖体。（1分）它是蛋白质合成的部位。（1分）

45. 气-血屏障：肺泡内气体与血液内气体分子交换所通过的结构称气血屏障,（1分）它由以下结构组成:肺泡表面液体层、I型肺泡细胞与基膜、薄层结缔组织、毛细血管基膜与内皮。（2分）

46. 突触：是神经元与神经元之间或神经元与非神经元之间的细胞连接。（2分）包括电突触和化学突触。（1分）

五、问答题

47. 脾实质的白髓和边缘区结构：
    (1) 白髓:可分为动脉周围淋巴鞘和淋巴小结两部分。（1分）动脉周围淋巴鞘是围绕在中央动脉周围的厚层弥散淋巴组织,由大量 T 细胞和少量巨噬细胞与交错突细胞等构成。（1分）淋巴小结又称脾小体,主要由 B 细胞构成。（1分）
    (2) 边缘区:位于红髓和白髓交界处,此区含有 T 细胞及 B 细胞,并含有较多的巨噬细胞。（1分）

48. 根据毛细血管电镜结构和功能特点,可以将毛细血管分为三种类型。
    (1) 连续毛细血管:内皮细胞相互连续,细胞间有紧密连接等连接结构;基膜完整;细胞质中有许多吞饮小泡。（2分）

(2) 有孔毛细血管：内皮细胞不含核的部分极薄，有许多贯穿胞质的内皮窗孔，孔有隔膜封闭；内皮细胞基底面有连续的基膜。(2分)

(3) 血窦：管腔较大不规则，内皮细胞间隙较大，也称不连续毛细血管。内皮细胞上有孔，基膜常不连续或缺如。(2分)

49. 近曲小管上皮细胞为立方形或锥形，细胞分界不清，胞体较大，胞质嗜酸性，核圆，位于近基底部。(2分)上皮细胞腔面有刷状缘，细胞基部有纵纹。(1分)电镜下可见刷状缘由大量较长的微绒毛整齐排列构成，使细胞游离面的表面积明显扩大有利于重吸收的进行。(2分)细胞侧面有许多侧突；(1分)基部有发达的质膜内褶，内褶之间有许多纵向的杆状线粒体，形成光镜下的纵纹。(2分)侧突和质膜内褶使细胞侧面及基底面面积扩大，有利于重吸收物的排出。(2分)

50. 卵泡的发育过程可分为原始卵泡、初级卵泡、次级卵泡和成熟卵泡四个阶段。

(1) 原始卵泡：由一个初级卵母细胞和包围它的单层扁平的卵泡细胞组成。数量多，体积小，常成群分布于卵巢皮质浅层。其中的初级卵母细胞长期休止于第一次成熟分裂前期。(2分)

(2) 初级卵泡：初级卵泡由初级卵母细胞及包围它的单层或多层的卵泡细胞所组成。卵泡开始生长时，首先原来扁平的卵泡细胞变成立方或柱状，进而通过分裂增生变为多层。与此同时，初级卵母细胞也逐渐增大，并与卵泡细胞共同分泌一层富含糖蛋白的嗜酸性及折光性强的均质膜，称透明带。(3分)

(3) 次级卵泡：当多层卵泡细胞间开始出现一些内含液体的小腔隙时，即称次级卵泡。小腔隙逐渐扩大融合为一个大的卵泡腔。卵泡腔不断扩大，把卵母细胞及紧靠其周围的一些卵泡细胞推移到卵泡的一侧，形成卵丘。紧靠透明带的一层卵泡细胞呈柱状，辐射状整齐排列，称放射冠。其余的卵泡细胞在卵泡腔的周围密集排列成层，叫颗粒层。随着卵泡生长，其基膜外的卵巢基质分化形成卵泡膜。卵泡膜可分为内、外两层。(3分)

(4) 成熟卵泡：成熟卵泡类似于次级卵泡，但卵泡液更多，体积更大，占卵巢皮质全厚，并向卵巢表面隆起。粒层相对变薄，处于排卵前期。初级卵母细胞在排卵前36～48小时完成第一次成熟分裂，结果形成一个大的次级卵母细胞和一个小的第一极体。次级卵母细胞迅即进行第二次成熟分裂，并休止于分裂中期，直到受精时才完成。(2分)

（朱晓红）

主 要 参 考 文 献

[1]杨最素,丁国芳. 组织学与胚胎学. 第 2 版. 北京：人民卫生出版社,2012.

[2]邹仲之,李继承. 组织学与胚胎学. 第 7 版. 北京：人民卫生出版社,2008.

[3]成令忠,钟翠平,蔡文琴,等. 现代组织学. 上海：上海科学技术文献出版社,2003.

[4]柏树令. 系统解剖学. 第 7 版. 北京：人民卫生出版社,2008.

[5]William J. Larsen. 人类胚胎学. 第 3 版. 北京：人民卫生出版社,2002.

[6]高英茂. 组织学与胚胎学. 第 3 版. 北京：人民卫生出版社,2010.

[7]窦肇华. 人体解剖学与组织学胚胎学. 第 5 版. 北京：人民卫生出版社,2006.

[8]刘文庆. 人体解剖学. 北京：人民卫生出版社,2004.

[9]刘贤钊. 组织学和胚胎学. 第 3 版. 北京：人民卫生出版社,2004.

[10]岳利民,崔慧先. 人体解剖学与生理学. 第 6 版. 北京：人民卫生出版社,2011.

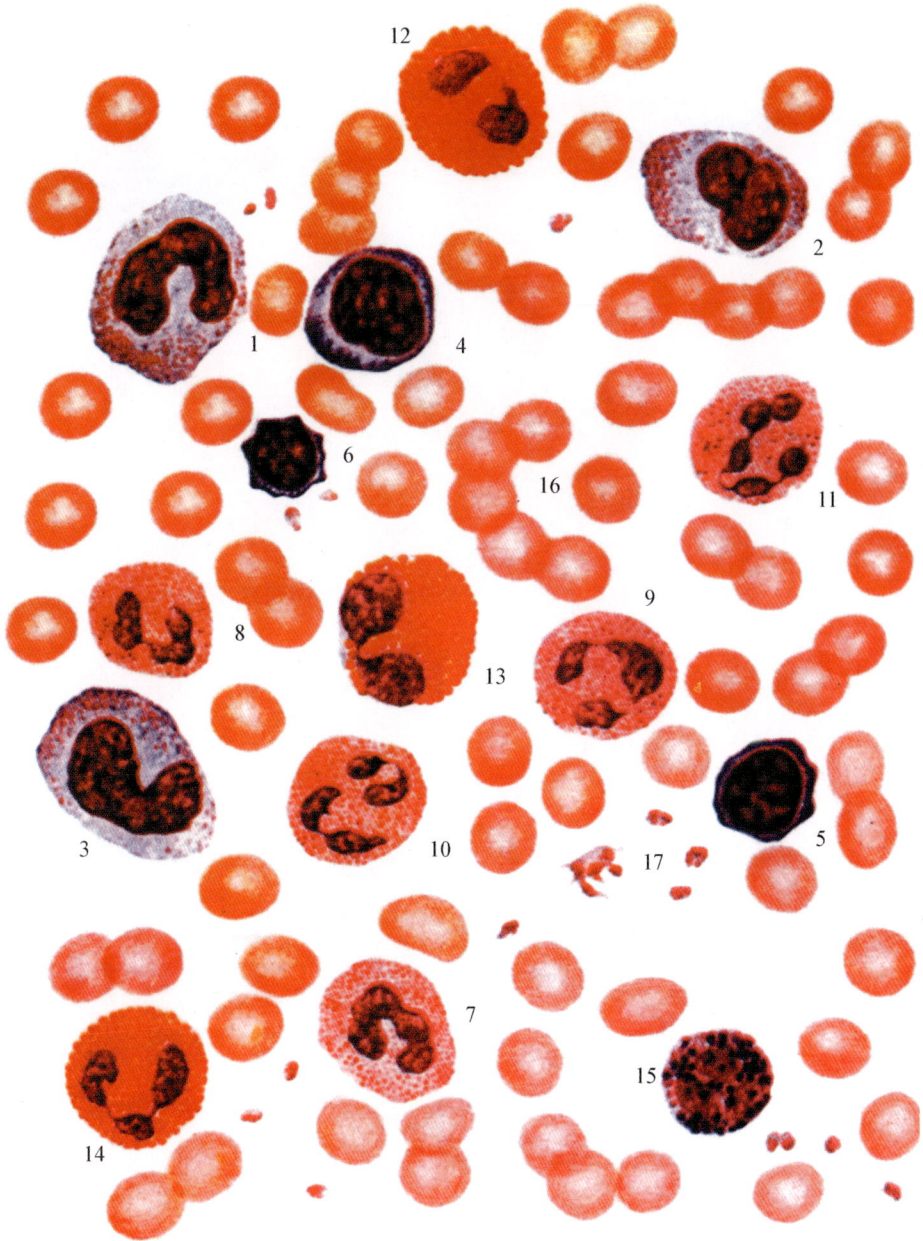

彩图 1　各种血细胞模式图

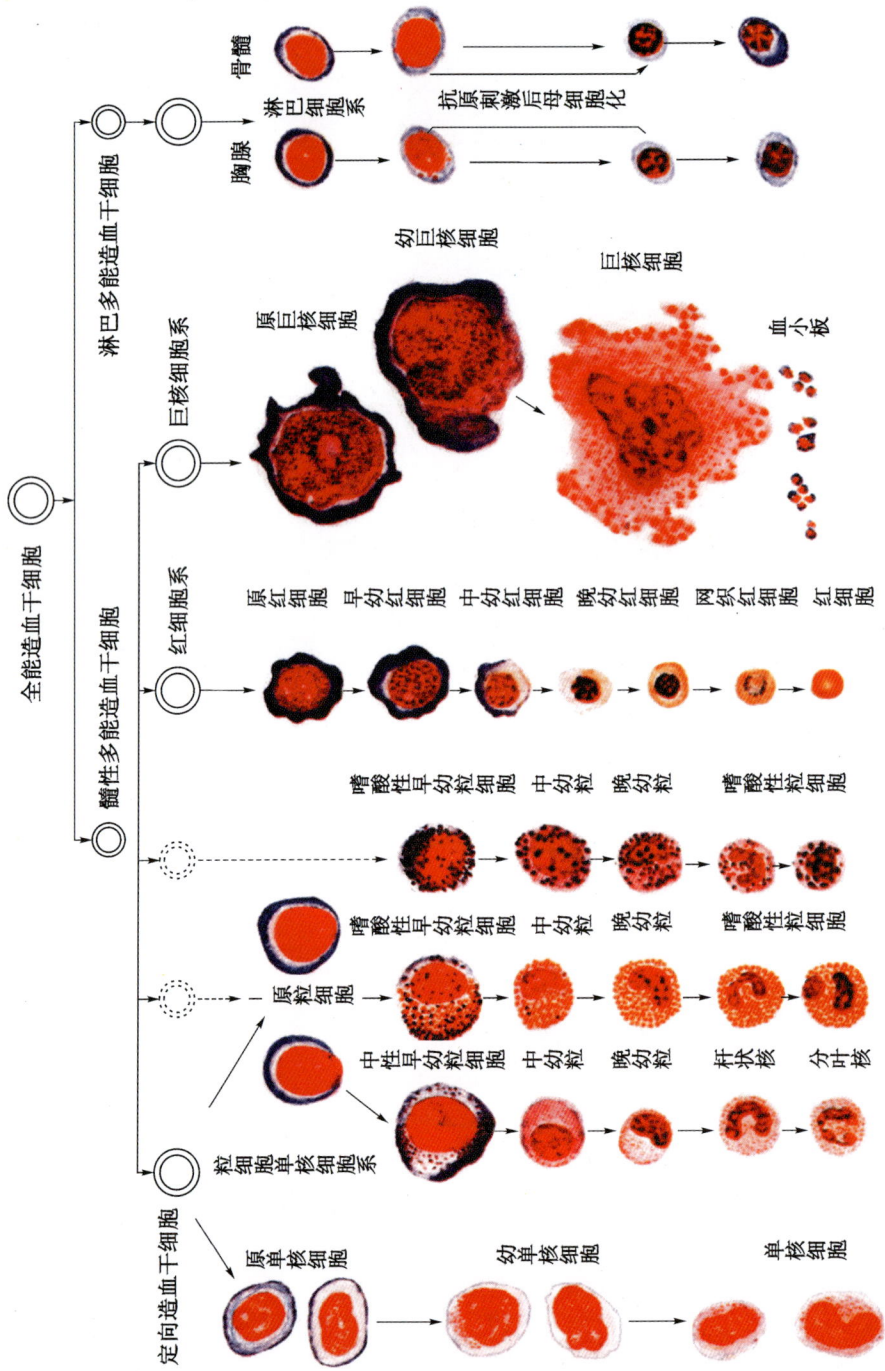

彩图 2　血细胞发生过程示意图

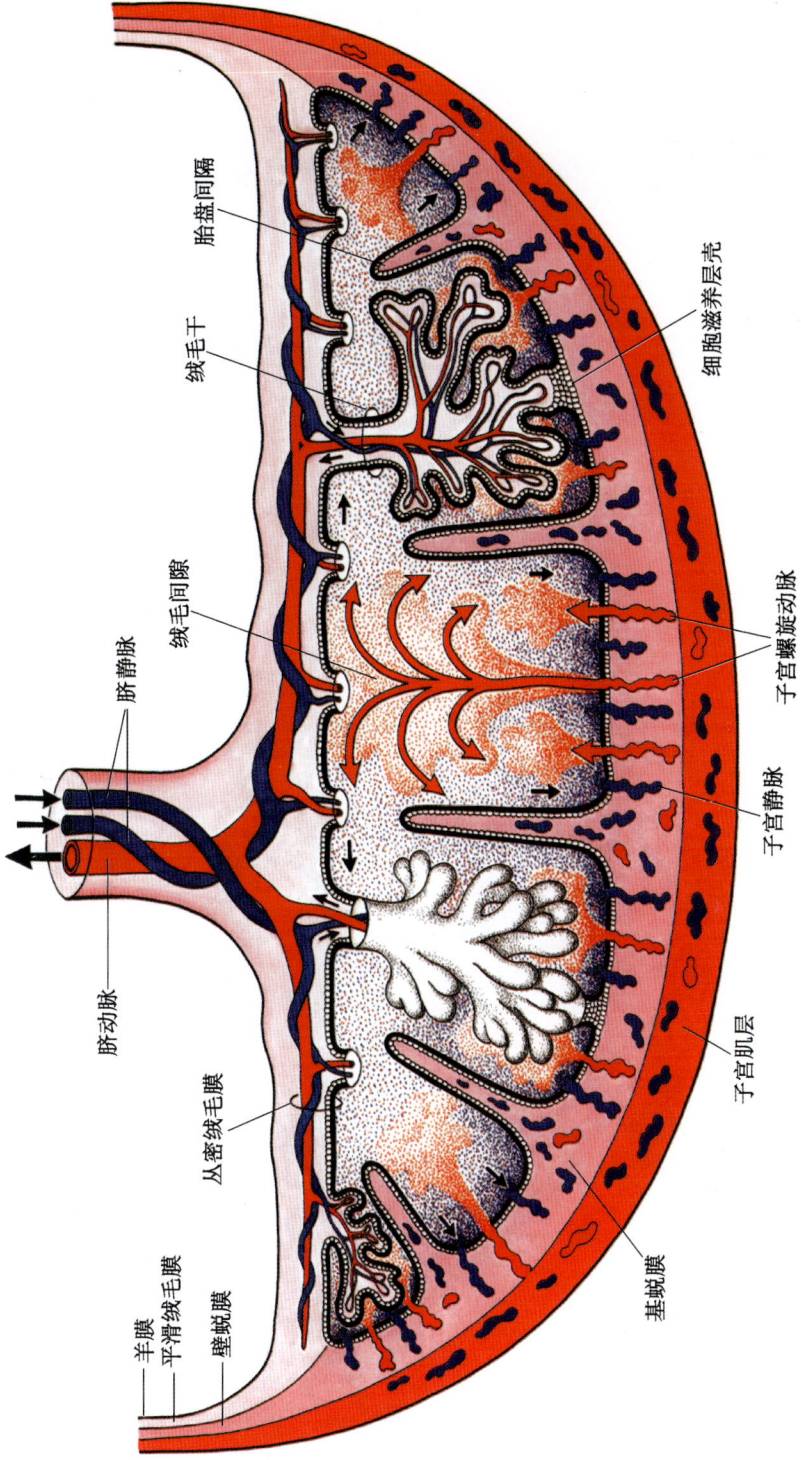

羊膜
平滑绒毛膜
壁蜕膜

脐动脉
脐静脉

丛密绒毛膜
基蜕膜

子宫肌层

胎盘间隔
绒毛干

绒毛间隙

子宫螺旋动脉
子宫静脉

细胞滋养层壳

彩图 3　胎盘结构与血液循环示意图

注：箭头示血流方向；红色示富含氧营养物质的血，蓝色示含二氧化碳与代谢产物的血

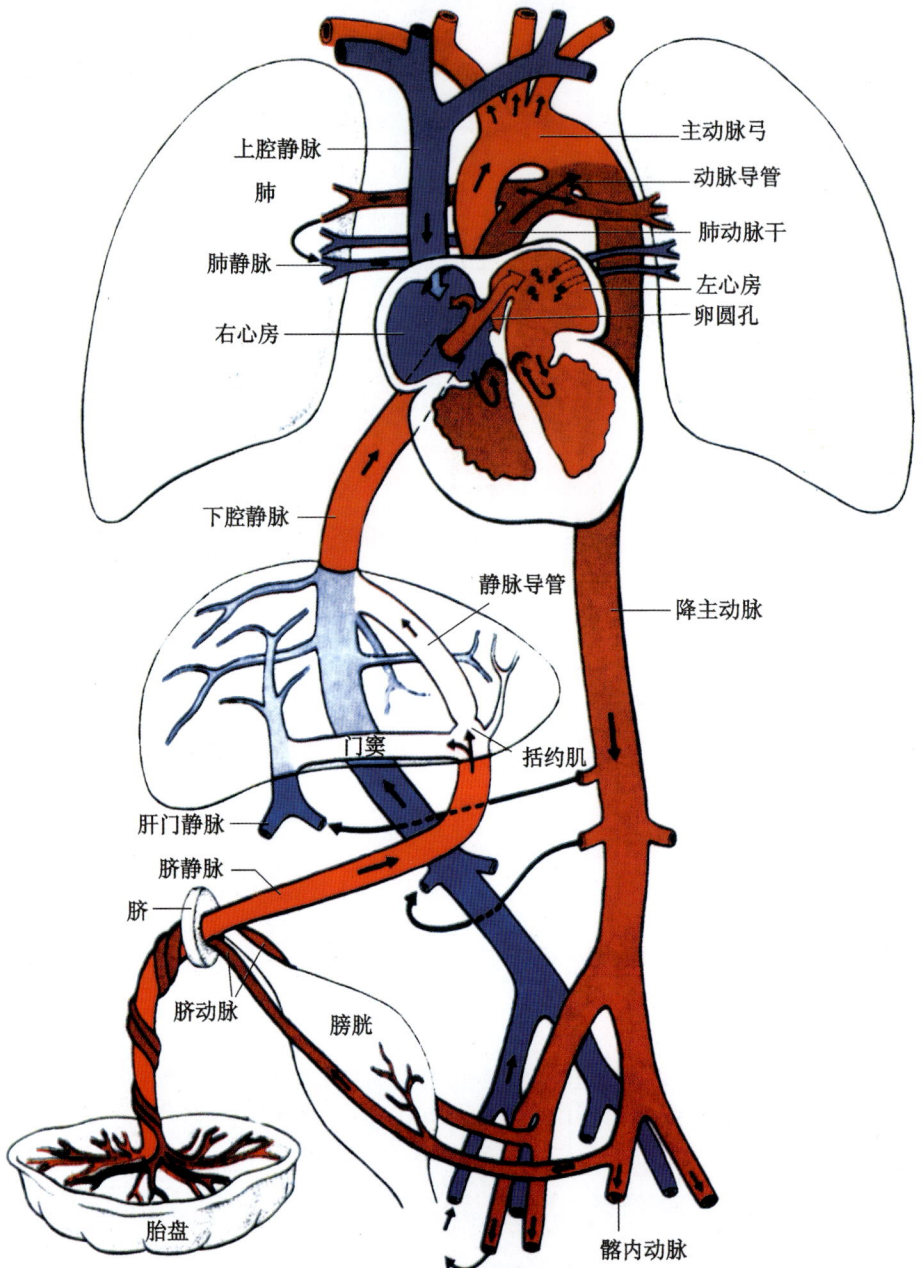

上腔静脉
肺
肺静脉
右心房
下腔静脉

主动脉弓
动脉导管
肺动脉干
左心房
卵圆孔

静脉导管
降主动脉

门窦
括约肌

肝门静脉
脐静脉
脐
脐动脉
膀胱

胎盘

髂内动脉

彩图 4　胎儿血液循环示意图